実地医家のための
甲状腺疾患
診療の手引き
－伊藤病院・大須診療所式－

監修 伊藤公一
編集 北川　亘
　　 向笠浩司
　　 渋谷　洋

全日本病院出版会

まえがき

　伊藤病院は創業75年の節目を迎えました．そこで，日頃の診療経験を活かし，手作りの書籍として「実地医家のための甲状腺疾患診療の手引き」を作成しました．
　まずは現在までの私どもの歩みを紹介します．当院は昭和12年，伊藤尹が創業しました．祖父は元々，病理学者でしたが，顕微鏡を介して診断するバセドウ病や甲状腺腫瘍の病態に特別な興味を抱き，臨床医に転身しました．そして大分県・野口病院で甲状腺外科医としての修練を積んだ後，開業を志し，祖父の郷里である東京・表参道にて，病院の前身である有床診療所を開設しました．
　このように創業者が抱いた目標そのものが甲状腺疾患専門病院であったことが，我々の最大のプライドです．20年間を要して専門病院の基礎を築いた祖父の死後，昭和34年に30代前半の若さで，父・伊藤國彦が院長職を継承．さらなる専門性を追求し，40年間をかけて現在のスタイルを確立しました．そして平成10年よりは，益々の発展を思い描きつつ，私が院長職を務めております．
　昔も今も伊藤病院は3つの使命を持って行動しております．
　1つ目は「甲状腺専門病院である」ことです．よって守備範囲と適正規模をわきまえております．そして，いずれの時代も甲状腺に係わる全ての検査・治療を，最先端の手法を持って自己完結できるよう，人員を増やしてまいりました．現在の診療スタッフは全員が甲状腺の専門医であり，自信を持って診療に挑んでおります．施設についても日々，拡充を図っております．昨年にリニューアルオープンを果たした名古屋の分院・大須診療所も含めて，重症バセドウ病や甲状腺癌遠隔転移の診療に不可欠なアイソトープ設備を完備しております．
　2つ目は「民間病院である強みを活かす」ことです．無論，社会保障のルールには準じますが，患者様と私どもの目標・利益は一致しております．そこで私的病院の自由度を持って，独自のアイデアで柔軟に環境整備を図っております．最先端の電子カルテシステムなどを駆使し，職員全員が正確かつ迅速な患者サービスに日々努めております．
　3つ目は「学術的研鑽を積む」ことです．我々は結果を求めて常に学習しております．そして当院から学会や医学論文などとして発信する学術情報は，世界中の同業者に注目評価されております．さらに，それらの学問的な取り組みは医師に限らず，看護師，臨床検査技師，放射線技師，薬剤師，管理栄養士，事務職にまで及び，研究成果を全員で日々の仕事に活かしております．
　以上のミッションを守りつつ，私どもは自身に与えられた社会的役割を精一杯果たしているつもりですが，当然，伊藤病院だけで日本中の甲状腺疾患を拝見し得るわけではありません．
　甲状腺疾患は，ありふれた病気が圧倒的多数でありながら，病状が進行するまで，患者様自らが，その存在に気づかずに過ごしてしまうケースが多々存在します．そこでダイレクトに専門医の外来を訪れる場合は少なく，多くの方が，漠然とした体調の

変化から受診した，かかりつけ医の先生方に診断され，健診施設のスクリーニング検査で異常が明らかとされ，診療が開始されます．

それはバセドウ病や橋本病による機能異常で決め手になるような臨床所見はなく，手術例が最も多い乳頭癌についても，腫瘤を自覚するケースが稀だからです．とはいえ，いずれの甲状腺疾患においても，早期発見と早期治療が肝要であることは申し上げる必要もありません．

よって私どもは診療連携に重きを置いております．本書は，甲状腺疾患に遭遇した際，伊藤病院の存在を信頼し，快く診療連携に協力して下さる実地医家の先生方に御覧頂くことをイメージして作成しました．

まずは甲状腺疾患の見つけ方，初期診断から，専門病院である伊藤病院との診療連携のポイントを分かりやすく記しました．そして実際に診療依頼を頂いた後に，私どもが，どのように患者様と向き合い，それぞれの疾患に対処しているかをまとめました．

編集は次世代を担う若手の診療技術部長，医長に任せ，ベテラン医師から大学より出張で勉強中の医師に至るまで，現在，伊藤病院で働く全診療スタッフが総力をあげて執筆に当たりました．

創業より4分の3世紀を迎えた現在が，専門病院として完成された姿とは，まだまだ思っておりませんが，まずは本書を通して現時点における伊藤病院の知力，体力を読み取って頂ければ幸いに存じます．さらには，本書の内容が先生方の日常診療の一助となれば望外の喜びでございます．

伊藤病院は，今後も「甲状腺を病む方々のために」世界一の専門病院を目指し精進する所存でございます．

どうぞよろしくお願い申し上げます．

2012年10月　伊藤病院院長　**伊藤公一**

Contents

実地医家のための甲状腺疾患診療の手引き
―伊藤病院・大須診療所式―

監修　伊藤公一　編集　北川　亘・向笠浩司・渋谷　洋

序文●まえがき　　　　　　　　　　　　　　　　　　　　　　　　　　　　　　　　伊藤　公一

略語一覧

I　実地医家のための手引き―専門病院にどの患者を依頼するか―
1. 甲状腺疾患の頻度・分類　　　　　　　　　　　　関谷　健一　　3
2. 甲状腺疾患を疑うときのアプローチ　　　　　　　渡邊奈津子　　6
3. 診察法（問診，視診，触診）　　　　　　　　　　岩久　建志　　10
4. 甲状腺機能のスクリーニング　　　　　　　　　　國井　葉　　　16
5. 専門医に送るべきときはいつか　　　　　　　　　関谷　健一　　18
6. 伊藤病院での診療の流れ　　　　　　　　　　　　吉原　愛　　　20

II　どのように検査するか？
1. 伊藤病院での各種検査　　　　　　　　　　　　　北川　亘　　　25
2. 超音波検査　　　　　　　　　　　　　　　　　　北川　亘　　　26
3. Computed Tomography(CT)検査　　　　　　　　　鈴木　章史　　37
4. 核医学検査　　　　　　　　　　　　　　　　　　渋谷　洋　　　41
5. 穿刺吸引細胞診　　　　　　　　　　　　　　　　北川　亘　　　47

III　バセドウ病を診る・治す
1. 臨床症状と診断基準　　　　　　　　　　　　　　関谷　健一　　63
2. 三大治療法の比較―どの治療法を選ぶのがベストか―　　國井　葉　　　65
3. 甲状腺関連眼症（バセドウ病眼症）　　　　　　　渡邊奈津子　　68
4. 抗甲状腺薬治療　　　　　　　　　　　　　　　　松本　雅子　　71
5. バセドウ病に対する^{131}I内用療法　　　　　　鈴木　美穂　　83
6. 無機ヨード治療　　　　　　　　　　　　　　　　吉村　弘　　　89
7. 抗甲状腺薬で副作用が出た場合　　　　　　　　　大江　秀美　　93
8. バセドウ病と不整脈　　　　　　　　　　　　　　國井　葉　　　96
9. バセドウ病の手術　　　　　　　　　　　　　　　杉野　公則　　100
10. 甲状腺刺激抑制抗体による甲状腺機能低下症　　　小菅　由果　　106

IV　橋本病を診る・治す
1. 臨床症状と診断基準　　　　　　　　　　　　　　岩久　建志　　111
2. 一般血液検査から橋本病を推定できるか　　　　　岩久　建志　　113
3. 橋本病の治療　　　　　　　　　　　　　　　　　小菅　由果　　115
4. 潜在性甲状腺機能低下症は治療すべきか　　　　　向笠　浩司　　118
5. 特殊例　　　　　　　　　　　　　　　　　　　　大江　秀美　　121
6. ヨウ素摂取が橋本病に及ぼす影響　　　　　　　　向笠　浩司　　124
7. 良性・悪性腫瘍の合併頻度とその分類　　　　　　向笠　浩司　　129
8. 他の自己免疫性疾患の合併について　　　　　　　向笠　浩司　　131

V 甲状腺腫瘍を診る・治す

1. 甲状腺腫瘍の分類と頻度 　　　　　　　　　　　馬越　俊輔　*135*
2. 甲状腺腫瘍の診断 　　　　　　　　　　　　　　正木　千恵　*139*
3. 良性甲状腺腫瘍の手術適応 　　　　　　　　　ヘイムス規予美　*143*
4. 甲状腺濾胞性腫瘍について 　　　　　　　　　　矢野由希子　*146*
5. 甲状腺悪性腫瘍の手術 　　　　　　　　　　　　菅沼　伸康　*149*
6. 甲状腺乳頭癌について 　　　　　　　　　　　　長濱　充二　*156*
7. その他の甲状腺癌について
    1) 濾胞癌 　　　　　　　　　　　　　　　　　大桑　恵子　*163*
    2) 髄様癌 　　　　　　　　　　　　　　　　　大桑　恵子　*167*
    3) 低分化癌 　　　　　　　　　　　　　　　　赤石　純子　*170*
    4) 未分化癌 　　　　　　　　　　　　　　　　赤石　純子　*172*
8. 甲状腺原発悪性リンパ腫 　　　　　　　　　　　渡邊奈津子　*176*

VI その他の甲状腺疾患

1. 亜急性甲状腺炎 　　　　　　　　　　　　　　　鈴木　美穂　*181*
2. 化膿性甲状腺炎 　　　　　　　　　　　　　　　宇留野　隆　*184*
3. TSH不適切分泌症候群（SITSH） 　　　　　　　　大江　秀美　*188*

VII 妊娠合併時に注意すべき3ポイント

1. バセドウ病と妊娠 　　　　　　　　　　　　　　吉原　　愛　*193*
2. 橋本病（甲状腺機能低下症を含む）と妊娠について 　小菅　由果　*198*
3. 妊娠中の甲状腺，副甲状腺手術 　　　　　　　　宇留野　隆　*201*

巻末●甲状腺専門病院75年を振り返って 　　　　　　　伊藤　國彦　*206*

コラム

Column ①	甲状腺の解剖とシェーマ	渋谷　　洋	*5*
Column ②	採血室と検査の実際	宮﨑　直子	*9*
Column ③	当院の診療情報管理業務について	真原　章郎	*14*
Column ④	医療相談の実際	大島　由美	*21*
Column ⑤	東日本大震災と伊藤病院	向笠　浩司	*46*
Column ⑥	甲状腺疾患治療薬の大量処方	野中　榮夫	*88*
Column ⑦	ヨウ素摂取とバセドウ病	吉原　　愛	*95*
Column ⑧	PEI（経皮的エタノール注入）治療	國井　　葉	*114*
Column ⑨	チラーヂンS®との飲み合わせ	野中　榮夫	*123*
Column ⑩	ヨウ素制限食について	桑原　典子	*128*
Column ⑪	甲状腺微小癌は手術？　経過観察？	北川　　亘	*142*
Column ⑫	伊藤病院の手術療法ガイドライン	北川　　亘	*145*
Column ⑬	リコンビナントTSH（rhTSH）	杉野　公則	*148*
Column ⑭	伊藤病院の手術室の紹介	山﨑ひろ子	*155*
Column ⑮	^{131}I内用療法（RI大量療法）	渋谷　　洋	*166*
Column ⑯	甲状腺癌の^{131}Iによる外来アブレーション	辻　　　仁	*175*
Column ⑰	外科手術機材の歴史と紹介	長濱　充二	*190*
Column ⑱	大須診療所の紹介	椿　秀三千	*203*
Column ⑲	患者様向けリーフレット	北川　　亘	*204*

索　引　　　　　　　　　　　　　　　　　　　　　　　　　　　　*213*

執筆者一覧

監修

伊藤　公一	伊藤病院　院長	

編集

北川　　亘	伊藤病院　診療技術部　部長	
向笠　浩司	伊藤病院　診療部内科　医長	
渋谷　　洋	伊藤病院　診療部外科　医長	

執筆者（執筆順）

伊藤　公一	伊藤病院　院長
関谷　健一	伊藤病院　診療部内科
渡邊奈津子	伊藤病院　診療部内科
岩久　建志	伊藤病院　診療部内科
國井　　葉	伊藤病院　診療部内科
吉原　　愛	伊藤病院　診療部内科
渋谷　　洋	伊藤病院　診療部外科　医長
北川　　亘	伊藤病院　診療技術部　部長
鈴木　章史	伊藤病院　診療部外科
松本　雅子	伊藤病院　診療部内科
鈴木　美穂	伊藤病院　診療部内科
吉村　　弘	伊藤病院　診療部内科　部長
大江　秀美	伊藤病院　診療部内科
杉野　公則	伊藤病院　副院長
小菅　由果	伊藤病院　診療部内科
向笠　浩司	伊藤病院　診療部内科　医長
馬越　俊輔	伊藤病院　診療部外科
正木　千恵	伊藤病院　診療部外科
ヘイムス規予美	伊藤病院　診療部外科
矢野由希子	伊藤病院　診療部外科
菅沼　伸康	伊藤病院　診療部外科
長濱　充二	伊藤病院　診療部外科　部長
大桑　恵子	伊藤病院　診療部外科
赤石　純子	伊藤病院　診療部外科
宇留野　隆	伊藤病院　診療部外科
伊藤　國彦	伊藤病院　名誉院長

コラム執筆者（執筆順）

渋谷　　洋	伊藤病院　診療部外科　医長
宮﨑　直子	伊藤病院　診療技術部臨床検査室　室長
真原　章郎	伊藤病院　診療部診療情報管理室　室長
大島　由美	伊藤病院　看護部医療相談室　師長
向笠　浩司	伊藤病院　診療部内科　医長
野中　榮夫	伊藤病院　診療技術部薬剤室　室長
吉原　　愛	伊藤病院　診療部内科
國井　　葉	伊藤病院　診療部内科
桑原　典子	伊藤病院　診療技術部臨床栄養室　主任
北川　　亘	伊藤病院　診療技術部　部長
杉野　公則	伊藤病院　副院長
山﨑ひろ子	伊藤病院　看護部手術室　師長
辻　　　仁	伊藤病院　診療技術部放射線検査室　室長
長濱　充二	伊藤病院　診療部外科　部長
椿　　秀三千	大須診療所　院長

略語一覧

A		
ABC	aspiration biopsy cytology	穿刺吸引細胞診
AFTN	autonomously functioning thyroid nodule	機能性甲状腺結節（自律性甲状腺結節）
ATD	antithyroid drug	抗甲状腺薬
C		
CEA	carcinoembryonic antigen	癌胎児性抗原
CT	calcitonin	カルシトニン
CT	computerized tomography	コンピューター断層撮影法
F		
FMTC	familial medullary thyroid carcinoma	家族性甲状腺髄様癌
FT_3	free triiodothyronine	遊離トリヨードサイロニン
FT_4	free thyroxine	遊離サイロキシン
G		
G-CSF	granulocyte-colony stimulating factor	顆粒球コロニー刺激因子
GTH	gestational transient hyperthyroidism	妊娠性一過性甲状腺機能亢進症
H		
hCG	human chorionic gonadotropin	ヒト絨毛性ゴナドトロピン
M		
MEN	multiple endocrine neoplasia	多発性内分泌腺腫症
MMI	thiamazole (methyl mercaptoimidazole)	チアマゾール（メルカゾール®）
MPO-ANCA	myeloperoxidase-anti-neutorophil cytoplasmic antibody	抗好中球細胞質ミエロペルオキシダーゼ抗体
P		
PEI	percutaneous ethanol injection	経皮的エタノール注入
PT	painless thyroiditis	無痛性甲状腺炎
PTU	6-propyl-2-thiouracil	プロピルチオウラシル（プロパジール®，チウラジール®）
R		
RAIU	radioactive iodine uptake	放射性ヨウ素摂取率
rhTSH	recombinant human thyroid stimulating hormone	遺伝子組換えヒト型甲状腺刺激ホルモン（リコンビナントTSH）
RI	radioactive isotope	放射性同位原素
RTH	resistance to thyroid hormone	甲状腺ホルモン不応症
S		
SAT	subacute thyroiditis	亜急性甲状腺炎
S-hypo	subclinical hypothyroidism	潜在性甲状腺機能低下症

S		
SITSH	syndrome of inappropriate secretion of thryrotropin	TSH不適合分泌症候群
T		
T_3	triiodothyronine	トリヨードサイロニン
T_4	thyroxine	サイロキシン
TBG	thyroxine-binding globulin	サイロキシン結合グロブリン
TBII	TSH-binding inhibitor immunoglobulin(s)	TSH結合阻害免疫グロブリン（TRAb）
Tg	thyroglobulin	サイログロブリン
TgAb	anti-thyroglobulin antibody	抗サイログロブリン抗体
TMNG	toxic multinoduler goiter	中毒性多結節性甲状腺腫
TPO	thyroid peroxidase	甲状腺ペルオキシダーゼ
TPOAb	anti-thyroid peroxidase antibody	抗甲状腺ペルオキシダーゼ抗体
TRAb	TSH receptor antibody	TSH受容体抗体
TSAb	thyroid stimulating antibody	甲状腺刺激抗体
TSBAb	thyroid stimulation blocking antibody	甲状腺刺激阻止（阻害型）抗体
TSH	thyroid stimulating hormone	甲状腺刺激ホルモン
TT_3	Total triiodothyronine	総トリヨードサイロニン
TT_4	Total thyroxine	総サイロキシン
U		
UICC	Union for International Cancer Control	国際対がん連合

I

実地医家のための手引き
－専門病院にどの患者を依頼するか－

I 実地医家のための手引き—専門病院にどの患者を依頼するか—

1 甲状腺疾患の頻度・分類

日常臨床でのポイント

① 一言で甲状腺疾患といってもその種類は多い．
② 一般外来で遭遇する頻度が高いものはそれほど多くない．
③ 女性に多いなどの特徴があるが，自覚症状がないことも多いため，ポイントをおさえて疑うことが必要である．

甲状腺とは前頸部にあるわずか5cm四方にも満たない臓器であるが，実に多種多様な疾患が存在する．甲状腺ホルモンが高いもの（中毒症），低いもの，甲状腺が全体的に腫れているもの，部分的に腫れているものなどがあるが，その一例として甲状腺中毒症を呈する疾患を表Ⅰ-1に列挙した．そのほとんどは稀な症例であり，一般に「頻度が高い甲状腺疾患」といわれるものはごく一部である．

甲状腺疾患は疫学的には全人口の10％程度はいるのではないかとも言われているが，統計的に正確にとられた報告はない．なぜなら，どこまでを甲状腺疾患としてとらえるかが難しいからである．

昨今では医療レベルや診断技術の進歩により，血中甲状腺ホルモン濃度や各種甲状腺自己抗体の検査が容易にされるようになり，人間ドックなどでもそれらの測定とともに頸部超音波検査などをルーチンとしている施設も出てきている．しかし検査が手軽になればなるほど，例えば超音波検査で小さい嚢胞が一つ見つかっただけで甲状腺疾患ありととらえるかどうか，という具合に正常と疾患の境界が不明瞭化しているのが現状である．

また人口の高齢化に伴い慢性に経過する甲状腺疾患を発見する機会が増加することも，疾患頻度

表Ⅰ-1 甲状腺中毒症

(1) **甲状腺機能亢進症**
　　バセドウ病
　　TSH 過剰
　　　TSH 産生腫瘍
　　　下垂体型甲状腺ホルモン不応症
　　hCG 過剰
　　　妊娠甲状腺中毒症
　　　胞状奇胎・悪性絨毛上皮腫
　　非自己免疫性甲状腺機能亢進症
　　中毒性多結節性甲状腺腫
　　機能性腺腫（Plummer 病）
　　機能性甲状腺癌
　　Marine-Lenhart 症候群
　　ヨウ素誘発性甲状腺機能亢進症
　　　アミオダロン（ATA Ⅰ型）
　　　ヨウ素造影剤等

(2) **破壊性甲状腺炎**
　　無痛性甲状腺炎
　　亜急性甲状腺炎
　　橋本病の急性増悪
　　急性化膿性甲状腺炎
　　放射性甲状腺炎
　　薬剤性甲状腺炎
　　　アミオダロン（ATA Ⅱ型）
　　　インターフェロン等
　　甲状腺腫瘍の梗塞

(3) **甲状腺ホルモン過剰摂取**
　　甲状腺ホルモン製剤の過剰投与
　　やせ薬への混入
　　食肉への混入（ハンバーガー甲状腺中毒症）

(4) **異所性甲状腺組織**
　　卵巣甲状腺腫

の上昇に寄与しているものと思われる．

1967年に長野県の地域住民を対象に行われた

表Ⅰ-2 一般外来における代表的な甲状腺疾患の頻度

	女性	男性
バセドウ病	3例(0.33%)	1例(0.17%)
橋本病	109例(11.81%)	15例(2.65%)
腺腫	34例(3.68%)	4例(0.71%)
甲状腺癌	4例(0.43%)	2例(0.35%)
腺腫様甲状腺腫	24例(2.6%)	0例(0%)
全体	923例(100%)	566例(100%)

(文献3から引用,改変)

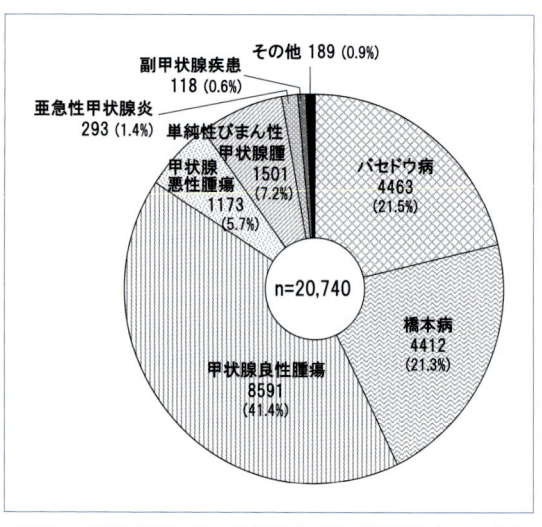

図Ⅰ-1 伊藤病院における初診患者疾患別頻度(2010年)

検診では甲状腺腫の有病率は4.5%と報告されている[1]. また40歳以上の健康成人を対象にした調査で, 17%が何らかの甲状腺疾患を有していたとの報告もある[2].

1995年に浜田が甲状腺疾患の頻度を報告している(表Ⅰ-2). 紹介患者などの要因を除外し, より実際の一般外来に即した統計となっている. これによると橋本病は実に9人に1人, バセドウ病でも370人に1人の割合であり甲状腺癌, バセドウ病, 治療の必要な機能低下症に潜在性機能低下症を加えると, 35人に1人の割合で見逃してはいけない甲状腺疾患がある計算になる[3]. また女性に圧倒的に多いことも甲状腺疾患の特徴である.

図Ⅰ-1に2010年の当院での甲状腺疾患の頻度を示す.

当院は甲状腺専門病院という性質上, 受診する患者の99%以上が甲状腺疾患もしくは副甲状腺疾患に分類される. そのため一般外来と疾患割合を直接比較することはできない.

頸部腫大や腫瘤を自覚, もしくは健診などで指摘されて来院する場合も多いため, 良性腫瘍の頻度が高くなっている. 次に多汗や体重減少, 動悸などを自覚しやすいバセドウ病の頻度が高く, 抗体が陽性でも機能が正常であれば自覚症状に乏しい橋本病の頻度はやや低目となっている.

日々の臨床においては, この本で概説する一般外来での頻度が高い代表的な疾患をまずおさえ, その範疇から外れそうな病態を認めたときには専門医との連携を図りつつ柔軟に診療を行っていくことが良いと考えられる.

(関谷健一)

文 献

1) 丸地信弘:甲状腺腫に関する疫学的研究:第3報長野県中・南信地方抽出7地域における甲状腺腫実態調査成績. 信州医学雑誌, 16(2):243-254, 1967
2) 長瀧重信:Common Disease Series 10 甲状腺疾患, 南江堂, 東京, 1989
3) 浜田 昇:一般外来で見逃してはいけない甲状腺疾患の頻度. 日本医事新報, 3740(22):22-26, 1995

Column ❶

甲状腺の解剖とシェーマ

位置と外形：甲状腺は，喉頭下あたりから始まり，気管にまたがるように存在する充実性臓器です．女性では前頸部の中央付近にありますが，男性では女性より位置が低く，下方が上縦隔にかけて存在する場合があります．甲状腺はBerry靱帯で気管に付着し固定されています．したがって嚥下運動と共に上下に移動するので，触診時嚥下を促すことで下端を触知しやすくなります．片葉の大きさは縦4～4.5 cm，横幅1.5 cm，厚さ1 cm，重さは約15～20 gです．正面から見ると，蝶が羽を広げたような形をしています．羽にあたる部位を右葉・左葉，胴体と頭部にあたる部位をおのおの峡部・錐体葉と呼びます．正常甲状腺は外からの触診では触知できません．

血　管：甲状腺は主に2本の動脈と3本の静脈で支配されています．上甲状腺動脈は外頸動脈の第1分枝であり，下甲状腺動脈は鎖骨下動脈の分枝から分かれます．上・中甲状腺静脈は内頸静脈に，下甲状腺静脈は腕頭静脈に注ぎます．発生学的にみると，上甲状腺動脈が甲状腺の主たる栄養血管であり，下甲状腺動脈は本来，副甲状腺と甲状腺C細胞の栄養血管であるといえます．

神　経：甲状腺裏面には声帯運動をつかさどる反回神経が走行しています．通常，右反回神経は甲状腺右葉下極のあたりで気管から離れるように外側に向かって斜めに走っています．左反回神経は，気管と食道の間を縦に走っています．稀に反回しない神経がありますが，これは右鎖骨下動脈の起始異常に起因するためCTなどで把握することが可能です．高音発声に深く関わる，上喉頭神経外枝は，甲状腺と輪状甲状筋の間を抜けて上甲状腺動脈の傍を走行するため，手術で上甲状腺動脈処理の影響が及ぶと，術後の高音発声障害が出現することがあります．

（伊藤病院 診療部外科 医長　渋谷　洋）

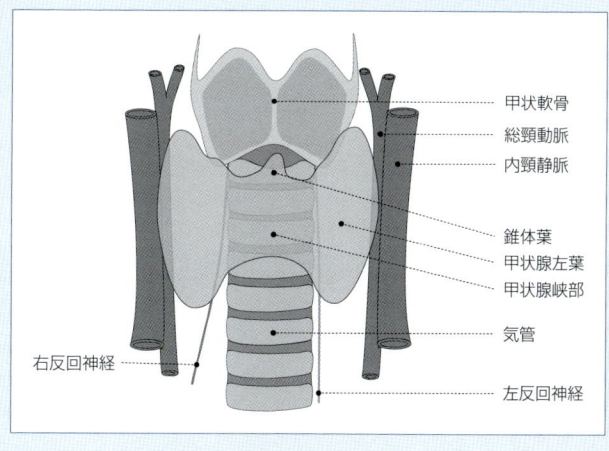

I 実地医家のための手引き―専門病院にどの患者を依頼するか―

2 甲状腺疾患を疑うときのアプローチ

日常臨床でのポイント

① 甲状腺腫は甲状腺疾患発見の契機になる．触診に加え超音波検査は甲状腺腫の有無や腫瘍性病変の評価に有用である．
② 甲状腺機能検査のスクリーニングにはTSH，FT_4を測定する．
③ 橋本病の診断にTgAbやTPOAb，バゼドウ病の診断にTRAbを測定する．

I 甲状腺疾患を疑う契機

甲状腺疾患を疑う契機としては，甲状腺腫を主訴とする場合と甲状腺機能異常からくる愁訴による場合に加え，肝機能異常や脂質異常症などの血液検査の異常値（表I-3）による場合や健診や偶発的に画像検査で指摘される場合などがある．甲状腺機能異常の症状は倦怠感など不定愁訴に類似するものが多く，特に軽症例では見逃されている可能性があるので，一度は甲状腺機能を測定し機能異常の有無を確認する．甲状腺腫を触知する場合，甲状腺疾患を疑う契機となるので触診を行う習慣をつけることが必要である．すべての甲状腺疾患で甲状腺腫を伴うものではないこと，高齢者や男性では下方に変位するなど，触知困難な症例が存在することも注意する．

II 甲状腺疾患の鑑別

頻度の高い疾患，① 甲状腺中毒症（バゼドウ病，無痛性甲状腺炎，亜急性甲状腺炎），② 甲状腺機能低下症（橋本病），③ 甲状腺機能正常の橋本病，④ 甲状腺腫瘍のいずれに当てはまるかを推定しながら鑑別していく．これら頻度の高い甲状腺疾患の多くは実地診療の場で診断をつけることができる．

病歴では，周産期の甲状腺機能は特有の変動や管理上の注意があることから妊娠・出産・妊娠希望の有無を聞く．医原性の除外のため甲状腺ホル

表I-3 甲状腺機能異常と一般検査所見

	甲状腺中毒症を疑う所見	機能低下症を疑う所見
TC	低値	高値
TG	高値	低値
TTT・ZTT		高値*
AST・ALT	高値	高値
ALP	高値	
LDH		高値
CPK		高値
血糖	高値	
心電図	洞性頻脈，心房細動	洞性徐脈，低電位
血圧	収縮期血圧上昇，拡張期血圧低下（脈圧増大）	低血圧～高血圧
胸部レントゲン	心拡大	心拡大，心嚢液貯留

＊橋本病によるγグロブリンの増加による

モン服用歴，甲状腺手術，放射線治療の既往を確認する．昆布などの外因性のヨウ素や薬剤によって甲状腺機能異常をきたす場合もあり食事や常用薬を確認しておく．

いずれの理由で甲状腺疾患を疑われた場合でも触診および超音波検査による形態の把握と血中の甲状腺ホルモン濃度の測定が必要となる．

1. 甲状腺腫の評価

甲状腺疾患には甲状腺腫を伴うものが多い．問診・触診および超音波検査にて，甲状腺腫や腫瘍性病変の有無や性状，疼痛や増大の有無を確認する．

1) びまん性甲状腺腫

バセドウ病や橋本病といった自己免疫性甲状腺疾患，びまん性単純性甲状腺腫，一部の先天性疾患で認められる．バセドウ病や橋本病においても高率に腫瘍の合併が認められることから，触診で結節を触知しない場合にも，超音波検査で腫瘍性病変の有無を確認することが好ましい．バセドウ病では甲状腺内の血流が増加することから，甲状腺のカラードプラ検査はバセドウ病の診断の参考となるが，感度・特異度としては十分ではないことと，機能低下症でTSHが高い場合も血流量は増えることに注意し総合的に判断する．バセドウ病や橋本病といった自己免疫性甲状腺疾患や結節を認めない場合，単純性びまん性甲状腺腫とする．

2) 結節性甲状腺腫

悪性腫瘍の診断が重要となる．必要に応じ穿刺吸引細胞診を施行するが，一度専門医での評価を受けることが望ましい．

3) 疼痛や急速増大を認める場合

甲状腺の疼痛が強い場合は亜急性甲状腺炎のことが多いが，未分化癌，腫瘍・嚢胞内への出血，急性化膿性甲状腺炎を視野に入れて鑑別をすすめる．急速増大は，嚢胞や腫瘍内への出血以外にも未分化癌，悪性リンパ腫といった悪性腫瘍にも認められ早急に良悪性の判断が必要となる．

III 甲状腺機能および甲状腺自己抗体の評価

甲状腺機能異常のスクリーニングにTSH，遊離サイロキシンFT_4（および遊離トリヨードサイロニンFT_3）の測定を行う．甲状腺機能は視床下部-下垂体-甲状腺系でnegative feedback機構によって調節されており，下垂体から分泌されるTSHが最も鋭敏に甲状腺機能を反映する．甲状腺ホルモンはFT_4のほか，詳細に甲状腺機能異常を把握するためにはFT_3も測定する．TSH，FT_4の測定結果から甲状腺ホルモン過剰（甲状腺中毒症），低下，正常に分類する．

びまん性甲状腺腫があり自己免疫性甲状腺疾患が疑われる場合には甲状腺自己抗体を測定する．橋本病を疑う場合は抗サイログロブリン抗体（TgAb）や抗甲状腺ペルオキシダーゼ抗体（TPOAb）を，バセドウ病を疑う場合はTSH受容体抗体（TRAb）を測定する．

1. 甲状腺ホルモン過剰（甲状腺中毒症）

この約80%がバセドウ病であり，約10%を無痛性甲状腺炎，約10%を亜急性甲状腺炎が占める．この3疾患を確実に診断することが重要であり要点を示す（表I-4）．

表I-4 甲状腺中毒症の鑑別診断

	バセドウ病	無痛性甲状腺炎	亜急性甲状腺炎
甲状腺腫	びまん性	びまん性	結節性
中毒症	持続性	一過性	一過性
前頸部痛，発熱	なし	なし	あり
バセドウ病眼症	あり	なし	なし
血沈亢進，CRP高値	なし	なし	あり
TRAb	陽性	陰性	陰性
TgAb・TPOAb	しばしば陽性	陽性	ときに陽性
放射性ヨウ素・テクネシウム摂取率	高値	低値	低値

2. 甲状腺ホルモン低下（甲状腺機能低下症）

このほとんどは橋本病による原発性甲状腺機能低下症であり，まずTgAbやTPOAbの有無を確認し鑑別をすすめる．

3. 甲状腺機能正常

TgAbやTPOAbの測定，超音波検査によって機能正常の橋本病か，単純性びまん性甲状腺腫か，腫瘍性病変か鑑別をすすめる．

IV 一般血液検査の評価

甲状腺機能異常症では，しばしば一般検査の異常を伴い甲状腺疾患を疑う契機となる．表に示すように多彩な異常を示す（表I-3）ことから肝疾患，糖尿病，脂質異常などとして治療されていることがある．これらの所見からも甲状腺機能異常がないかを疑ってみることが大切である．

なお，甲状腺疾患の治療後は，このような一般検査の異常が甲状腺疾患に伴う一過性の異常であるか，甲状腺機能正常化の後に再評価を行う．持続性の異常の場合には合併疾患としてさらなる精査が必要か判定する．例えば，バセドウ病では，中毒症による肝機能異常や高血糖が認められるが，持続する場合は自己免疫性肝炎を含む慢性肝炎の鑑別や，糖尿病の精査が必要となることがある．また，中毒症によって診断時低値であったコレステロール値が，治療後に著明高値を呈し脂質異常症として治療を要するレベルとなっていることがあるからである．

（渡邊奈津子）

文献

1) Noh JY, et al：Evaluation of a new rapid and fully-automated electorochemiluminescense immunoassay for thyrotropin receptor autoantibodies. Thyroid, 18：1157-1164, 2008
2) Mukasa K, et al：Prevalence of malignant tumors and adenomatous lesions detected by ultrasonographic screening in patients with autoimmune thyroid diseases. Thyroid, 21：37-41, Epub, 2010

Column ❷
採血室と検査の実際

　伊藤病院では「臨床検査の入口」である採血から，測定した結果を診察室に届ける「出口」までを一貫して臨床検査技師が担当し，精度管理を含め，質の高い臨床検査の提供に努めています．そして近年，甲状腺疾患専門病院の臨床検査室として医師の診察までに検査結果を提供する「診察前検査の推進」に取り組んできました．現在では甲状腺疾患に対する代表的な検査である機能診断のための血液検査（FT_3，FT_4，TSH，Tg や自己抗体 TRAb，TgAb，TPOAb など），器質的診断のための超音波検査，超音波ガイド下穿刺吸引細胞診など，甲状腺疾患の診断に必要な検査のほぼすべてを院内で実施できる体制を構築しています．

　前述しましたとおり，採血室は臨床検査室が主管しており，9台の採血台を設置して1時間あたり 200 件以上の採血を実施できる設備と能力を有しています．この採血室を外来診療開始時間の1時間前から稼動させ，診療開始時には検査結果を診察室に届けられる体制を整えています．2011 年度実績では，最大で 1,600 件／日を超える採血の 90％以上を，また 450 件／日以上の超音波検査の約 80％を診察前検査として実施しています．

　このような診察前検査の体制を実現できた背景には，検査法や測定機器の進歩はもちろんですが，臨床検査室に隣接された採血室のレイアウトも大きな要因として挙げられます．

　この臨床検査室と隣接した採血室は，採血後の検体を臨床検査室へ搬送する時間を短縮させ，迅速な検査を可能にしています．また採血室が混雑する時間帯に，検査を担当する臨床検査技師が状況に応じて素早く採血室の応援に向かえるといった利点もあります．臨床検査室と採血室の表裏一体の関係が，結果的に採血待ち時間の軽減と迅速な診察前検査を可能にしています．

（伊藤病院　診療技術部臨床検査室　室長　宮﨑直子）

I 実地医家のための手引き―専門病院にどの患者を依頼するか―

3 診察法（問診，視診，触診）

日常臨床でのポイント

① バセドウ病の症状は性別，年齢により異なる．
② 甲状腺機能低下症は多彩な症状を呈する．
③ 甲状腺は体表近くに存在する臓器であり視診，触診における情報量が多いため，正確な診察法を習得すると，診断精度が格段に上昇する．

I 問診

甲状腺疾患はホルモン異常を伴う病態と，結節を伴う疾患に病態される．ホルモン異常を伴う病態は甲状腺中毒症，甲状腺機能低下症があり，表 I-5 に示すような多彩な症状を呈する．この症状とともに，甲状腺中毒症，甲状腺機能低下症は，本章1.甲状腺疾患の頻度・分類（3頁～）に記載するような原因疾患が存在し，中には特徴的な病歴を有する疾患があるので，詳細な病歴聴取を要する．さらにバセドウ病に関しては，表 I-6 に示すように年齢，性別で症状が異なるため，考慮に入れた聴取を要する．

II 視診

甲状腺は体表近くに存在する臓器で視診から得られる情報が多い．図 I-2，図 I-3 のように視診上明らかな甲状腺の変化を呈する症例も多く存在する．また，診察室にて特別な器具の使用もなく簡便な診察法であり注意深い観察を要する．

III 触診

甲状腺の触診にあたっては，まず甲状腺の解剖を理解したうえで，甲状腺の触診法をもとに診察していく（図 I-4）．ときに健診などで図 I-5 の

表 I-5 甲状腺ホルモン異常に伴う症状

	甲状腺中毒症	甲状腺機能低下症
全身症状	倦怠感，微熱，不眠，暑がり，発汗過多，体重減少	倦怠感，易疲労感，嗄声，寒がり，体重増加
精神症状	イライラ感，落ち着きのなさ，不安感，神経症	活力低下，意欲低下，抑うつ状態，精神鈍麻，眠気，記憶力低下
消化器症状	食欲亢進，軟便，下痢	便秘，食欲低下
循環器症状	動悸，頻脈，不整脈	徐脈，浮腫
神経・筋症状	手指振戦，周期性四肢麻痺	筋力低下，筋肉痛，筋痙攣
皮膚症状	挫創，前頸骨粘液水腫	脱毛，眉毛の脱落，皮膚乾燥／粗造，皮膚黄染（カロチンネミア）
産婦人科症状	過少月経，無月経	月経過多，不妊，流産，乳汁分泌

表 I-6 年代，性別によるバセドウ病の初発症状

女性		男性	
若年・中年	高齢	若年・中年	高齢
甲状腺腫	体重減少	体重減少	体重減少
動悸	手指振戦	動悸	全身倦怠感
手指振戦	発汗過多	発汗過多	動悸
全身倦怠感	動悸	全身倦怠感	下腿浮腫
発汗過多	息切れ	手指振戦	
体重減少	食欲低下	四肢麻痺	

ような甲状軟骨，輪状軟骨が突出した症例が甲状腺腫大と診断され受診することがある．このようなケースは正確な甲状腺の触診技法を習得していれば十分避けられる事態であり，きちんとした甲状腺触診法の習得は大切である．以下に各疾患の

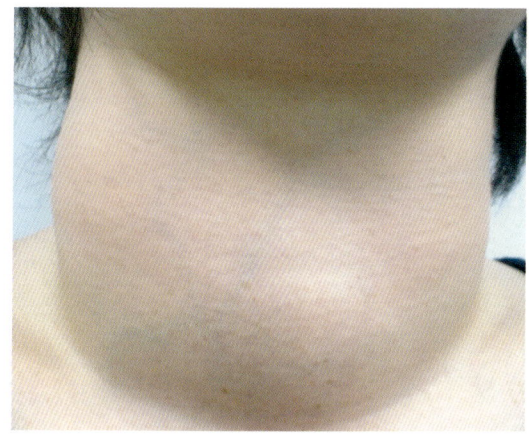
図Ⅰ-2 びまん性甲状腺腫

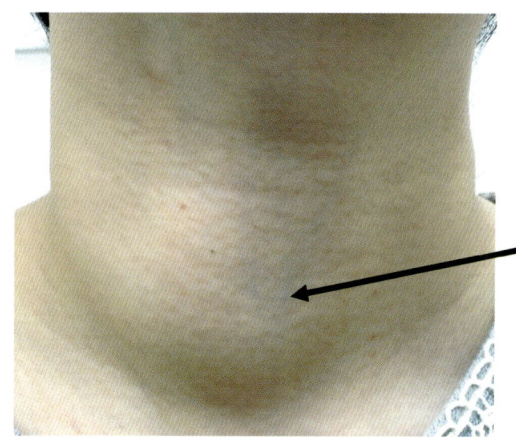
図Ⅰ-3 結節性甲状腺腫

特徴を挙げる．

＜触診所見の特徴（文献1より引用改変）＞

1. びまん性甲状腺腫

甲状腺は一般に右葉のほうが大きいので，びまん性腫大では右葉のほうが大きく触れることが多い．

1）バセドウ病
・一般的には柔らかく腫大した甲状腺といわれているが，年代ごとに異なる．
・幼児期：小さくて比較的柔らかい．頚部を後屈させると容易に視診で確認できる．
・思春期〜30代：比較的小さく柔らかい場合が多いが，張り，弾力性のあるものが多く，中には緊満性に腫脹しているものもあり，甲状腺腫は大部分の症例で触知する．両葉の上極の拍動を触知するものもある．
・高齢者：甲状腺腫は弾力性を欠き硬く触れるものが多い．甲状腺の位置が低くなっており触知しづらい場合があるが，丹念に触診すれば大部分の症例は甲状腺腫を触れる．

2）橋本病
・橋本病の触診所見は小さくて柔らかいもの，板状硬で表面が粗い凹凸を示すもの，左右で著しい大きさの違いがあるもの，結節状に触れるもの，一部に著しく硬い部分をもつものなど多彩な所見を呈する．
・ときに悪性腫瘍を疑わせるような可動性を欠く結節に似た触診所見を呈するものがある．

3）亜急性甲状腺炎
・亜急性甲状腺の変化はしばしば片葉から始まり対側に移動するクリーピング（creeping）現象．
・炎症を起こしている部位は石様に硬く著明な圧痛を伴う．

4）先天性ホルモン合成障害
・甲状腺の大きさは様々だが，表面が平滑で大きい場合は弾力性がなく柔らかい腫大となる．
・結節状に触れる場合もある．

5）単純性びまん性甲状腺腫
・ほとんどが柔らかく小さい甲状腺腫を触れる．
・柔らかい橋本病や先天性ホルモン合成障害との鑑別は触診では困難．

2. 結節性甲状腺腫
・甲状腺外の腫瘤では嚥下運動に伴う腫瘤の移動はない．
・結節の良悪性は腫瘍の性状（大きさ，硬さ，周囲との癒着，表面が平滑か不整か，形状が球状か不整かなど）をもとに鑑別するが例外もある．
・結節が多発している場合は癌の可能性は低く，多くの場合が腺腫様甲状腺腫である．
・甲状腺の先天的な片葉欠損例に腫大が伴うと結節葉に触れる場合が非常に稀だが存在する．

- 正常な甲状腺は厚みがなく柔らかいため一般には触れないが，甲状腺疾患では例外的な疾患を除いて，甲状腺を触れる．
- 甲状腺疾患を診断するうえで，甲状腺腫の触診ほど手っ取り早くしかも貴重な情報が得られる手段はない．
- 甲状腺疾患全体像の把握，変化の察知のため正確な触診は必須である．

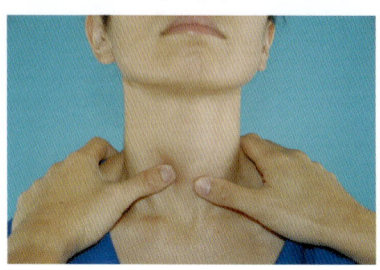

前方からの触診法と後方からの触診法があるが，前方からの触診法は，全頸部の形態の変化を見ながら行えるので，得られる情報が多い．

＜前方からの触診の方法＞
1) 頸筋が緊張しないよう背筋を伸ばし肩の力を落としてもらう．
2) 衣服やネックレスが邪魔にならないように十分頸部を露出させる．
3) 顎はごく軽く上向きにする．皮膚のたるみで触診しづらい場合はさらに上向きにする（過伸展は逆に触診しづらくなる）．
4) 母指を使って喉仏といわれる甲状軟骨を探す．徐々に指を下げ甲状軟骨下端，輪状軟骨，気管軟骨を確認する．気管軟骨を確認したらその両側に母指を当て，気管壁をなでるように指を上下させながら少しずつ下へ移動させていく．気管の外壁がたどれなくなった感じや，左右差に気づいたら，その部位から辺縁をたどる．
5) 小さくて触れにくいびまん性甲状腺腫は気管軟骨の上端を母指で確認し母指を動かさず嚥下運動をさせる．その際気管軟骨の凸凹した感じから，耳朶のような柔らかい感じに変化したら，甲状腺峡部を触知したこととなる．
6) 甲状腺が確認されたら辺縁，表面の性状，硬さをみるために両手の母指の腹を使い片側ずつ触診する．
7) 錐体葉が触れたらびまん性甲状腺腫であるので丹念に探る．錐体葉は母指の腹を峡部の少し上方で気管の走行と直角に当てて探る．
8) 触診後，皮膚鉛筆で甲状腺腫の輪郭を描き写し取っておくとその後の診察の際に甲状腺腫の変化を評価しやすい．
9) リンパ節のような小さな構造物は指先を使うと触知しやすい．

図Ⅰ-4 甲状腺の触診法

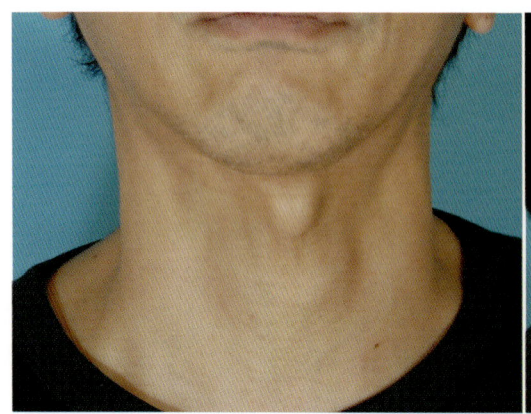
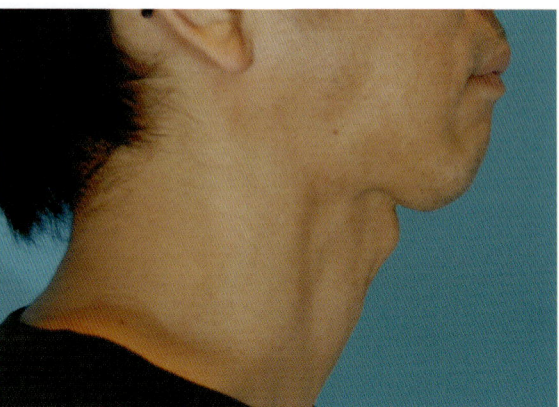

図Ⅰ-5 甲状腺腫大と間違いやすい症例

1) 腺腫
- 球形で表面が平滑，周囲との癒着がなく嚥下運動に伴いよく動き，ほとんどの場合が単発である．
- 大きさはかろうじて触れるほど小さいものから手拳大のものまで様々である．
- 大きなものや患者が増大したことに気づくものは悪性腫瘍である場合が多い．

2) 嚢胞
- 表面平滑で硬さは様々である（内容液の粘度が高くなると柔らかくなる）．
- 嚢胞周囲炎，嚢胞内出血を起こすと硬くなり気管と癒着し可動性が悪化する．
- 嚢胞内出血をきたすと腫瘤が急激に増大し圧痛を伴う．

3) 腺腫様甲状腺腫
- 単発のものも中にはあるが（腺腫様結節），多くは両葉に多発する．
- 個々の結節が小さく出血や周囲炎などの変化がない場合は甲状腺全体がびまん性に腫大したように触れ，橋本病と触診所見が似ているが，硬度が一様でないこと，錐体葉を触れないことが鑑別の参考になる．
- 腺腫様甲状腺腫は一般に増殖傾向が強く前縦隔にまで腫大が及ぶことがある．

4) 甲状腺癌
- 触診上悪性腫瘍を示唆する所見は，硬い，周囲への浸潤や癒着により可動性が悪い，転移リンパ節を触知するなどである．
- 濾胞癌，髄様癌は触診では診断しづらい．
- 乳頭癌は，触診所見上，最も癌の特徴をもち，硬度が硬く，弾力性が無く，周囲甲状腺組織への浸潤のため辺縁が明らかでなく不整となる．浸潤が広がると気管と癒着し嚥下運動に伴う腫瘤の上下運動が乏しくなる．
- 未分化癌は発育が速く急速に増大し，周囲への浸潤で腫瘤の辺縁がはっきりたどれないことがある．受診時にはすでに気管，食道の圧迫症状が出ていることが多い．

5) 悪性リンパ腫
- 甲状腺内部で腫瘍細胞が急速に浸潤性に増殖するので急激な甲状腺の腫大を呈する．
- 腫瘤は触診上辺縁がはっきりたどれ，ときに左右両葉が腫大する．

6) 化膿性甲状腺炎
- 小児から若年者に頻度が高く，左葉に多く局所に皮膚の発赤を伴う有痛性腫脹がみられる．

（岩久建志）

文 献
1) 改訂第3版 甲状腺疾患診療実践マニュアル，伊藤國彦監修，文光堂，東京，2007，222-233

Column ❸

当院の診療情報管理業務について

2000年4月の診療報酬改定で,「診療録管理体制加算」が新たに設けられ,初めて診療録管理体制に対する評価がなされました.日本の医療の現場において診療録の管理の重要性が問われ,「診療録管理体制加算」の施設基準を満たすために院内の診療情報の管理体制を整備する病院が急増しました.

診療情報管理業務は病院の規模や特性により,病院ごとに内容は様々ですが,ここでは甲状腺疾患の専門病院である当院の業務の一部をご紹介します.

まず,最も基本となる診療録ですが,当院では1946年より約46万件の紙カルテを永久保管しています.一部のカルテは倉庫業者と委託契約し,外部倉庫に預けていますが,患者様が来院された場合は倉庫より翌々日には安全に届けられます.電子カルテシステムは2005年より導入し,すでに約14万件の電子カルテが安全で適切な管理の元に常時利用でき,医療の質の向上に貢献しています.

2005年より個人情報保護法が制定されてからは,日本医師会より医療機関における個人情報の取扱い指針が提示され,個人情報保護法を遵守した対応が求められるようになりました.特に診療情報の開示については適切で正確な対応が必要となり,診療情報管理士の重要な業務となりました.

2008年からは当院もDPC対象病院となり,DPC業務が開始されました.現在6名の診療情報管理士が中心となり退院サマリの点検,DPCコーディング,DPC調査データの入力や提出用データの作成などが行われています.DPCデータを利用したベンチマーク分析も医療の質や経営効率の指標として重要です(図1).

診療連携業務としては毎年約1万件を超える患者様をご紹介いただいている(図2)ため,診療情報管理室では医師の紹介状の返事作成を支援する独自のシステムを導入し,医師の紹介状作成支援のための業務を行っています(紹介元病院や医師の登録・郵送業務など).返事作成の進捗を確認し,場合によっては医師への督促なども行い,紹介元病院への紹介返事に対する迅速な対応に努めています.

(伊藤病院 診療部診療情報管理室 室長　真原章郎)

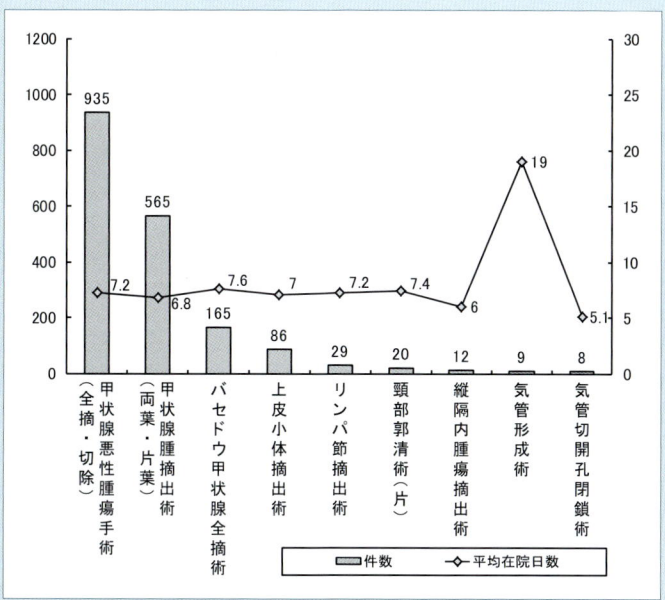

図1 伊藤病院の手術件数と平均在院日数(2011年)

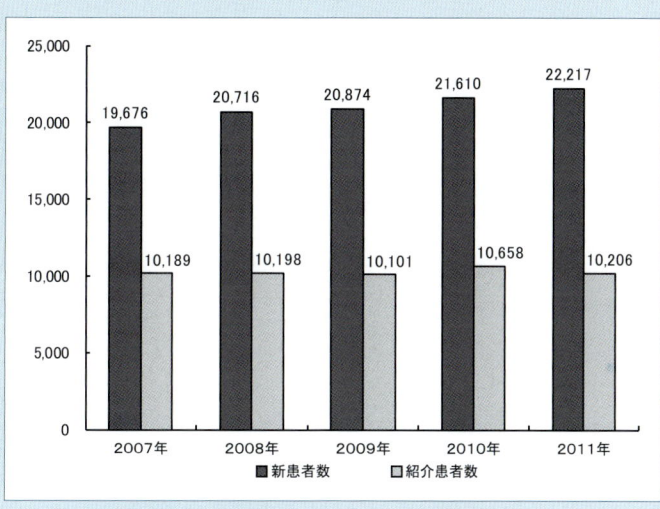

図2 伊藤病院の新患・紹介患者数(5年間)

I 実地医家のための手引き—専門病院にどの患者を依頼するか—

4 甲状腺機能のスクリーニング

日常臨床でのポイント

① 甲状腺機能検査のスクリーニングは，FT_4，TSHを測定する．
② 遊離型(free)の甲状腺ホルモンに活性がある．
③ 甲状腺自己抗体は，病因を考えるうえで必要となる．

I はじめに

総合検査案内本の内分泌学的検査の項を開いてみると，甲状腺関連検査の項目にはざっと十数個の選択肢が出てくる．内分泌学的検査の検査料は高いため，できるだけ少ない項目で甲状腺疾患を疑うかどうかを見極めたいところである．

II 甲状腺ホルモン

甲状腺機能を評価する場合は，やはり甲状腺ホルモン値が必要になる．甲状腺ホルモンには，トリヨードサイロニン(T_3)，遊離トリヨードサイロニン(free T_3：FT_3)，血清総サイロキシン(T_4)，遊離サイロキシン(free T_4：FT_4)がある．抗体は，病因診断の助けになるが甲状腺機能は評価しないので，後で検査してもよいものである．

甲状腺ホルモンは血液中では，蛋白(thyroid binding globulin, transthyretin, albuminなど)に結合してほとんどがT_4，T_3の形で存在する．遊離型甲状腺ホルモンであるFT_3はT_3の0.2〜0.3％，FT_4は0.02〜0.03％しか血液中に存在しない[1]．実際に活性があるものは，遊離型であるため，臨床症状(病状)と並行して動くのもFT_3，FT_4となる．また，血液内に結合する蛋白が多いとT_4，T_3は増加するため，測定技術の進歩とともにFT_4，FT_3が測定できるようになった現在，遊離型を測定するほうが望ましい．甲状腺機能はT_4の形で甲状腺から分泌されるため，もし遊離型のどちらか片方を測定するとしたらFT_4を測定するのがよいといわれている．

III 甲状腺刺激ホルモン

甲状腺機能を評価するに欠かせないものは，下垂体から分泌され甲状腺を刺激するホルモンTSH：thyroid stimulating hormone(甲状腺刺激ホルモン)である．TSHは，さらに上位の視床下部からのTRHによりコントロールされているが，一般血液検査では測定できない．甲状腺ホルモンは下垂体からTSHの刺激を受けて，分泌される(図I-6)．甲状腺ホルモンが過剰に分泌すると下垂体からのTSHはネガティブフィードバックによって抑制される．すなわち，甲状腺機能亢進症の際はTSHが抑制され，FT_3，FT_4が上昇する．また，逆に甲状腺機能低下症ではTSHが高値になり，FT_3，FT_4が低下する(表I-7)．

IV おわりに

基準値とは，95％の人が正常になるように作られているため，多少正常値から出ることもある．正常範囲をはみ出たら異常と考えて精査をすすめるのも一つの手かと思う．しかし，どこまでを正常ととるか，どこからを異常ととるか悩むときは，

表Ⅰ-7

		甲状腺刺激ホルモン(TSH)		
		↑	→	↓
甲状腺ホルモン (FT$_3$, FT$_4$)	↑	TSH 産生腫瘍 甲状腺ホルモン不応症 血液中の HAMA 抗体の存在		甲状腺機能亢進症
	→	潜在性甲状腺機能低下症	正常	潜在性甲状腺機能亢進症
	↓	甲状腺機能低下症	低 T$_3$ 血症	中枢性甲状腺機能低下症

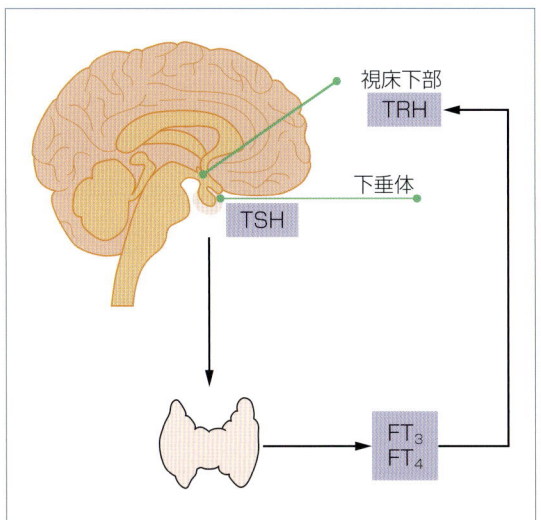

図Ⅰ-6

専門病院へコンサルトすることが望ましい．

（國井　葉）

文　献

1) Refetoff S, et al：Parameters of Thyroid Function in Serum of 16 Selected Vertebrate Species：A Study of PBI, Serum T$_4$, Free T$_4$, and the Pattern of T$_4$ and T$_3$ Binding to Serum Proteins. Endocrinology 86：793-805, 1970

I 実地医家のための手引き—専門病院にどの患者を依頼するか—

5 専門医に送るべきときはいつか

日常臨床でのポイント

① 専門医へ送るタイミングは病状などによって異なる．
② 専門医ならではの検査対応がある．
③ 専門医との柔軟な連携が必要である．

「専門医に送るべきときはいつか？」
これに対して，現在までに決められた指針はない．

初診を受けもった医療機関の検査体制，立地などのほか，疑われる疾患や症状など様々な条件で変化するものであり，一概には論じられないのが現状である．

しかし，大きく分けると以下の2パターンが考えられる．

① 疾患の概要がつかめない場合
　　頻度の低い遺伝子異常やホルモン産生腫瘍など
② 重症度が高く，緊急性を要する場合
　　甲状腺クリーゼや未分化癌など

以下に実際の具体例を提示する．

症例1：34歳，女性
1か月ほど前から動悸と四肢のふるえを自覚するようになったため近医受診．採血したところ，甲状腺ホルモンの高値を認めたため精査を勧められ当院紹介受診．

既往歴：特になし
家族歴：母と姉が橋本病

以上より，頻度の多い疾患で考えるとバセドウ病が想像できる．追加採血で抗TSHレセプター抗体が陽性であればほぼバセドウ病で確定である．

もし，抗体が陰性だったらどうだろうか？　もちろん産後まもなくであれば無痛性甲状腺炎の可能性も考えられるが確定はできない．さらなる検査が必要となる．

その際に専門病院であれば甲状腺超音波検査などのほか，甲状腺シンチで診断に近づくことができる．下に甲状腺シンチの結果を示す．

例えば甲状腺シンチの結果が図Ⅰ-7-aの場合，取り込みがびまん性に入っており，バセドウ病と診断できる．逆に甲状腺シンチの結果が図Ⅰ-7-bの場合には，甲状腺への取り込みはないので，無痛性甲状腺炎と診断できる．

超音波検査にて甲状腺内に腫瘍を認め，図Ⅰ-7-cのような甲状腺シンチの結果となった場合には甲状腺のホルモン産生腫瘍が考えられる．

詳細は本書別項に譲るが，それぞれの疾患において治療および経過観察の方針は大きく異なる．それぞれの疾患を明確に診断し治療方針を立てることが必要である．

このように，一般の外来では悩ましい症例でも，専門病院での検査で比較的容易に診断にたどり着くことができる．このような場合は早急に専門医に送るべきといえるであろう．

症例2：66歳，女性
もともと橋本病で通院中．20日ほど前に定期受診しているが，その後急激に頸部が腫大したため

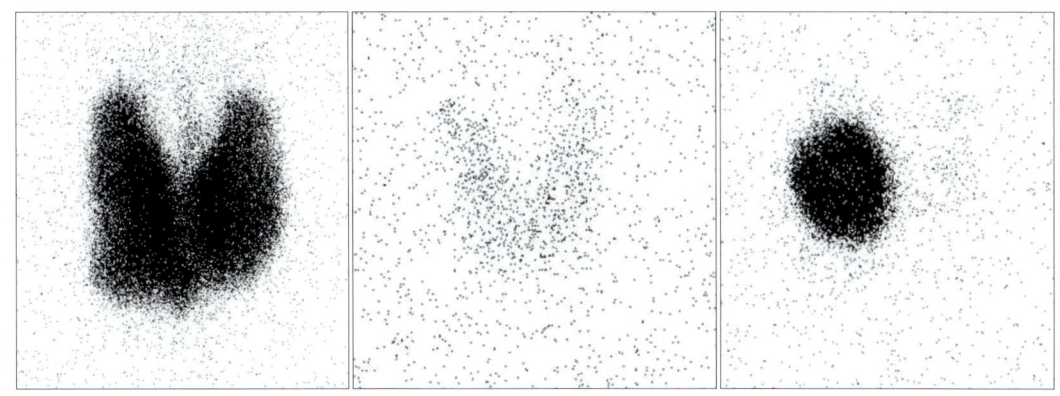

図Ⅰ-7　　　　　　　　　　　　　　　　　　　　　　　　　a|b|c

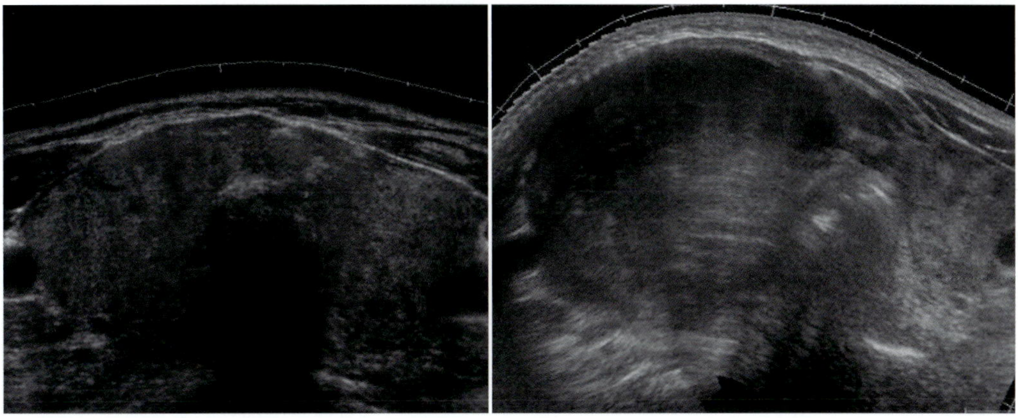

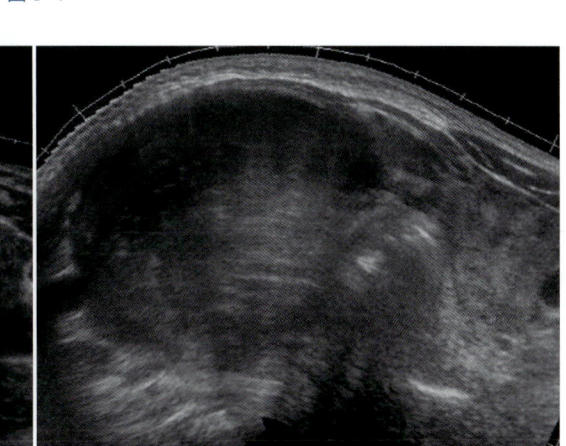

a：定期受診時　　　　　　　　　　　b：20日後

図Ⅰ-8

近医受診.

CTで甲状腺腫瘍が疑われたため来院.

図Ⅰ-8 が定期受診時(a)と20日後(b)の超音波画像である.

甲状腺右葉にlow echoicな腫瘍が急速に大きくなっていることがわかる.

本症例は呼吸時に狭窄音も聴取されたため,緊急で細胞診を施行したうえで緊急入院とした.細胞診の迅速診断では悪性リンパ腫が疑われたため,同日に緊急の甲状腺生検を行ったところ,やはり悪性リンパ腫と診断されたため本人に説明したうえで翌日から化学療法を施行.3コース施行にて頸部腫大は徐々に改善.さらに局所放射線照射も行い,現在はほぼ腫大ない状態で外来通院を継続している.

本症例は緊急性の高い状態に対して専門病院ならではの連携にて迅速に診断にたどり着き,治療が開始できたことで回復を得られた症例といえる.

以上,具体的な例を挙げて説明したが,そのほかにもバセドウ病治療中にコントロールが急に悪化した症例や,内服が中止できない症例なども専門医へ相談するとよい症例と考えられる.そのような場合に柔軟に専門医と連携を図り,迅速に対応することが必要である.

（関谷健一）

I 実地医家のための手引き—専門病院にどの患者を依頼するか—

6 伊藤病院での診療の流れ

当院を受診される患者が速やかに診断・治療を受けていただけるよう工夫を重ねている．診療の流れを紹介したい．

I 問診表の記入

当院を初めて受診される患者には，自ら甲状腺疾患を疑って受診，甲状腺異常を近医で指摘され紹介にて受診，他院で治療中であるが専門的な意見を求めて受診される場合が多い．

初診時には，まず問診表を患者自ら記入していただく．症状の詳細と経過，甲状腺疾患の治療歴，既往歴，現在の内服薬，喫煙歴などを記入いただき，さらに血縁者に甲状腺疾患があるかどうかも記入いただいている．

II 診 察

問診表を参考に，初診担当医がこれまでの病歴を聴取し，診察にあたる．甲状腺の触診はもちろんのこと，脈拍の計測や浮腫の有無など全身状態の診察をし，既往歴，内服歴，治療歴を詳細に聴取する．

III 検 査

診察所見と病歴から，必要な採血項目を選択し，採血，超音波検査は受診した日に受けることができる．また，すでに甲状腺関連検査が施行され，紹介にて受診された患者では，さらなる診断補助検査としてシンチグラフィや細胞診の検査，CTなどの画像検査を計画している．緊急を要する病態と判断した場合には至急検査扱いとして，その日に検査結果を出し，診断，治療が速やかにできるよう努力している．病状により，緊急入院となることもある．

IV 検査結果の説明

採血検査の結果は，印刷し患者に渡している．その際に，それぞれの採血項目の詳しい注釈を別プリントで一緒に渡し，患者がご自身の採血結果の意味を把握できるように工夫している．また，甲状腺疾患別に当院でリーフレットを作成しており，診断がついた際にはリーフレットを渡し説明，そのリーフレットはお持ち帰りいただいている．

V 再 診

再診の場合には前回の診察の際にあらかじめ検査が組まれているため，再診された際には受付表の案内に従い，検査を受けていただく．当院では甲状腺ホルモンの測定は院内で施行しており，当日採血をしてほとんどの項目について1時間程度で結果を得ることができる．採血結果で内服薬の調整が必要な場合，迅速に対応が可能である．

当院の大きな特徴に，医療相談室の設置がある（コラム④医療相談の実際 21頁参照）．甲状腺疾患に詳しい専門の看護師が常駐し，治療法の相談や病気の詳しい説明を聞くことができる．医師の説明で患者が十分に理解できなかった際の知識のサポートや，患者の症状，不安感の傾聴，アドバイスなど相談は多岐にわたる．医療相談室での相談内容は医師も知ることができ，連携して診療に活かせるのが大きなメリットである．

VI 薬剤の受け取り

内服薬は薬剤師の確認のもと，本人に手渡される．この際，他院で処方されている薬剤との重複や併用する際に注意する事柄がないかの指導も行っている．

VII 診察待ち時間の工夫

当院では診察時，受付番号を各患者に発行，診察や検査の順番待ちの状況を携帯電話で把握することが可能なシステムを導入している．待ち時間の把握と，時間の有効利用に役立っているものと考える．

病院全体で「甲状腺を病む方々のために」をモットーに掲げ，それぞれの職種の特色を活かして患者をサポートし，円滑な診療ができるよう努力している．

(吉原　愛)

Column ④

医療相談の実際

医療相談室では，患者様やご家族が安心して病気治療が続けられるように，単に病気に対する悩みだけではなく，これらによって生じる社会的，経済的，心理的問題など様々な不安や悩みに耳を傾けています．

患者様やご家族とコミュニケーションを図ることで，信頼関係を築き最終的に納得のいく意志決定ができるように支援しています．

相談内容
- 受診にあたっての予備知識(通院方法，診察日の確認など)
- 病気についての知識(甲状腺の働きや，病気の症状，検査・治療など)
- 検査や治療のイメージング(検査や治療の手技，費用など)
- 治療の選択についての検討(治療の自己選択で迷われている場合)
- 療養生活について(日常生活での注意や食事などの相談)
- 入院に関する情報(入院費，入院期間など)，入院に伴う諸問題の相談
- 甲状腺の病気に伴う妊娠・出産に関する相談
- 病気に伴う経済問題の相談
- そのほか，「誰に，どこに，どのように相談すればいいかわからない」など

(伊藤病院　看護部医療相談室　師長　大島由美)

2011年相談内容と件数

治療選択について	2,162
病気について	1,177
日常生活	520
心理面	416
妊娠関連	172
検査説明	130
その他	1,199
合計	5,776

2011年相談内容

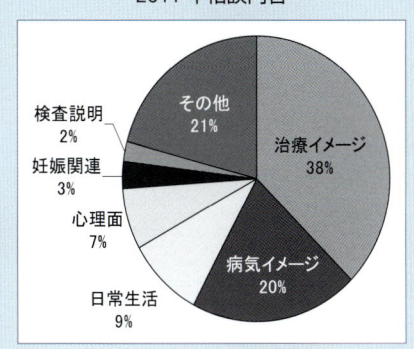

検査説明 2%
その他 21%
治療イメージ 38%
妊娠関連 3%
心理面 7%
日常生活 9%
病気イメージ 20%

実地医家のための
甲状腺疾患診療の手引き
－伊藤病院・大須診療所式－

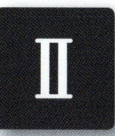

どのように検査するか？

II どのように検査するか？

1 伊藤病院での各種検査

　伊藤病院では初診時，甲状腺機能検査とともに超音波検査を全例に施行している．その結果で必要があれば，穿刺吸引細胞診検査，CT 検査，核医学検査が追加される．どれも甲状腺疾患の診断に欠くことのできない重要な検査である．

　この章では伊藤病院で施行しているそれぞれの検査の実際やその診断成績を中心に紹介する．

　2007〜2011 年に当院で施行したそれぞれの検査件数実績を表II-1 と図II-1 に示した．2011 年では超音波検査が 84,573 件と最も多く，穿刺吸引細胞診検査 6,574 件，CT 検査 4,801 件，核医学検査 2,246 件の順となっている．当院には現在 MRI 検査および PET-CT 検査の設備はなく，必要時は診療連携病院に依頼して行っている．

（北川　亘）

表II-1　年次別各検査件数（2007〜2011 年　伊藤病院症例）

年	超音波検査	CT 検査	核医学検査	細胞診検査
2007 年	58,122	3,865	2,243	5,146
2008 年	65,429	4,001	2,363	5,974
2009 年	71,494	4,473	2,129	5,915
2010 年	77,518	5,064	2,318	6,787
2011 年	84,573	4,801	2,246	6,574

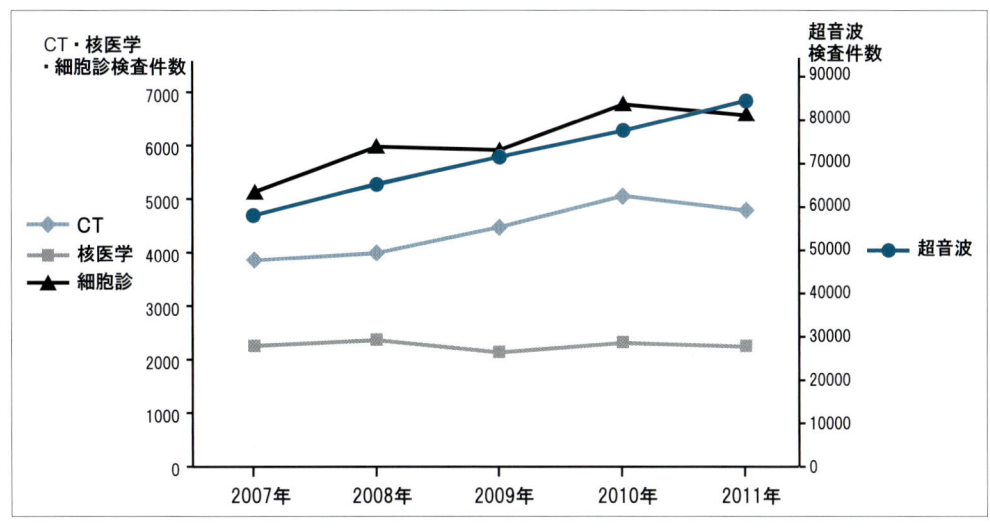

図II-1　各検査件数の年次別推移（2007〜2011 年　伊藤病院症例）

II どのように検査するか？

2 超音波検査

> **日常臨床でのポイント**
> ① 甲状腺のスクリーニング検査は甲状腺を7つのエリアに分け観察すると見逃しが少ない．
> ② 術者依存の検査であり，十分な経験を積む必要がある．
> ③ Bモードで典型的な悪性所見を見逃してはならないが，典型的所見のない甲状腺癌もあり注意が必要である．

I 超音波検査の現状

初診時の画像診断は，超音波検査がファーストチョイスとなる．非侵襲性で被曝がないため，繰り返し検査ができるところが利点である．

伊藤病院での実績を示す．超音波検査は年々増加傾向にあり（図II-2），2011年は総数84,573件，1日につき約300件の超音波検査を施行している．現在使用している超音波機器は6台で，臨床検査技師が当院の甲状腺超音波検査マニュアルに基づき画像を撮影し，医師が診断を入力する方法をとっている．

超音波診断は日本超音波医学会が公示している甲状腺結節（腫瘤）超音波診断基準[1]（表II-2）を基準にしている．

II 実際の超音波検査法

1. 適応

すべての甲状腺疾患が適応となる．

1) びまん性甲状腺腫

びまん性甲状腺腫を呈するバセドウ病や橋本病に結節性病変が合併することがあり注意が必要である．特にびまん性甲状腺腫に合併する悪性腫瘍は腫瘍が小さいと触知が困難であり，超音波検査が必須の検査となる（図II-3）．

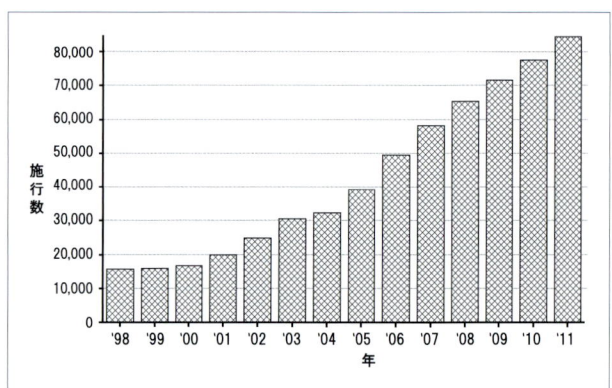

図II-2 年次別超音波検査施行数の推移
（1998～2011年 伊藤病院症例）

またバセドウ病では超音波検査から甲状腺重量を推定し，^{131}I内用療法における放射性ヨウ素使用量の算定をしている．

2) 結節性甲状腺腫

結節性甲状腺腫では良性，悪性の鑑別診断が重要となる．乳頭癌の正診率は高いが，濾胞癌や髄様癌はいまだ十分でない．特に甲状腺癌の90％以上を占める乳頭癌のBモードでの特徴的な所見は十分理解しておく必要がある．

2. 超音波検査の実際

1) 体位

椅子型診察台を使用している．被験者が座った

表Ⅱ-2 甲状腺結節（腫瘤）超音波診断基準

	＜主＞				＜副＞	
	形状	境界の明瞭性・性状	内部エコー エコーレベル	内部エコー 均質性	微細高エコー	境界部低エコー帯
良性所見	整	明瞭平滑	高〜低	均質	（−）	整
悪性所見	不整	不明瞭粗雑	低	不均質	多発	不整／無し

（文献1より）

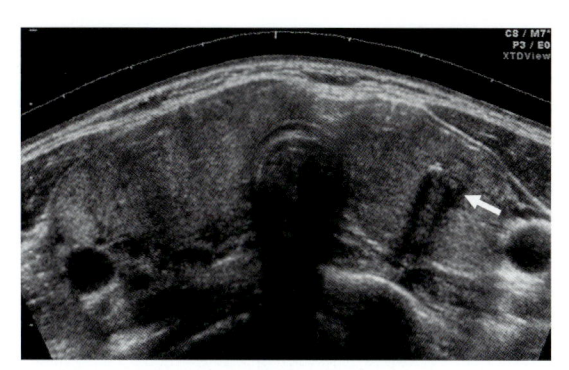

図Ⅱ-3 **びまん性甲状腺腫＋乳頭癌症例（Bモード，水平断像）**
橋本病に直径8 mmの乳頭癌（左葉，矢印）が合併している．乳頭癌は触診では触知できない．

後に椅子を倒し，首を伸ばす姿勢にする．被験者には検査のため鎖骨が見えるよう促し，衣服が汚れないようティッシュで覆う．

2) 使用プローブ

使用するプローブは，体表臓器用のドプラ機能付の中心周波数12 MHzの高周波デジタルリニアプローブを用いている．

3) 甲状腺超音波検査の方法

甲状腺病変を見落とさないため，甲状腺を，
① 甲状腺右葉上部
② 甲状腺右葉中部
③ 甲状腺右葉下部
④ 甲状腺左葉上部
⑤ 甲状腺左葉中部
⑥ 甲状腺左葉下部
⑦ 甲状腺峡部
の7つのエリアに分割し，詳しく観察する．
また，
⑧ 左右の頸動脈の外側領域
⑨ オトガイ下，左右顎下腺領域

も合わせて観察する（図Ⅱ-4）．

4) 超音波検査観察時の注意点

甲状腺超音波検査で最も重要なことは甲状腺悪性腫瘍を見逃さないことは言うまでもない．病変を見落としやすい部位としては，
① 甲状腺の上極
② 甲状腺の下極
③ 錐体葉と峡部
④ 甲状腺背面
⑤ 気管近傍
⑥ 腫瘤の近傍
が挙げられる（図Ⅱ-5）．この部位は見落としがないように十分に観察することが必要となる．

腺腫様甲状腺腫の中に甲状腺癌が合併していることがあり，注意深く観察する必要がある（図Ⅱ-6-a，b）．

リンパ節転移の有無が診断のきっかけとなるときもあるので，超音波検査では甲状腺のみならず周囲のリンパ節に腫大がないか丁寧に観察する必要がある．

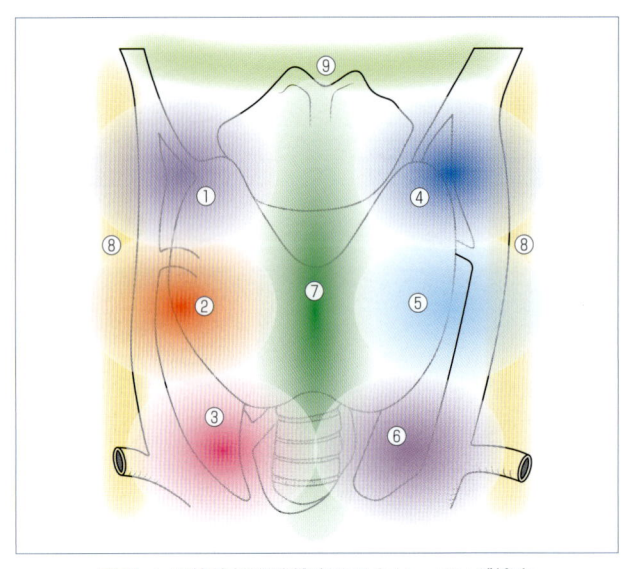

図Ⅱ-4 甲状腺超音波検査のスクリーニング検査
甲状腺を7エリア(①〜⑦)に分割し観察し左右の頸動脈の外側域(⑧), オトガイ下, 左右顎下腺領域(⑨)も観察する.

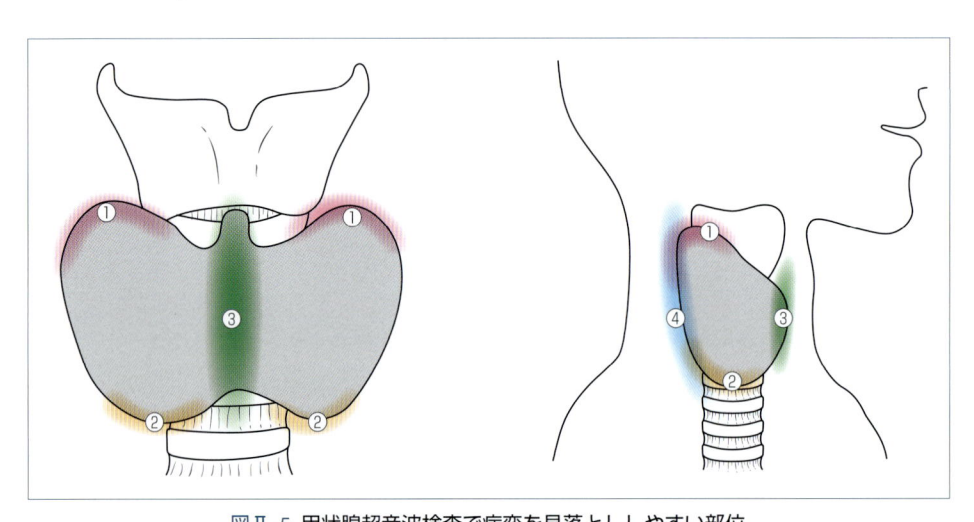

図Ⅱ-5 甲状腺超音波検査で病変を見落としやすい部位
甲状腺の上極(①)と下極(②), 錐体葉と峡部(③), 甲状腺背面(④), 気管近傍は見落としやすい.

小児の超音波検査では胸腺が発達している. 超音波検査上, 胸腺を甲状腺悪性腫瘍と診断することがないよう注意が必要である(図Ⅱ-7).

Ⅲ 超音波診断と病理組織診断について

当院で2011年に結節性甲状腺腫で手術をした1,365例について, その病理組織診断と術前の超音波診断との一致率を検討した.

病理組織診断は, 多い順に乳頭癌797例(58.4%), 腺腫様甲状腺腫349例(25.6%), 濾胞腺腫82例(6.0%), 濾胞癌65例(4.8%)であった(図Ⅱ-8).

当院では超音波診断を benign, unclassified, malignant の3分類にしている. unclassified を

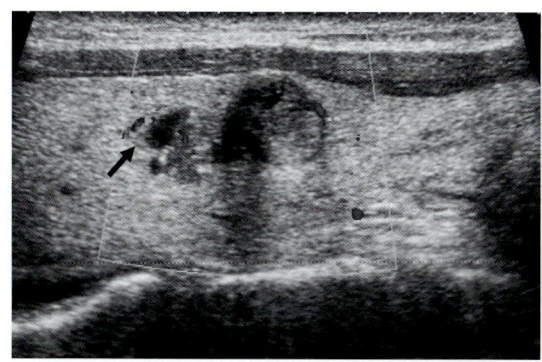

a：超音波検査(Bモード，矢状断像)．矢印が乳頭癌　　　　b：摘出標本．矢印が乳頭癌

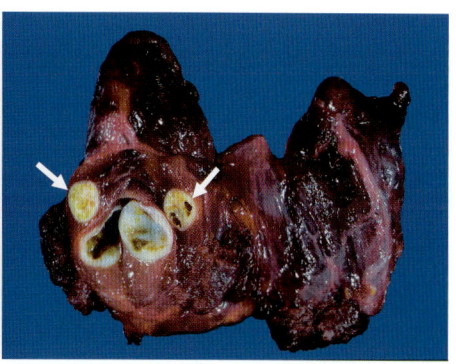

図Ⅱ-6　腺腫様甲状腺腫に合併した乳頭癌

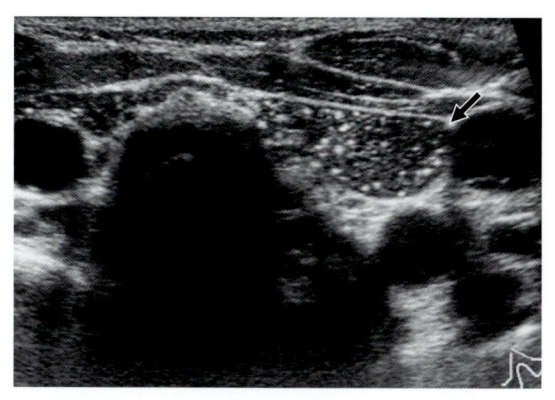

図Ⅱ-7　小児の超音波画像(Bモード，水平断像)
胸腺(矢印)を甲状腺腫瘍と見間違えないことが重要である．

表Ⅱ-3　病理組織診断の判明した症例の超音波診断一致率

		病理組織診断		計
		malignant	benign	
超音波診断	malignant (u*を含む)	797	102	899
	benign	122	344	466
計		919	446	1365

*u：unclassified
sencitivity 86.7%, specificity 77.1%, accuracy 83.6%

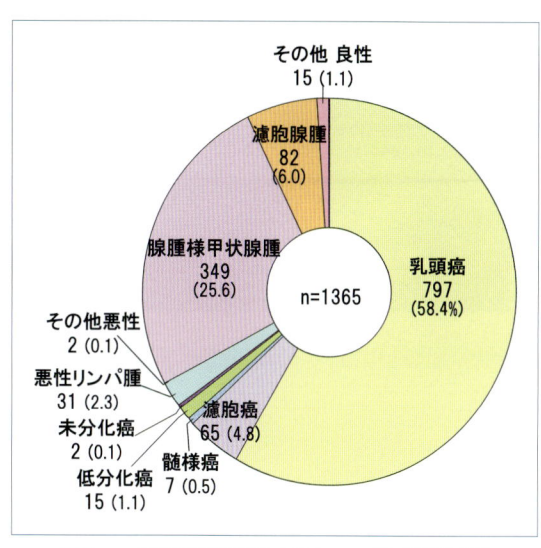

図Ⅱ-8　病理組織診断の内訳(2011年 手術症例)

malignantに含めると超音波検査のsencitivityは86.7%，specificityは77.1%，accuracyは83.6%であった(表Ⅱ-3)．

術前超音波検査で乳頭癌を疑い，病理組織検査が乳頭癌であったものは95.7%であった．また術前の超音波検査で濾胞性腫瘍と診断した54例中，超音波検査上，濾胞癌の疑いは5例，良悪鑑別困難45例，良性4例でそれぞれ1例(20%)，8例(17.7%)，1例(25%)が濾胞癌であった．

Ⅳ　代表的な超音波像[2]〜[4]

1．甲状腺乳頭癌

乳頭癌の典型例は，Bモードで形状不整，境界は不明瞭で粗雑，内部エコーは低く不均質でしばしば内部に石灰化を伴った超音波画像を呈する(図Ⅱ-9-a，b)．

特殊型として，
① 大きな囊胞形成の中に充実性部分がある囊胞

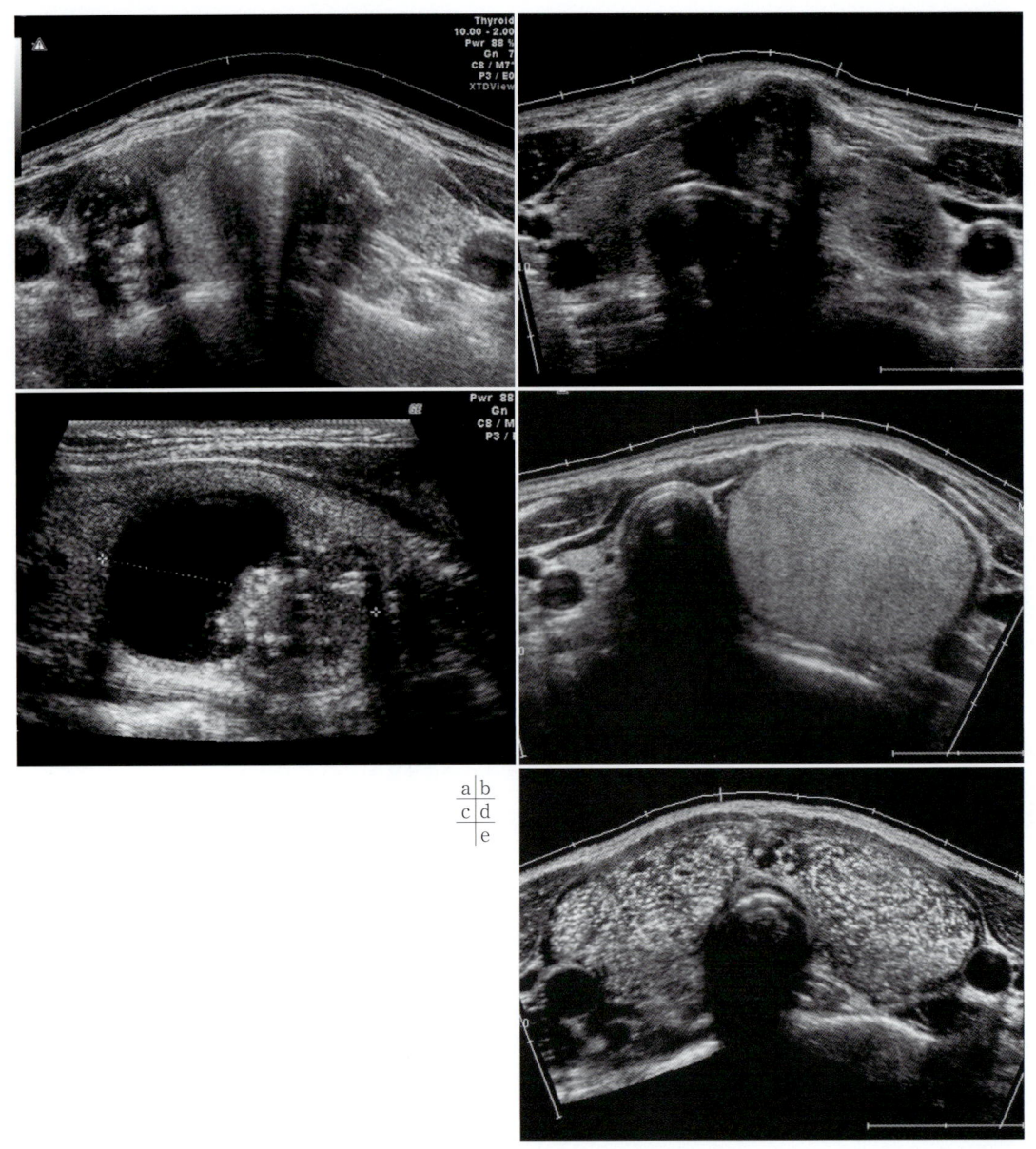

図Ⅱ-9 甲状腺乳頭癌の超音波画像（Bモード）
a：甲状腺右葉に形状不整で境界不明瞭な低エコー像を認める．内部に高輝度エコースポットが認められる（水平断像）．
b：甲状腺峡部左葉寄りに形状不整で境界不明瞭な低エコー像を認める（水平断像）．
c：嚢胞内乳頭癌．甲状腺右葉の嚢胞内の充実部に点状高輝度エコーが認められる（矢状断像）．
d：被包型乳頭癌．甲状腺左葉に内部が比較的均質な腫瘤を認める（水平断像）．
e：びまん性硬化型乳頭癌．甲状腺両葉に高輝度点状エコーが散在する（水平断像）．

内乳頭癌（intracystic papillary carcinoma）（図Ⅱ-9-c）
②線維性被膜に囲まれた腫瘍で濾胞性腫瘍に類似した被包型乳頭癌（papillary carcinoma, en-capsulated variant）（図Ⅱ-9-d）
③甲状腺内に明らかな腫瘤を形成しないで，腫大した甲状腺内に微細な高輝度エコーが広がるびまん性硬化型乳頭癌（papillary carcinoma,

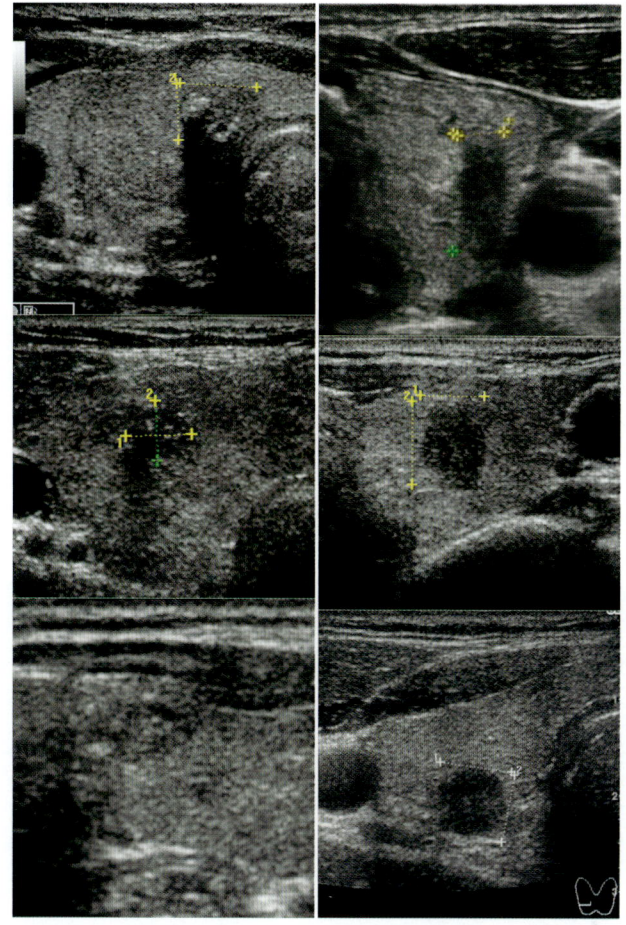

a：微細高エコーあり　　b：微細高エコーなし
図Ⅱ-10　種々の微小乳頭癌の超音波画像

 diffuse sclerosing variant）（図Ⅱ-9-e）がある．

 腫瘍径が 10 mm 以下の微小乳頭癌は，特徴的な所見を呈さないことがあるので注意が必要である．種々の微小乳頭癌の超音波画像を，微小高エコーを伴うものと伴わないものに分けて図に示した（図Ⅱ-10-a，b）．

2. 濾胞性腫瘍（濾胞癌と濾胞腺腫）（図Ⅱ-11-a，b）

 濾胞癌の診断は，摘出標本の病理組織診断で腫瘍細胞の被膜浸潤または脈管侵襲を認めること，あるいは甲状腺外への転移のいずれかが確認されることで診断される．現状では術前の超音波検査をはじめとするいろいろな modality をもっても診断が難しく，特に微少浸潤型濾胞癌は濾胞腺腫との鑑別が困難である．B モードで濾胞癌は不整円形で内部エコーが不均質であるのに対し，濾胞腺腫は境界明瞭な腫瘍像を呈し，形状は整で円形あるいは楕円形，内部エコーは比較的均質である．また，腫瘍境界部の不整な低エコー帯が認められる場合は濾胞癌が疑われる．カラードプラでは腫瘍内部に豊富な血流が認められることが多い．

 当院では超音波検査と穿刺吸引細胞診の結果で濾胞性腫瘍が疑われる場合は手術を勧めている．

 TSH 非依存性に自律性に甲状腺ホルモンを分泌する機能性甲状腺結節（autonomously functioning thyroid nodule：AFTN）は，カラードプラで

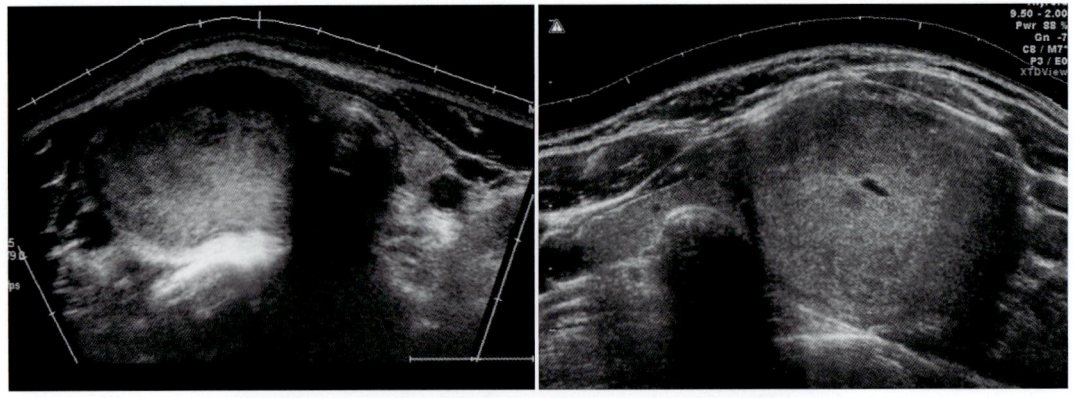

図Ⅱ-11 濾胞性腫瘍の超音波画像（Bモード，水平断像）
a：濾胞癌．甲状腺右葉に内部エコーが不均質な腫瘍が認められる．腫瘍の境界部に不整な低エコー帯が認められる．
b：濾胞腺腫．甲状腺左葉に境界明瞭で内部エコーが比較的均質な腫瘍が認められる．

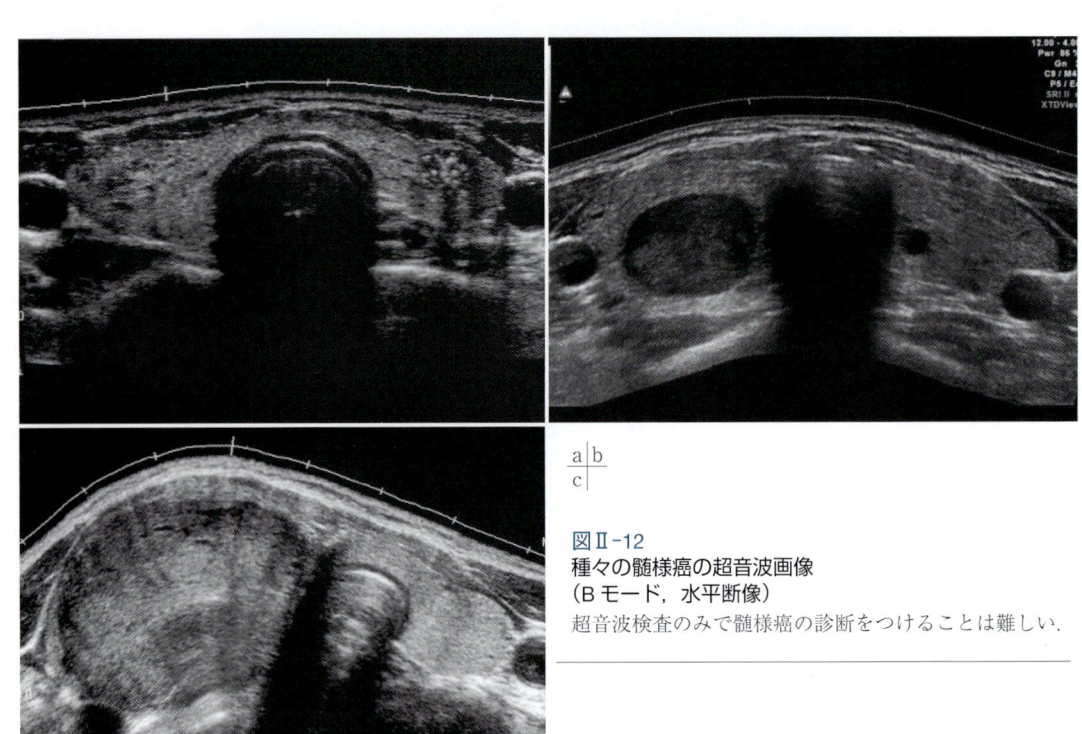

図Ⅱ-12
種々の髄様癌の超音波画像
（Bモード，水平断像）
超音波検査のみで髄様癌の診断をつけることは難しい．

腫瘍内部に血流増加を伴うことが多い．

3. 髄様癌（図Ⅱ-12-a～c）

境界明瞭で辺縁部低エコーを認めず，内部に大きく明瞭な粗大あるいは点状の石灰化を認めることが特徴とされるが，髄様癌の超音波所見は多岐にわたり，超音波検査だけで髄様癌を診断することは困難である．

4. 未分化癌（図Ⅱ-13）

前頸部腫瘤の急速な増大を伴い，超音波検査で内部エコーは不均質で低エコー像を呈し，しばしば粗大な石灰化が認められる．また，出血や壊死性変化が認められる．多くは初診時に周囲臓器への浸潤を伴う．頸部リンパ節への転移も著明で頸

部リンパ節の腫大が認められる．

5. 悪性リンパ腫（図Ⅱ-14-a, b）

急速に頸部腫大が増大し，臨床症状が未分化癌と極めて類似する．悪性リンパ腫の90％が慢性甲状腺炎を背景としており，Bモード像で内部エコーは極めて低く，後方エコーの増強があるのが特徴である．粗大な石灰化は未分化癌では認められることがあるが，悪性リンパ腫では認められることは少ない．

6. バセドウ病（図Ⅱ-15-a, b）

超音波検査でびまん性に甲状腺腫大が認められ，内部エコーは様々である．特に未治療のバセドウ病は豊富な内部血流分布が認められ，カラー

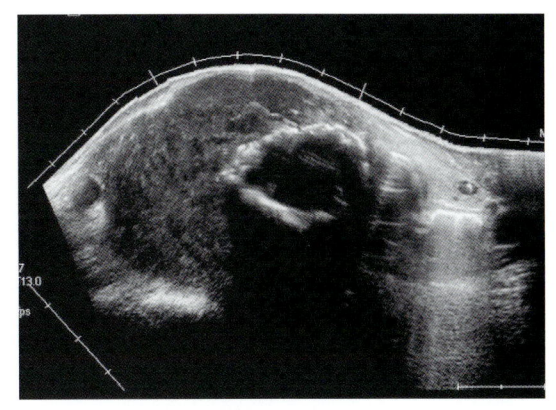

図Ⅱ-13 未分化癌の超音波画像（Bモード，水平断像）
甲状腺右葉に形状不整で内部エコー不均質な腫瘤が認められる．粗大な石灰化像が認められる．

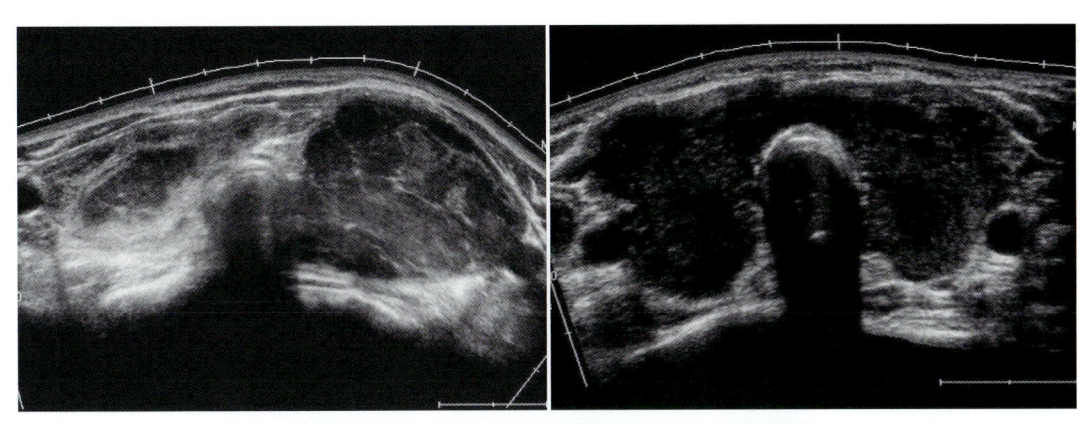

図Ⅱ-14 悪性リンパ腫の超音波画像（Bモード，水平断像）
a：甲状腺左葉に内部エコーが不均質な低エコー領域が認められる．
b：甲状腺両葉に内部エコーが不均質な低エコー領域が認められる．

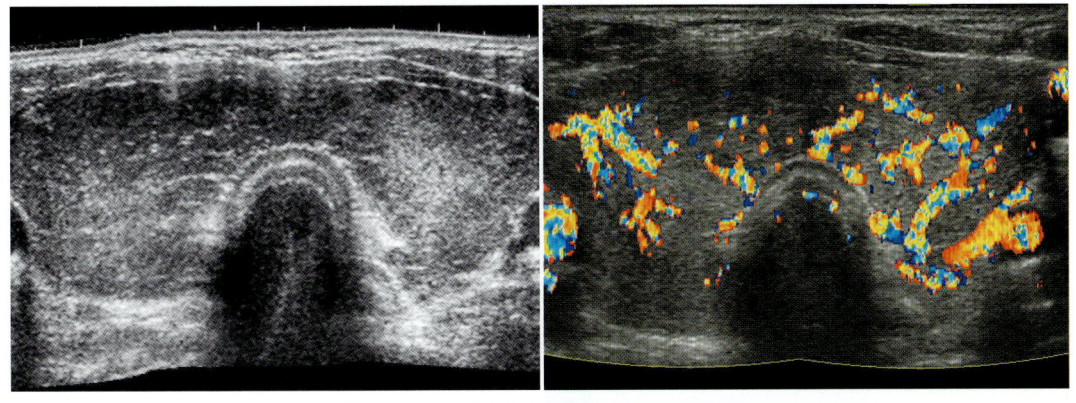

図Ⅱ-15 バセドウ病の超音波画像（水平断像）
a：Bモード．甲状腺はびまん性に腫大し，内部エコーは不均質である．
b：カラードプラ．内部に豊富な血流分布を認める．

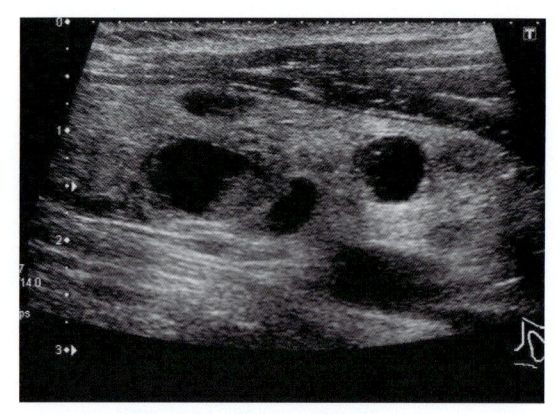

図Ⅱ-16 腺腫様甲状腺腫の超音波画像(Bモード, 矢状断像)
嚢胞変性を伴う結節が甲状腺内に多発して認められる.

ドプラでは内部血流が全体的に増加している. 治療が進むと血流は正常に近づき, 甲状腺腫も縮小することが多い.

7. 腺腫様甲状腺腫(図Ⅱ-16)

甲状腺が非腫瘍性・結節性増殖により腫大する多発性病変で, 組織学的に過形成であり多彩な超音波画像を呈する. 境界は明瞭で, 内部は嚢胞状から充実性のものまで様々である. 嚢胞状結節は内部に点状高エコーが認められることが多い. 腺腫様甲状腺腫の中には甲状腺癌が合併することがあり, 見逃さないよう注意が必要である.

8. 橋本病(図Ⅱ-17-a〜c)

バセドウ病とともにびまん性甲状腺腫を認める代表的な疾患である. 超音波検査のみで橋本病を診断することは困難であるが, 典型例では内部エコーが低下し不均質である. 表面は凹凸を認め, ときに分葉状構造を認める. しかし, 中には内部エコーが均質のものもある.

橋本病が進行するとリンパ球浸潤, 間質の線維化, 濾胞構造の破壊により内部エコーが著明に低下し, さらに進行すると組織の破壊と間質の線維化でびまん性腫大を認めず, 甲状腺の萎縮(萎縮性甲状腺炎)が認められる.

橋本病では, しばしば頸部リンパ節の腫大が認められることがある. 橋本病に甲状腺癌が合併し

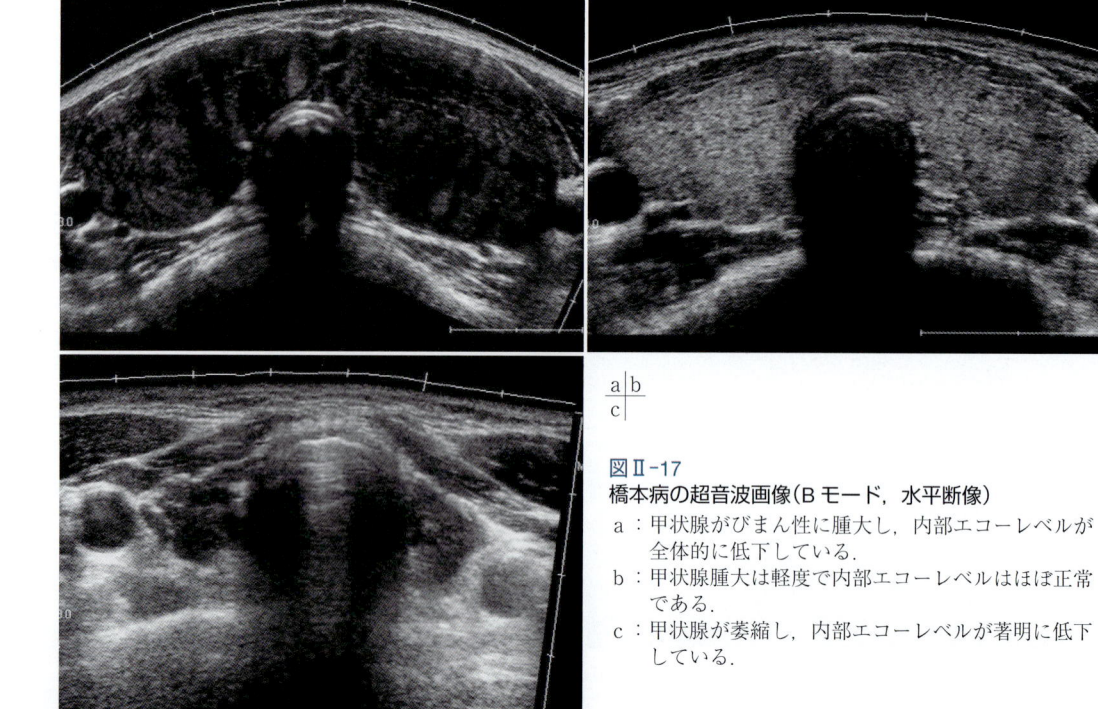

図Ⅱ-17
橋本病の超音波画像(Bモード, 水平断像)
a : 甲状腺がびまん性に腫大し, 内部エコーレベルが全体的に低下している.
b : 甲状腺腫大は軽度で内部エコーレベルはほぼ正常である.
c : 甲状腺が萎縮し, 内部エコーレベルが著明に低下している.

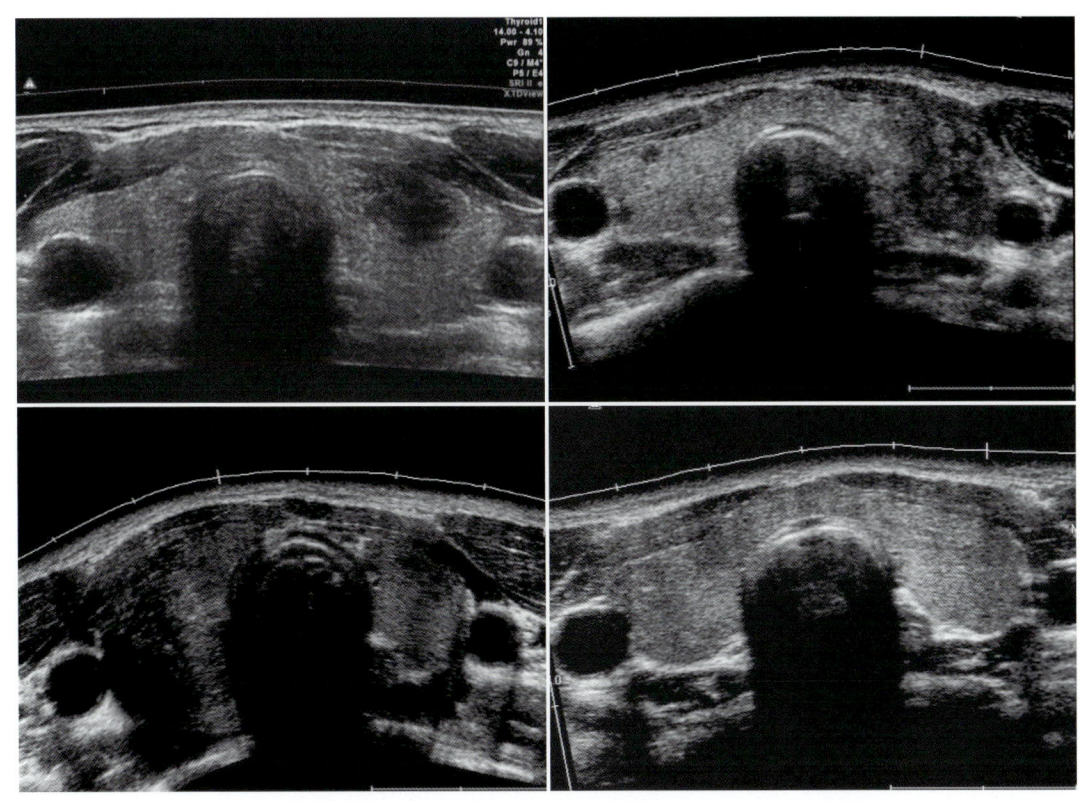

図Ⅱ-18 亜急性甲状腺炎の超音波画像の経時的変化（Bモード，水平断像）

a b
c d

a：圧痛のある甲状腺左葉に一致して境界不明瞭な低エコー領域が認められる．
b：甲状腺左葉の低エコー領域が増大し，新たに甲状腺右葉に低エコー領域が出現している．
c：甲状腺左葉の低エコー領域は消失している．甲状腺右葉の低エコー領域は増大し，同部位に圧痛，硬結が認められた（クリーピング（creeping）現象）．
d：甲状腺右葉の低エコー領域は消失している．

ている場合，このリンパ節腫大が頸部リンパ節転移かどうか判断に苦慮する場合がある．

9. 破壊性甲状腺炎[5]

1）亜急性甲状腺炎（図Ⅱ-18-a～d）

圧痛部に一致して辺縁不明瞭な無～低エコー領域が認められ，内部エコーは不均質でまだら状である．ときに経過中の圧痛部位の移動とともに，低エコー領域が移動するクリーピング（creeping）現象が認められる．

カラードプラ上，中毒時期には低エコー領域の内部血流が低下しておりバセドウ病との鑑別に有用である場合があるが，明らかな鑑別ができない症例に遭遇することも多い．

亜急性甲状腺炎や橋本病の急性増悪では，甲状腺内の低エコー領域に超音波検査で結節性病変が描出されず，甲状腺悪性腫瘍をはじめとする結節性病変を見落とす可能性があるので，臨床症状の改善に伴い定期的な超音波検査が必要である．

2）無痛性甲状腺炎（図Ⅱ-19-a，b）

慢性甲状腺炎を基礎疾患として起こることが多い．このため慢性甲状腺炎の程度により，甲状腺は正常からびまん性に腫大しているなど様々である．慢性甲状腺炎の超音波所見に加え炎症部位に一致して低エコー領域を認めるが，破壊部位の低エコー領域が明瞭に描出されない場合も多々あり，超音波検査上診断が困難な場合も多い．回復期にはこの低エコー領域は消失する．

バセドウ病との鑑別は，カラードプラ上で病変

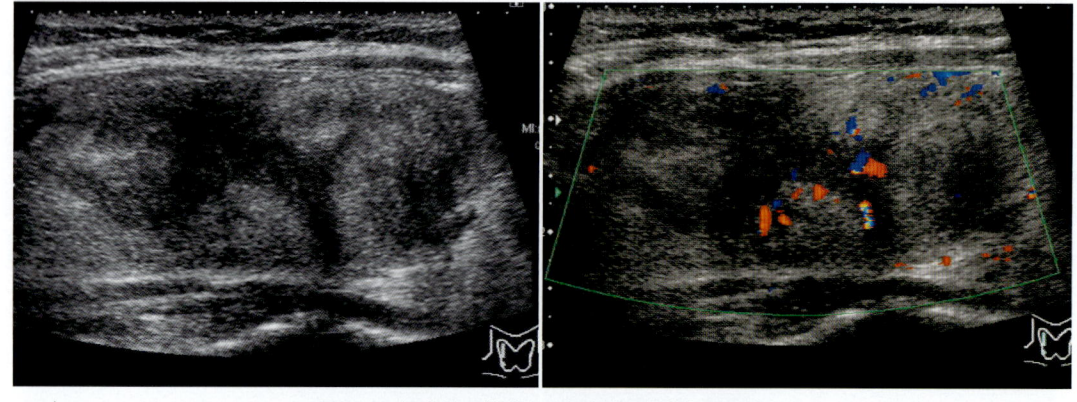

図Ⅱ-19 無痛性甲状腺炎の超音波画像（矢状断像）
a：Bモード．甲状腺右葉に内部不均質な低エコー領域が認められる．
b：カラードプラ．低エコー領域の血流は消失している．

部の内部血流がほとんど認められない点であるが，明らかでない場合もあり注意が必要である．

3）急性化膿性甲状腺炎

炎症により甲状腺被膜は不明瞭となる．周囲組織と広範囲に境界不明瞭な内部不均質な低エコー領域として描出されることが多い．また膿瘍部に囊胞様所見やガス像を認めることがある．治療方法が異なるので亜急性甲状腺炎との鑑別が重要である．

Ⅵ　まとめ

当院の超音波検査の現状と代表的な甲状腺疾患の超音波画像について述べた．

特に超音波検査で正診率の高い甲状腺癌の大部分を占める乳頭癌や急速に増大する未分化癌，悪性リンパ腫の超音波検査上の特徴はしっかり把握しておかなければならない．

超音波検査は甲状腺疾患の診断に不可欠の検査であることは言うまでもないが，甲状腺機能検査および必要があればCT検査や核医学検査などの画像検査や穿刺吸引細胞診を併用し，正確な診断を早急につけることが肝要である．

（北川　亘）

文　献

1) 日本超音波医学会用語・診断基準委員会：甲状腺結節（腫瘤）超音波診断基準．超音波医学，38：667-668，2011
2) 北川　亘ほか：甲状腺疾患の画像診断―甲状腺腫瘍を中心に―．診断と治療，97（Suppl）：387-393，2009
3) 北川　亘ほか：甲状腺腫瘍の画像診断．内分泌・糖尿病科，28：17-22，2009
4) 北川　亘ほか：臨床診断のアルゴリズムと治療．腫瘍病理鑑別診断アトラス甲状腺癌．坂本穆彦ほか編，文光堂，東京，2011，184-196
5) 北川　亘ほか：破壊性甲状腺炎　甲状腺超音波検査．内分泌画像検査・診断マニュアル，成瀬光栄ほか編，診断と治療社，東京，2011，89-91

Ⅱ どのように検査するか？

3 Computed Tomography（CT）検査

日常臨床でのポイント

CT 検査の目的
① 結節性甲状腺腫の縦隔内進展をみる[1]．
② 悪性腫瘍の場合，周囲への浸潤（Ex）を含めた術前病期評価し，切除範囲を想定する[1]．
③ 右鎖骨下動脈の起始異常の有無をみて，術前に右非反回神経か否かを確認する．

Ⅰ 甲状腺診療において，どのようなときに CT 検査を施行するのか？

　甲状腺疾患の初診時検査は，被曝がなく非侵襲的な超音波検査が最適であるのは論をまたない．しかし超音波検査の死角となる部位の評価や周囲臓器への浸潤などは CT 検査が有用であり[2]，下記のような場合に施行している．

1. 結節性甲状腺腫の縦隔内進展を評価する場合（図Ⅲ-20）

　甲状腺下極の腫瘤は，ときに縦隔内へ進展する．嚥下させても腫瘤下縁が触知できない場合や超音波検査で腫瘤尾側が不明瞭な場合には，CT 検査を追加する．縦隔内進展があれば，手術適応となってくる．

2. 甲状腺癌の術前病期診断を行い，切除範囲を想定する場合

1）乳頭癌

　T（腫瘍の大きさ），N（リンパ節転移），M（遠隔転移），Ex（甲状腺外への浸潤）の評価を行う．特に反回神経の走行部位（気管食道溝，反回神経の喉頭入口部近傍，気管傍など）のリンパ節腫大の有無，超音波検査での評価が困難な気管後方や鎖骨背側，粗大な石灰化周囲，縦隔内リンパ節腫大を評価するのに適している．遠隔転移部位は肺が

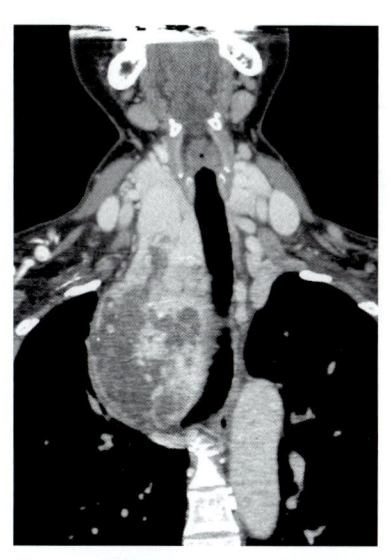

図Ⅲ-20 縦隔内甲状腺腫（触診や超音波検査では診断困難）
甲状腺右葉下極から縦隔内へ進展する腺腫様甲状腺腫を認める．

最多であり，胸部 CT で肺転移のスクリーニングを行っている．Ex の評価にも有用で，甲状腺腫瘍診療ガイドラインによると，CT での気管・食道・反回神経浸潤について，感度／特異度は，気管 59～67％／56％，食道 90％／90％，反回神経 87％／90％と記載されている[3]．

　気管浸潤症例の CT，気管支鏡画像を示す（図Ⅲ-21-a，b）．

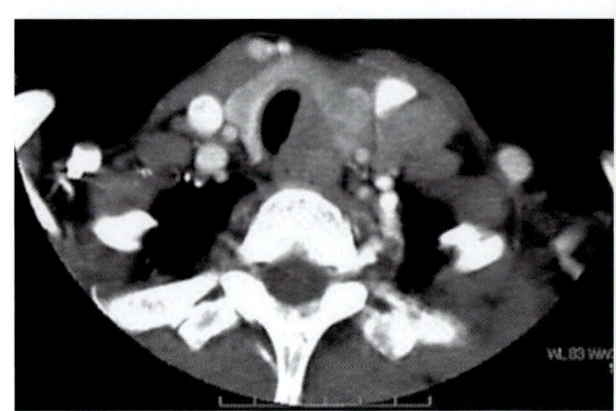

a：頸部造影CT像
甲状腺左葉背側から気管内腔へ浸潤する腫瘍像を認める．

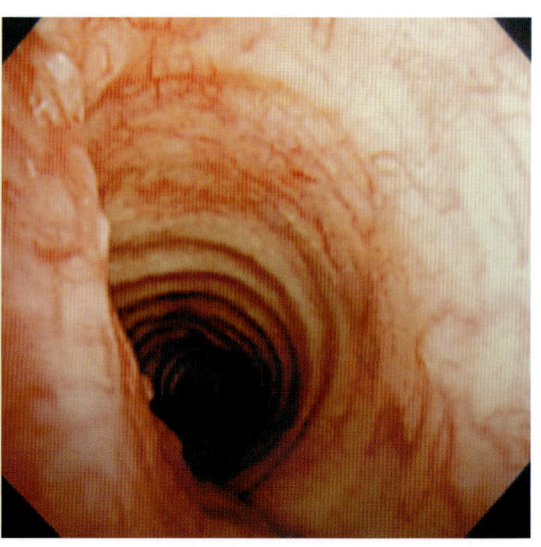

b：気管支鏡像
5〜11時方向に血管増生を伴い発赤した凹凸のある粘膜不整を認め，気管浸潤の所見である．

図Ⅲ-21 気管浸潤（CT像と気管支鏡像との対比）

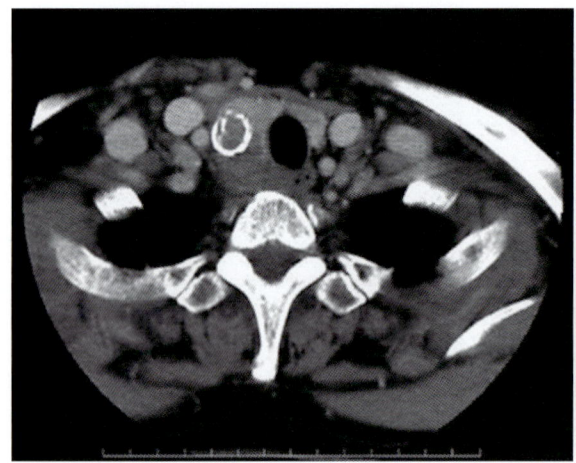

a：甲状腺未分化癌
卵殻状石灰化からlow density areaが背側に広がる．このような画像をみたら，甲状腺未分化癌を念頭におき，早急な対応が望まれる．

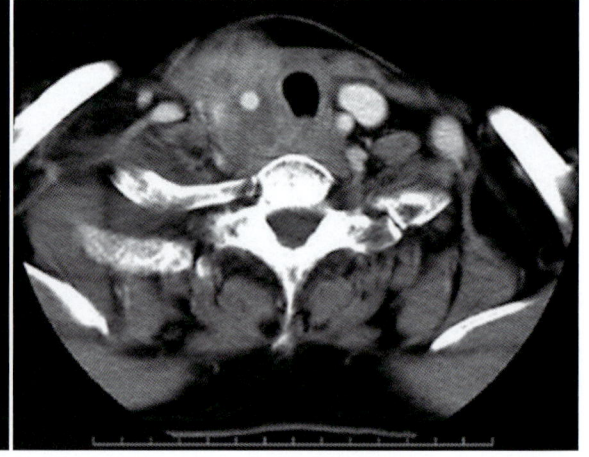

b：右総頸動脈浸潤
右総頸動脈が腫瘍によって全周性に取り囲まれており，浸潤が疑われる．

図Ⅲ-22

2）濾胞癌

血行性転移をきたすため，胸部単純CTで肺転移を評価する．骨転移も生じることがあり，痛みの訴えがあれば，同部位の画像評価（X線，MRIやCT）を行う．

3）髄様癌

肺転移以外に肝転移も評価する．NCCN guidelineでは，造影でdynamic撮影を推奨している．MEN type 2の場合，腹部CTで副腎褐色細胞腫の有無を確認する．

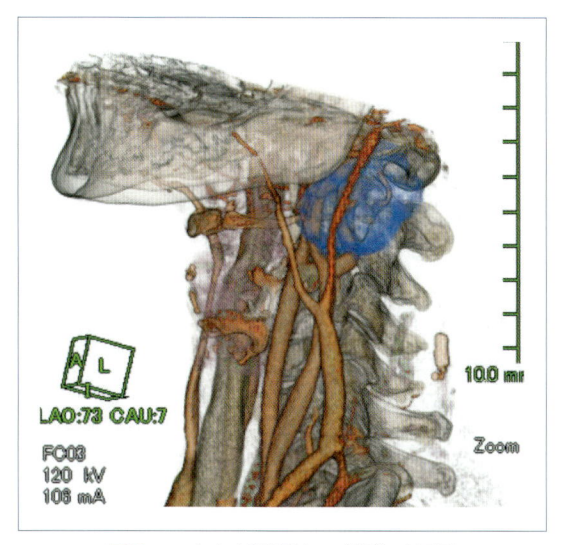

図Ⅲ-23 左上内深頸リンパ節(Vb)再発
左下顎部の青色の部分がリンパ節再発である．3D画像は手術体位を想定したViewでの描出が可能であり，周囲血管との関係が鮮明である．

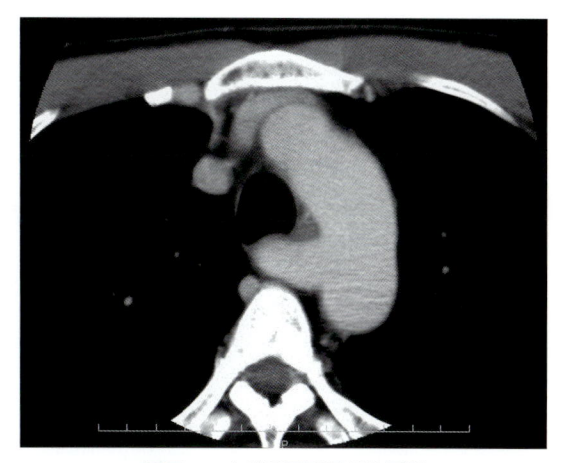

図Ⅲ-24 右鎖骨下動脈起始異常
下行大動脈から分枝している．これをみたら，右非反回神経である．

4) 未分化癌

典型例では，卵殻状石灰化の周囲に急激に増大する low density area を伴う腫瘤として描出される(図Ⅲ-22-a)．高率に遠隔転移をきたすため，PET-CT(頭頸部癌で保険収載)で meta survey を行う．

術後再発での総頸動脈浸潤が疑われる画像を示す(図Ⅲ-22-b)．

5) その他

再発病変で周囲臓器との関係をみる場合に，3D構築が非常に有用である(図Ⅲ-23)．

3. 右鎖骨下動脈の起始異常をみる場合(図Ⅲ-24)

反回神経は，左は大動脈弓，右は右鎖骨下動脈でそれぞれ反転して上行する．稀に右鎖骨下動脈が大動脈の第4分岐として左(下行大動脈)から発生する起始異常を認める．このときには右反回神経は反回する場所がないため，"非"反回神経となる．非反回神経は約0.3〜1％に認められ，ほとんどが右側である．術前に評価可能であり，甲状腺手術を行う前に確認する必要がある．

左の非反回神経は極めて稀であり，臨床報告は2例のみである．

Ⅱ CTを施行するときの注意点について(特に造影剤を使用する場合)

甲状腺癌の術前評価には，通常，頸部造影・胸部単純CTを施行しており，造影CT前に腎機能を評価し，造影剤に関しての問診表・同意書をとっている．造影剤の禁忌および原則禁忌(表Ⅲ-4)に相当する場合には単純撮影としているが，症例に応じて必要性を勘案しながら施行している．

また，甲状腺疾患のある患者への造影剤投与は"慎重投与"に，重篤である場合には"禁忌"となっている．造影剤投与後に甲状腺クリーゼをきたしたという報告があるので，欧米のガイドラインでも「ヨード造影剤を明らかな甲状腺機能亢進症患者に投与してはならない」と記載されている．甲状腺機能がコントロール不良の場合には造影剤投与を避けたほうが望ましく，逆に抗甲状腺薬などで甲状腺機能がコントロールされている場合には投与は可能と考える．もちろん投与後には甲状腺機能を適宜followする．

当院で2008〜2011年の4年間に計18,339件のCT検査(7,371件造影剤使用)を行い，うち2例

表Ⅲ-4 ヨード造影剤の禁忌・原則禁忌 〜添付文書より抜粋

＜禁忌(次の患者には投与しないこと)＞
（1）ヨードまたはヨード造影剤に過敏症の既往歴のある患者
（2）重篤な甲状腺疾患のある患者［甲状腺機能に変化を及ぼし，症状が悪化するおそれがある］

＜原則禁忌(次の患者には投与しないことを原則とするが，特に必要とする場合には慎重に投与すること)＞
（1）一般状態が極度に悪い患者
（2）気管支喘息のある患者［副作用の発現頻度が高いとの報告がある］
（3）重篤な心障害のある患者［本剤投与により，血圧低下，不整脈，徐脈，頻脈などの報告があり，症状が悪化するおそれがある］
（4）重篤な肝障害がある患者［症状が悪化するおそれがある］
（5）重篤な腎障害（無尿など）のある患者［本剤の主たる排泄臓器は腎臓であり，腎機能低下患者では急性腎不全など，症状が悪化するおそれがある］
（6）急性膵炎の患者［症状が悪化するおそれがある］
（7）マクログロブリン血症の患者［類薬において，静脈性胆嚢造影で血液のゼラチン様変化をきたし，死亡したとの報告がある］
（8）多発性骨髄腫のある患者［特に脱水症状のある場合，腎不全（無尿など）を起こすおそれがある］
（9）テタニーのある患者［血中カルシウムの低下により，症状が悪化するおそれがある］
（10）褐色細胞腫のある患者およびその疑いのある患者［血圧上昇，頻脈，不整脈などの発作が起こるおそれがあるので造影検査は避けること．やむをえず検査を実施する場合には静脈確保のうえ，フェントラミンメシル塩酸などのα遮断薬およびプロプラノロール塩酸塩などのβ遮断薬の十分な量を用意するなど，これらの発作に対処できるような十分な準備を行い，慎重に投与すること］

(0.027%)のアナフィラキシーショックを経験した．造影剤投与直後の「くしゃみなどの前駆症状」に注意して，急変時の迅速な対応が肝要である．厚労省から，2008年3月に「重篤副作用疾患別対応マニュアル〜アナフィラキシー」[4]が出ており，参照されたい．

(鈴木章史)

文献

1) Inabnet WB：Computed tomography scans before surgery for thyroid cancer. Thyroid, 22(2)：112, 2012
2) 北川 亘ほか：プライマリ・ケアに必要な画像診断のコツ．診断と治療増刊号，97(Suppl)：387-393, 2009
3) 甲状腺腫瘍診療ガイドライン2010年度版，日本内分泌外科学会／日本甲状腺外科学会編，金原出版，東京，2010, 45-47
4) 重篤副作用疾患別対応マニュアル アナフィラキシー．厚生労働省 平成20年3月 http://www.mhlw.go.jp/topics/2006/11/dl/tp1122-1h01.pdf

II どのように検査するか？

4 核医学検査

日常臨床でのポイント
① 原則的に形態学検査ではなく，機能検査という認識をもって結果を判断する．
② 定期検査によって病状進行度の判定に有用である．
③ 安全に施行可能であるが，妊婦ないしは妊娠希望される患者には慎重に検査を施行するのがよい．

I 核医学検査とは？

核医学検査はアイソトープ検査，RI（アールアイ）検査などと呼称される．原子核が放射線を出してほかの種類の原子核に変わる現象を壊変（崩壊）といい，その性質を放射能という．自然に放射線を出してほかの種類の原子核に変わるものをラジオアイソトープ（radioisotope：RI，放射性同位元素，放射性核種）という．RIは壊変に伴いα線，β線，γ線などの放射線を放出する．放射能は時間の経過とともに減衰する（能力が減る）．放射能が半分になるまでの時間を半減期（物理的半減期）という．

RIはエネルギーの余った状態にあり，そのエネルギーを放射線として放出し，エネルギーの低い状態に壊変する．放射線には様々な種類があり，それぞれに性質が異なり人間の五感で感じることはできない．核医学検査ではγ線のみを放出する核種，治療にはβ線のみか，β線と同時にγ線を放出する核種を用いる．

RIで標識された適切な放射性医薬品を目的に応じて投与し，ガンマカメラで体内からの放射線放出の状態を調べるのが核医学検査である．ほとんどは静脈注射による投与であるが^{131}Iなどは内服として経口摂取される．投与直後ないし一定時間経過後，検査用のベッドの上で静かに横になっている間に，ガンマカメラで体の中の様子を画像（シンチグラム）にする．多くの場合，撮像に要する時間は20〜30分程度である．

CT，MRI，超音波などの検査は形態学的診断に即した検査といえる．病変の形，大きさ，広がり具合を知るには適しているが，各検査機器の解像度以上の変化が伴わなければ異常を指摘することができない．一方，核医学検査は主に病変部の機能の変化を調べる検査である．放射性医薬品がどのような速さで，どこに，どれだけ集まり，排出されていくかを調べることで，病変の状態を，形態異常が現れる前に診断できる可能性がある．

当院で施行される核医学検査は主に甲状腺シンチ，^{131}I全身シンチ，ガリウムシンチ，MIBI（副甲状腺）シンチ，MIBG，骨シンチ（MDP），タリウムシンチ，アドステロールシンチが挙げられる．

II 各検査の適応

1. 甲状腺シンチ（^{123}I，^{131}I，テクネシウムシンチ）

適応：① 機能性甲状腺腫の診断
② 異所性甲状腺腫の検出

甲状腺の形態および機能を検出する甲状腺シンチには，^{123}I，^{131}Iおよびテクネシウム（^{99m}TcO4-）が用いられる．各RIの特徴を表II-5に示す．

形態異常や，腫瘍性病変の検出は超音波，CTなど解像度の高い画像診断に軍配が上がるが，質

表Ⅱ-5 甲状腺シンチに用いられる放射性医薬品の比較

	^{123}I	^{131}I	^{99m}Tc
半減期	13.6時間	8日	6時間
γ線エネルギー(KeV)	159	364	140
β線エネルギー(KeV)	(−)	606	(−)
投与量(MBq)(摂取率測定)	3.7	3.7	74
投与法	経口	経口	静脈注射
検査時間(摂取率測定)	3または6時間	24時間	30分
甲状腺被曝量(mSv/mCi)	0.1	15	0.001〜0.005

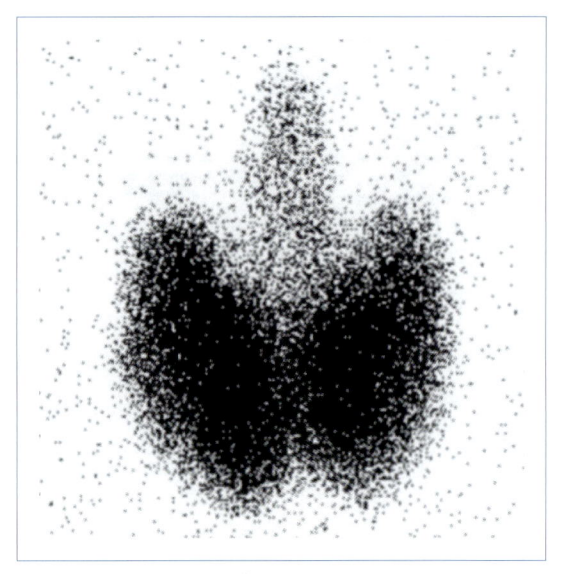

図Ⅱ-25 ^{131}I 頸部シンチ画像
57歳，女性：バセドウ病．錐体葉まで集積を認める典型例．24時間甲状腺ヨウ素摂取率74%，推定重量47.08 g．

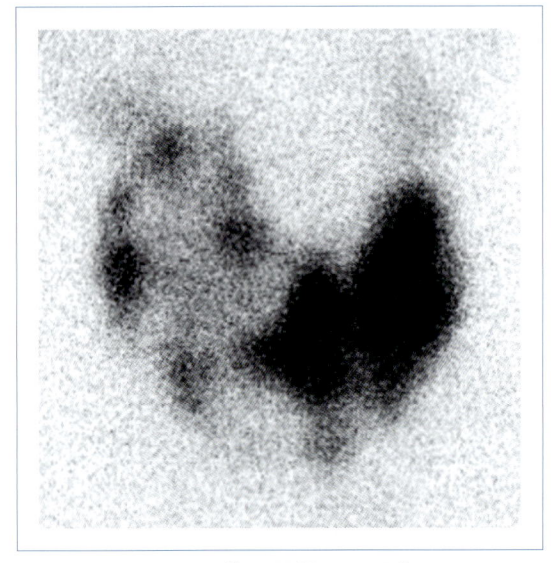

図Ⅱ-26 ^{99m}Tc 頸部シンチ画像
77歳，女性：甲状腺左葉優位の多結節性の集積を認める．中毒性多結節性甲状腺腫の典型画像．TRAb：0.4（2.0未満）IU/m*l*，MMI内服加療中，他院より紹介．

的診断において極めて有用である．放射性ヨウ素を使用する場合，約1週間のヨウ素食事制限が必要となる．放射性ヨウ素経口投与後3時間ないし24時間経過後に撮像する．甲状腺組織に高い親和性を有する放射性ヨウ素は定量評価に優れる．一方，テクネシウムを使用する場合の事前準備は不要である．投与後30分で撮像する．テクネシウムは周囲組織との関係の把握に優れている．図Ⅱ-25はバセドウ病患者の^{131}I甲状腺シンチである．錐体葉を含め甲状腺両葉にびまん性の集積を認める．
図Ⅱ-26はテクネシウム甲状腺シンチの画像である．いわゆる「hot nodule」が甲状腺内に多数存在する多結節性中毒性甲状腺腫に特徴的画像である．

2. ^{131}I 全身シンチ

適応：① 甲状腺分化癌転移診断
　　　② アブレーション，内用療法施行後の病状変化確認

甲状腺分化癌ではヨウ素摂取能を有している場合があり，その性質を利用して全身への癌の転移状態を検出することが可能である．また，甲状腺床や転移病巣に対してNa-^{131}Iを用いた治療施行後，効果判定に応用することが可能である．

^{131}I内服の4週間前よりチラーヂンS®（T$_4$製剤）からチロナミン®（T$_3$製剤）に内服を変更する．T$_3$製剤は2週間で終了し，その後はホルモン補充中止のままとする．検査の1〜2週間前からヨウ素食事制限を行い放射性ヨウ素を内服する．48〜72時間後に全身シンチを撮像している．現在は遺伝子組み換えヒトTSH（タイロゲン®）が欧米と同様に臨床使用可能となっており，準備期間における甲状腺機能低下による全身状態不良という愁訴が解消されている．タイロゲンの投与経路は筋肉注射のため，放射性ヨウ素内服前2日間連続での受診と，タイロゲンの製剤代が許容できれば，患者

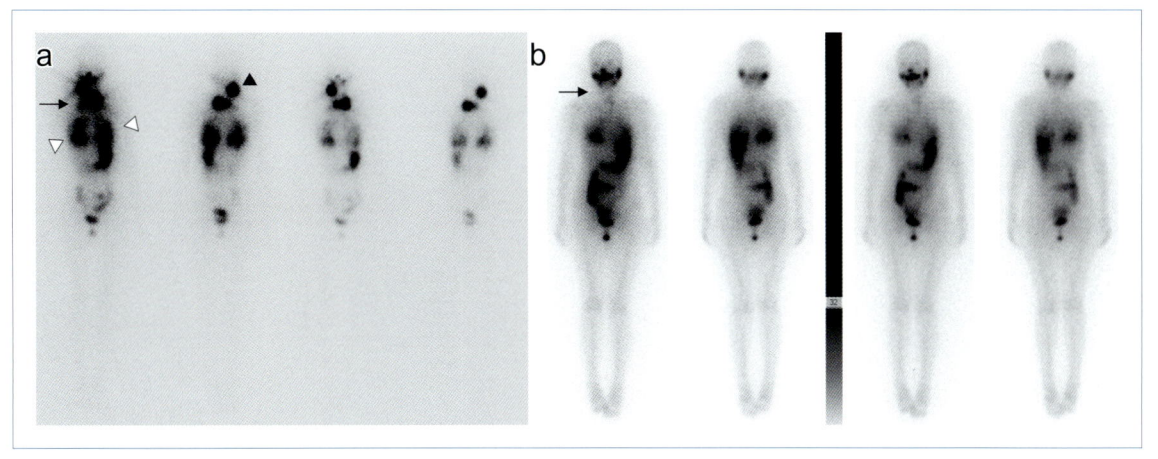

図Ⅱ-27 ¹³¹I 全身シンチ画像

26歳，女性：甲状腺乳頭癌，甲状腺全摘＋右側頸部リンパ節郭清後
a：術後3か月時．30 mCiでのアブレーション施行時．甲状腺床(→)，頸部リンパ節(▲)および両側肺への著明な集積(△)を認める．
b：アブレーション1年経過後．甲状腺床の消失(→)が確認できる．

のQOL低下を回避でき，また再発転移病巣があった場合の腫瘍増殖刺激期間を短縮できることは極めてメリットが大きい．

図Ⅱ-27は甲状腺乳頭癌に対し，甲状腺全摘および右側頸部リンパ節郭清施行後の26歳女性の¹³¹I全身シンチ画像である．aは術後3か月時，30 mCiでのアブレーション施行時の画像である．甲状腺床(→)，頸部リンパ節(▲)および両側肺への著明な集積(△)を認め，シンチ画像から転移が診断される．bはアブレーション1年経過後の全身シンチ画像である．甲状腺床が消失(→)しアブレーションの効果がシンチ画像から確認できる．この症例では，胸部CTでは肺転移病巣を指摘し得ず，機能検査である核医学検査の必要性が認められる結果である．

3. ⁶⁷Ga シンチ

適応：① 悪性リンパ腫の診断
　　　② 甲状腺未分化癌の診断

⁶⁷Ga-citrateは甲状腺分化癌には集積せず未分化癌および悪性リンパ腫に集積する．経静脈注射で投与され，48～72時間後に撮像している．甲状腺原発の悪性リンパ腫の場合，横隔膜を越えたリンパ節への病変の広がりによってstagingが変わ

るため，腹部の評価も重要になる．便による腸管内集積を回避するため前日に下剤を投与している．当日の浣腸のみでは十分な前処置とはいえない．橋本病にも集積する場合があるが，悪性リンパ腫と比較して集積が弱く，びまん性であることが多い．そのほか炎症性疾患(サルコイドーシス，間質性肺炎，関節炎など)に集積を認める．図Ⅱ-28は急速な頸部腫大を契機に受診された79歳女性．細胞診にて悪性リンパ腫を疑い⁶⁷Gaシンチを施行．甲状腺右葉に強い集積(→)を認める．横隔膜を越えた範囲での集積を認めない．甲状腺原発悪性リンパ腫．生検結果はdiffuse large B cell type lymphomaの診断．

4. ⁹⁹ᵐTc-MIBI(methoxyisobutylisonitrile：sesta-mibi)シンチ

適応：① 原発性，2次性副甲状腺機能亢進症の腫大腺の局在および数の診断
　　　② 多発内分泌腫瘍の診断
　　　③ 移植副甲状腺の活性

ミトコンドリアの豊富な好酸性細胞に集積するとされている．したがって副甲状腺機能は反映しない．また正常副甲状腺には集積しない．甲状腺には生理的に集積するが2時間ほどで消失するた

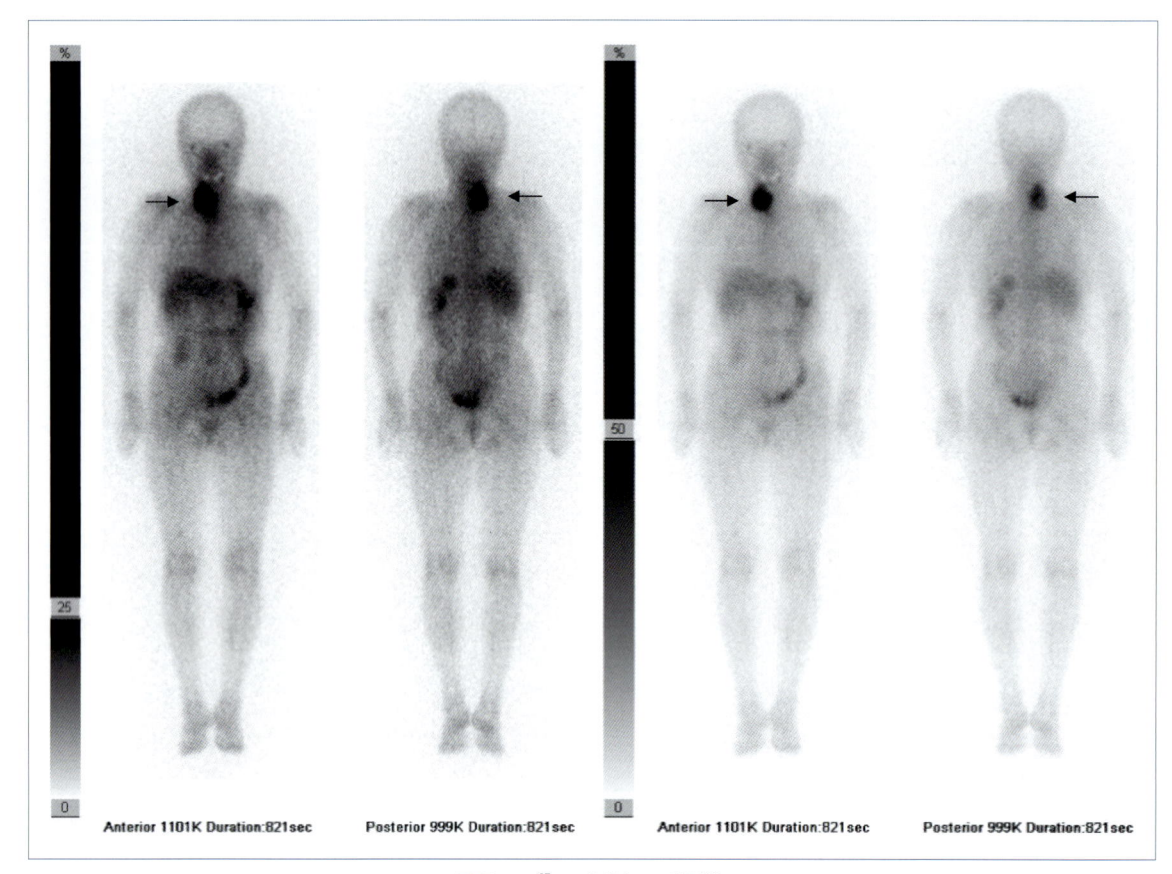

図Ⅱ-28 ⁶⁷Ga 全身シンチ画像
79歳，女性：甲状腺右葉に強いガリウム集積(→)を認める．甲状腺原発悪性リンパ腫．生検結果：DLBC.

め，経静脈投与10〜20分後のearly imageおよび2〜3時間後のdelay imageを撮像し比較読影を要する．また，腺腫様甲状腺腫があるとMIBIの集積が認められるので鑑別に超音波やCTなど，ほかの画像診断機器の情報を要する場合がある．図Ⅱ-29は血清カルシウム11.6(8.0〜10.5)mg/d*l*，術前PTH-I 328.0(15.0〜65.0)pg/m*l*と著明な副甲状腺機能亢進症を呈する57歳女性のMIBIシンチである．左下副甲状腺への著明な集積(→)を認める．左下副甲状腺腫摘出術を施行．摘出副甲状腺重量1,800 mg，病理結果：parathyroid adenomaであった．

5. MIBG（meta-iodobenzylguanidine）

適応：① 甲状腺髄様癌の診断および遠隔転移検索
② 多発内分泌腫瘍における褐色細胞腫の診断
③ 小児神経芽細胞腫の診断

¹³¹Iで標識されたMIBGが用いられる．交感神経系に高い親和性をもつMIBGは神経内分泌腫瘍によく集積する．一般に甲状腺髄様癌への集積はそれほど高くない．その描出力から近年PETで髄様癌の再発転移などの全身検索を行う場合がある．甲状腺が残存している場合，無機ヨウ素内服による甲状腺ヨウ素ブロックが必要となる．

6. 骨シンチ

適応：① 悪性腫瘍の骨転移診断
② 骨髄炎，骨折，関節炎などの部位診断および治療経過観察

⁹⁹ᵐTc-MDP（methylene diphosphonate）を経静

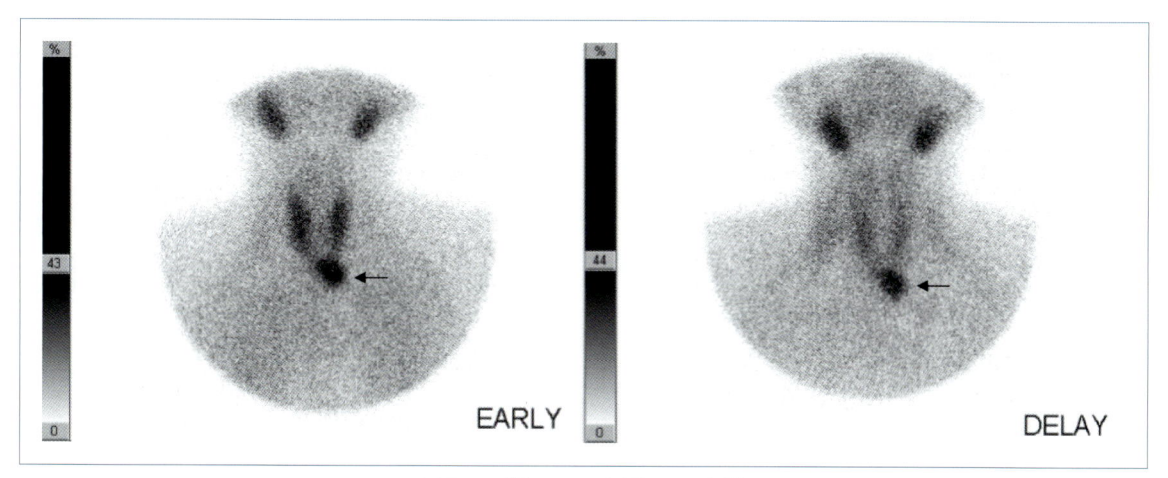

図Ⅱ-29 ⁹⁹ᵐTc-MIBI 頸部シンチ画像
57歳，女性：左下副甲状腺への著明な集積（→）を認める．

脈注射にて投与する．⁹⁹ᵐTc-MDP は速やかに全身の骨組織に分布し，血液，腹腔内臓器や軟部組織からは速やかに消失するため，投与後約3時間程度でシンチグラム撮像できる．上記適応において有用である．⁹⁹ᵐTc は物理的半減期6時間と短く β 線を放出しないため患者の被曝が極めて少なく検査として安全である．膀胱への誤集積を回避するため，シンチグラム撮像前の排尿を勧めている．

7. ²⁰¹Tl シンチ

適応：① 甲状腺腫瘍の良性・悪性の鑑別診断
　　　② 甲状腺分化癌の再発・転移巣診断

甲状腺腫瘍の良・悪性診断には²⁰¹Tl 投与3時間後の delay image が有用である．悪性腫瘍では集積が遺残する．しかし，他の画像診断，細胞診などの診断技術の向上とともに，近年はその存在価値は低下し現在ほとんど行われていない．

8. アドステロールシンチ

適応：① クッシング症候群の病変部位の診断
　　　② 原発性アルドステロン症の原因鑑別
　　　③ 副腎性器症候群の病変部位の診断

¹³¹I-アドステロールを静脈注射後，1週間後に撮影．¹³¹I で標識しているため，MIBG と同様に甲状腺ブロックの目的にて無機ヨウ素を投与する．ホルモン前駆物質で，取り込まれた後ホルモン合成され，皮質に集積する．副腎腺腫・過形成は hot に，癌は cold になる．当院では Tl 同様ほとんど行われない．

Ⅲ　放射性医薬品による副作用

副作用はごく稀で，10万人あたりに1.3～2.7人と非常に少ないのが特徴である．また報告の中でも重篤なものは認めず，顔面紅潮，悪心，吐気，めまい，気分不良，皮膚発赤，発疹，瘙痒感，脱力感，動悸，発汗などである．また，検査用の放射性医薬品に含まれる RI の量は微量であり放射線影響の点からも心配ない．

特に卵巣あるいは睾丸に数百ミリグレイ以上の放射線を受けた場合には，一時的に子供ができにくくなることがあり，数千ミリグレイ以上の放射線を受けると永久的に不妊となる．卵巣あるいは睾丸に受けた線量が，これよりも低い場合には，不妊が起こることはない．核医学検査で卵巣や睾丸が百ミリグレイを超える線量を受けることはなく，したがって核医学検査が原因で不妊になることはない．また，核医学検査を受けたときに，仮に妊娠していたとしても胎児が百ミリグレイ以上の放射線を受けた場合，奇形や，大脳の発達の遅れが起こる可能性はあるものの，やはりいずれの検査の場合も胎児の線量が百ミリグレイを超える

ことはなく，したがって胎児に影響が現れることもないが，妊娠していると思われる女性の核医学検査は，できる限り避けるのがよいとされている．

IV まとめ

疑われる疾患に適した検査種を選択し，適切な前処置を行うことで有用な情報が得られ，また安全に施行できる検査である．CT，超音波などの形態学的画像診断と相補うことで疾患の状態把握はより深くなる．

(渋谷 洋)

文献

1) 甲状腺疾患診療マニュアル：田上哲也ほか編，診断と治療社，東京，2009，40-44
2) 甲状腺疾患診療実践マニュアル：伊藤國彦監修，文光堂，東京，2007，204-209
3) アイソトープ診療ハンドブック―基礎・管理・診療・看護の実際―：利波紀久ほか編，エルゼビア・ジャパン，東京，2006
4) 核医学検査Q＆A：日本核医学会 http://www.jsnm.org/files/pdf/resident/kensa_q_a2007.pdf

Column 5

東日本大震災と伊藤病院

2011年3月11日，未曾有の地震が東日本を襲いました．当院は当時診療中でしたが，地震により首都圏の交通機関が麻痺状態となり，当院を受診していて帰宅できない患者様がいらっしゃったため，院内の非常食や毛布を提供し，患者様への対応にあたりました．

また震災による原発事故の影響で，甲状腺への放射能の影響に対する関心が非常に高まったため，当院では積極的に情報をホームページに随時掲載し，また同様の内容を英語，中国語，韓国語でも記載し，日本在留の外国の方への情報提供も積極的に行いました．

その後，震源に近かったあすか製薬のいわき工場が被害を受けたことが判明しました．津波被害はないものの，工場内の機械が損傷し，生産ラインの復旧まで2か月程度を要するとのことでした．いわき工場はチラーヂンS®の生産を行っていたため，当院としては対策を迫られる事態となりました．当院はチラーヂンS®の処方量が多いため，ある程度の在庫はありましたが，通常のペースで処方を続ければ，早晩在庫が尽きるのは確実でした．そこで，あすか製薬の工場が復旧し，流通が回復するまで，より多くの患者様に処方するために，チラーヂンS®の処方を最大2か月までとし，代替薬として国策で緊急輸入されたドイツ・サンド社のレボサイロキシン®錠も積極的に処方する方針としました．院内掲示を行い，処方する患者様すべてに事情を説明したところ，ほとんどの患者様のご理解をいただき，在庫切れという最悪の事態は免れました．

福島県民の方々への甲状腺検診が大規模に行われていますが，低線量被曝や小児甲状腺疾患の診療は確立されていない部分が多い領域です．私自身は当院の末席を汚している者にすぎませんが，震災後も当院の甲状腺専門病院として果たすべき責務が日々大きくなっていることを日常診療のなかでひしひしと感じています．

(伊藤病院 診療部内科 医長 向笠浩司)

Ⅱ どのように検査するか？

5 穿刺吸引細胞診

日常臨床でのポイント

① 穿刺する部位によって細胞の採取量に違いが出るので，診断に適した部位を超音波ガイド下で穿刺することが望ましい．
② 穿刺吸引細胞診標本をメンブレンフィルターを通しろ過することで余分な血液の除去や集細胞を行い，検体不適正率を減らしている．
③ 各細胞診判定区分別の悪性腫瘍の頻度は"悪性"99.7％，"悪性の疑い"93.3％，"鑑別困難"42.4％，"良性"8.8％であった．

Ⅰ 穿刺吸引細胞診の現状

穿刺吸引細胞診は，超音波検査とともに甲状腺腫瘍の良悪性の鑑別に欠くことのできない検査法である[1]．超音波機器の画像分解能の向上から触診下での細胞診から現在は超音波ガイド下穿刺吸引細胞診（US-guided fine needle aspiration）を行っている[2]．当院の穿刺吸引細胞診の検体数の年次変化を図Ⅱ-30 に示した．細胞診の検体個数は年々増加傾向を示しており，現在ではほとんどが超音波ガイド下に施行している．

Ⅱ 超音波ガイド下穿刺吸引細胞診の手技

1. 適 応

すべての腫瘍性病変が適応になる．甲状腺機能亢進状態のバセドウ病を伴う場合や皮膚に感染を伴う場合，頸部の静止が得られない症例は禁忌である．

2. 穿刺部位

腫瘍内部の悪性度が高いと推測される部位より選択的に穿刺する．結節性甲状腺腫では腫瘍細胞の増殖が強い部分が超音波検査で低エコー部と描出されることが多い．このため同一結節であっても充実性の低エコー部を穿刺することで正確な組織推定がしやすい．

主な穿刺部位を表Ⅱ-6 に示した．

3. 準 備

1) 超音波機器と使用プローブ

通常，12 MHz の高周波数デジタルリニアプローブを使用している．また当院では平行法にて施行するので，エコー上死角で病変部が見えにくい場合は，解析力は落ちるがプローブを 7 MHz のマイクロコンベックスに変更し死角を減らし穿刺している（図Ⅱ-31）．

また，穿刺時腫瘍周囲や内部の血管を損傷せずに施行する必要があるため，血流情報が得られるドプラ機能が有用である．

2) 穿刺器具

当院で施行している穿刺時必要な物品を表Ⅱ-7 に示した．

感染予防として穿刺時に使用するプローブにはエアーが入らないようにゼリーを入れてからカバーを装着する（図Ⅱ-32）．

吸引ピストルに装着したシリンジにはエクステンションチューブを装着し，穿刺針と接合する．エクステンションチューブはできるだけ硬く細径

47

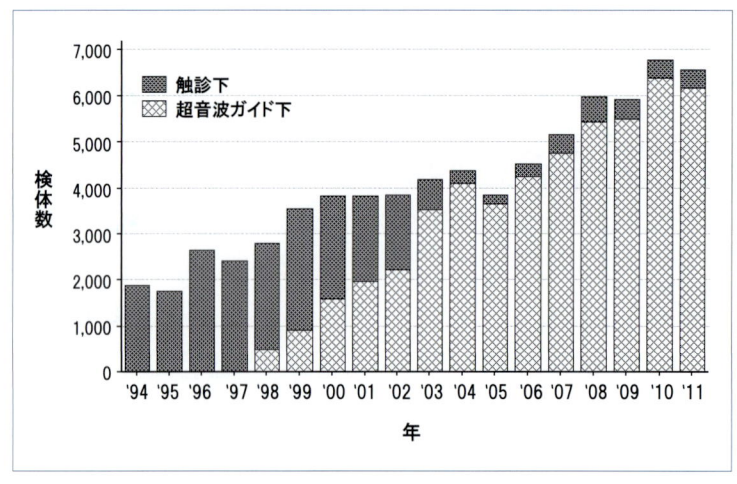

図Ⅱ-30 年次別細胞診検体数の推移（1994〜2011年 伊藤病院症例）

表Ⅱ-6 主な穿刺部位
① 充実性部分と囊胞性部分が混在する結節では充実性部分を穿刺する．
② 強い石灰化部分は細胞が取れにくいので，周囲の低エコー部分や石灰化の切れ目を穿刺する．
③ 微細多発高エコーがみられる場合は，乳頭癌の可能性も視野に入れ穿刺する．
④ 悪性リンパ腫を疑う場合は最も低エコーの部分を穿刺する．
⑤ 未分化癌を考える場合は腫瘍中心部が壊死を伴うことから細胞が得られない場合があるため，石灰化や腫瘍中心部のみだけではなく周囲へ浸潤傾向のある腫瘍辺縁部からも穿刺する．

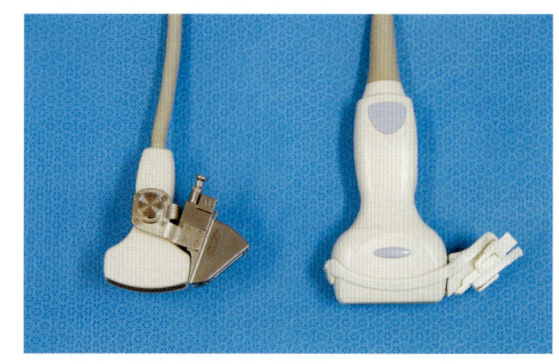

図Ⅱ-31 デジタルリニアプローブと穿刺用アタッチメント
左：7 MHz　右：12 MHz

表Ⅱ-7 穿刺に必要な物品
● 吸引生検針（22 G×120 mm），粘性の囊胞液やコロイドは18 Gまたは20 Gを使用．
● 20 mlのシリンジ
● 千葉大式吸引ピストル（20 ml）
● 消毒用品（アルコールなど）
● 止血用品（ガーゼ，絆創膏など）
● プローブカバー
● エクステンションチューブ（針と吸引シリンジの間に使用）
● 滅菌ゼリー

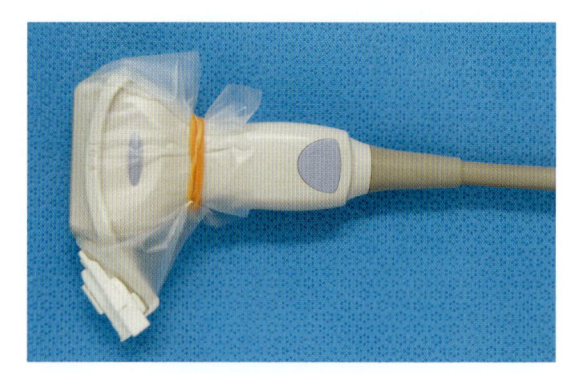

図Ⅱ-32 プローブカバー

のものを用いたほうが十分な陰圧がかけやすく，またシリンジ，チューブともロック式のものが陰圧をかけやすい．

プローブには穿刺用アタッチメントを装着する（図Ⅱ-33）．

穿刺針は通常22 Gの120 mmの吸引生検針を用いている．組織の硬度によっては20 Gおよび

表Ⅱ-8 固定操作準備品

湿固定用器具	乾燥固定用器具	針洗浄用器具
・スライドガラス ・95％エタノール	・染色バット(固定用アルコールを入れるもの) ・スライドガラス ・ドライヤー(冷風を使用) ・スライドグラス立て	・デキストラン加乳酸リンゲル液，・針洗浄用スピッツ ・メンブレンフィルター機器

に沿って針先を確認でき，正確に病変を穿刺できる平行法を用いている（図Ⅱ-35-a，b）．

5. 施行方法

① 消毒後，穿刺は病変部をBモードとドプラ検査で十分観察の後，周囲の血管や気管などを損傷しない穿刺ルートを選び，ガイドラインに沿って穿刺する．被験者に声を出したり飲み込まないよう説明し，画面を見ながら針先を見失わないように，針先をガイドラインに沿って目的部位に進める．

② 針先を目的部に進めた後，陰圧をかけ針を回転させ針先で細胞塊を切り取り，組織を採取する．前後の大きな動きは出血をきたしやすいので控えたほうが望ましい．

③ 陰圧を解除後，針を抜去し圧迫止血する．

6. 穿刺時の注意点とコツ

① 針先を見失わないこと

最も大事なことは針先を見失わないことである．針先が確認できない場合は無理に穿刺を続行せず，プローブを微調整し再確認するか，一度穿刺を中止し再度穿刺することで不用意な副損傷は防げる．

② プローブと気管で腫瘍をはさむ

プローブと気管で腫瘍をはさむ方向で穿刺すると，気管が壁となって腫瘍の移動が最小限に抑えられ穿刺しやすい．

③ びまん性甲状腺腫内の腫瘍には注意

橋本病やバセドウ病などのびまん性甲状腺腫に合併した腫瘍は，びまん性甲状腺腫の硬度の違いから，穿刺のガイドラインから穿刺針が外れる場合があり注意が必要である．

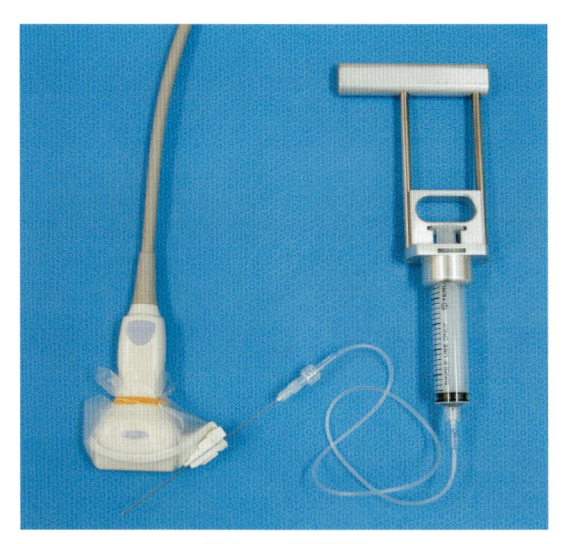

図Ⅱ-33 穿刺機器

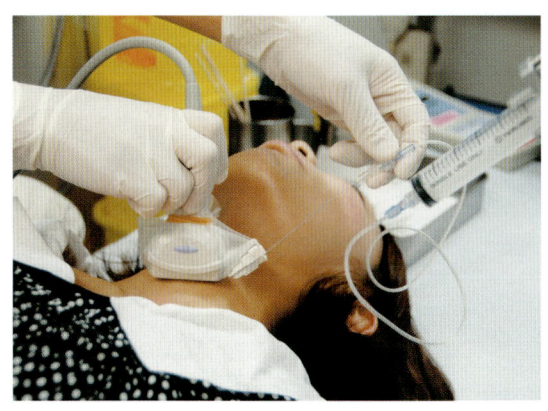

図Ⅱ-34 穿刺の実際

18Gを使用する．

3）細胞固定操作の準備器具，薬品

細胞固定に必要な器具と薬品を表Ⅱ-8に示した．

4. 穿刺手技（図Ⅱ-34）

施行医師，介助に入る臨床検査技師，看護師の3名で施行している．介助者の臨床検査技師が吸引ピストルを保持し，病変に穿刺針が達した後，施行医の指示で陰圧をかけ細胞を吸引する．

穿刺には平行法と交差法がある．交差法は平行法に比べると穿刺経路に針先が確認できず，施行医の熟練度で差が出やすい．当院はガイドライン

5. 穿刺吸引細胞診

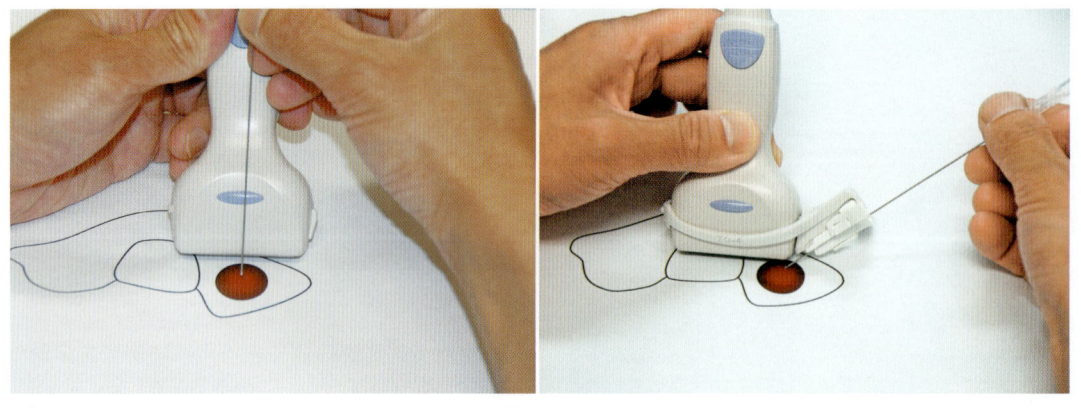

a|b

図Ⅱ-35
a：交差法
　針の刺入長が短いが，手技に熟練を要す．
b：平行法
　針の刺入長が長いが，針先を容易に確認できる．

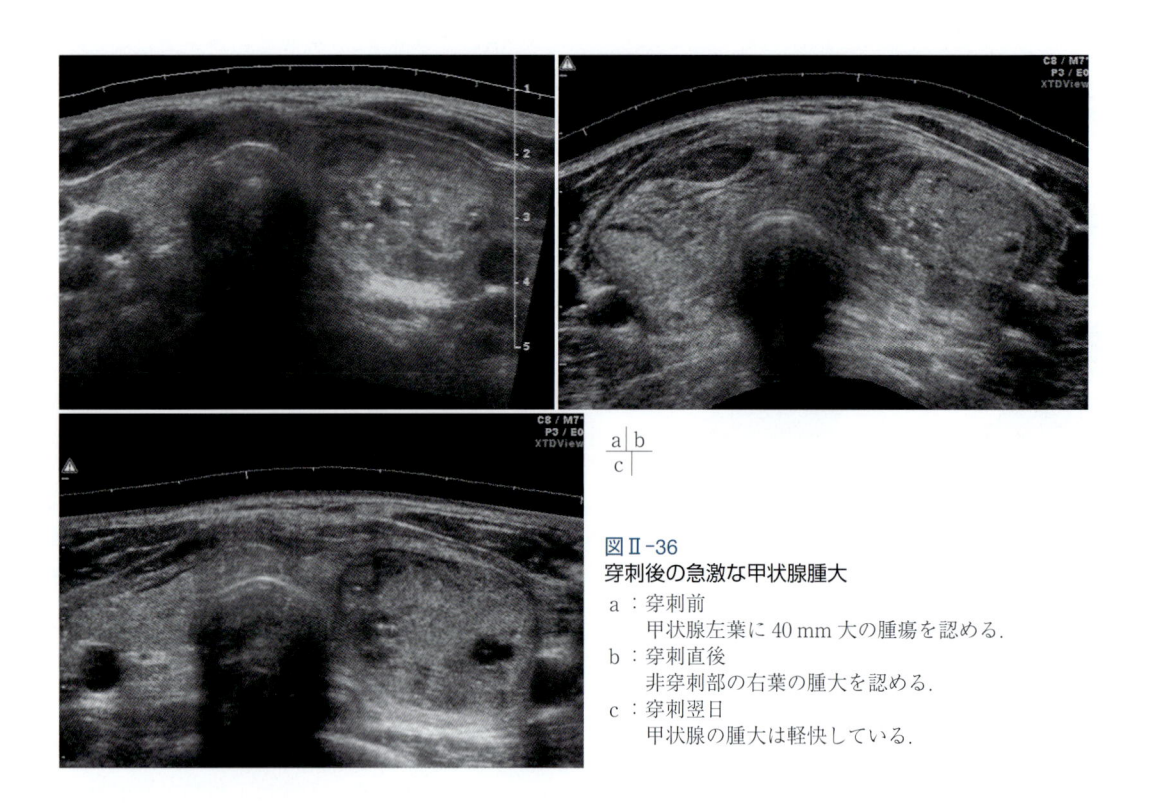

a|b
c|

図Ⅱ-36
穿刺後の急激な甲状腺腫大
a：穿刺前
　甲状腺左葉に40mm大の腫瘍を認める．
b：穿刺直後
　非穿刺部の右葉の腫大を認める．
c：穿刺翌日
　甲状腺の腫大は軽快している．

④穿刺のガイドラインから穿刺針が外れる場合
　針自身のしなりや穿刺時の疼痛による筋収縮のため，ガイドラインから穿刺針が外れる場合がある．この場合は一度甲状腺内から針を抜き再度甲状腺内に進めるか，もう一度穿刺をやり直す必要がある．また，ゆっくり針を回転させながら進めるとガイドラインから外れにくい．筆者は好んで微量なずれはプローブで甲状腺自体を移動し，微調整し穿刺している．

50　実地医家のための甲状腺疾患診療の手引き　Ⅱ．どのように検査するか？

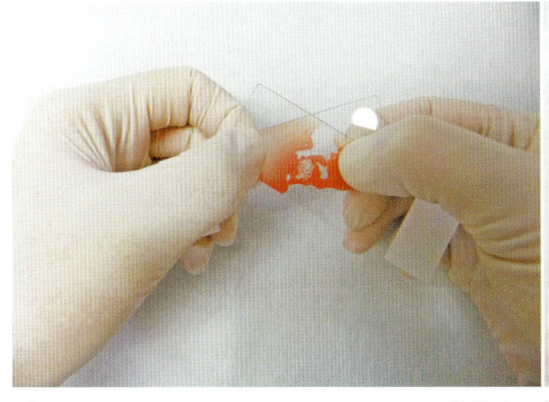

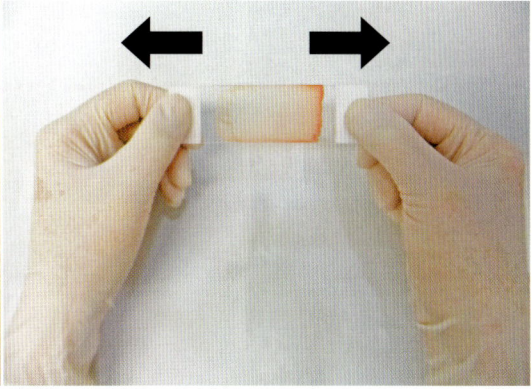

図Ⅱ-37 検体の塗抹
a：圧挫法
　スライドガラスをずらさず，指で押さえる．
b：すり合わせ法
　細胞形態や構造が破壊され，細胞診断が困難になる．

⑤皮膚，筋，甲状腺被膜の刺入時は特に注意

　皮膚，筋，甲状腺被膜の刺入時は，穿刺針がガイドラインから外れる場合があり，どちら側に針が触れたかを確認し微調整する必要がある．

⑥吸引中に血液が混入した場合

　穿刺吸引を中止し，針を抜去する．血液が多量に混入するとその後の検体処理が困難になるので，陰圧のかけ方には注意を要する．

7. 合併症

　合併症としては疼痛，出血，皮下出血，腫瘍の播種，感染，嗄声などがある．抗凝固薬などを内服中の患者は，出血しやすいので十分な止血処置をとる必要がある．稀に出血ではなく穿刺後急激なびまん性の甲状腺腫大を一過性にきたす場合がある．この場合は慎重な経過観察が必要である（図Ⅱ-36-a～c）．

Ⅲ　検体処理方法

　当院はその場で臨床検査技師が検体処理を行っている．穿刺吸引された検体は塗抹と針洗浄法で，迅速に処理し固定を行っている．

1. 穿刺吸引材料の塗抹

　穿刺針内に吸引された細胞をスライドガラス2枚の間に吹き出し，固定する．血液混入量の多い場合は，検体を針洗浄操作へまわす．

　検体処理は，細胞像の形態や構造を観察するため，スライドガラスを指で押さえるのみの圧挫法が望ましい（図Ⅱ-37-a，b）．甲状腺検体にすり合わせ法を行うと，細胞形態や構造が破壊されやすく細胞診断が困難になるためである．

　圧挫後，乾燥しないうちにすぐに1枚を95％アルコールへ没入する．もう1枚はドライヤーで急速冷風乾燥させる．この際，自然乾燥は細胞を変性させるので行わない．

2. 当院の工夫点

　甲状腺は血流に富む臓器であり，またコロイド，嚢胞液といった液体成分が他臓器に比べ多い．このため，穿刺時の多量な血液混入検体や細胞量が少量の検体は「検体不適正」と診断される場合がある．

　当院では穿刺吸引細胞診標本をメンブレンフィルター（センシンメディカル株式会社）を通しろ過することで，余分な血液の除去や集細胞を行い検体不適正率を減らす工夫をしている（図Ⅱ-38-a，b，図Ⅱ-39-a，b）．

3. 針洗浄標本の作製（図Ⅱ-40）

　直接塗抹標本の作製だけでなく，針洗浄標本の作製を行っている．これは細胞採取不良から起こる「検体不適正」の診断を避けるため，塗抹標本作成後の穿刺針内やシリンジ内に残存している可能性のある細胞を，針洗浄標本を作製し集細胞することを目的としている．

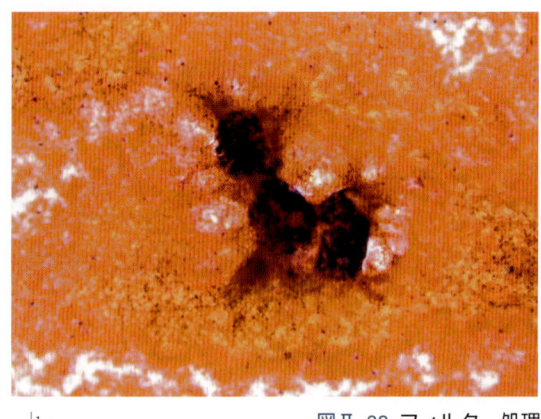

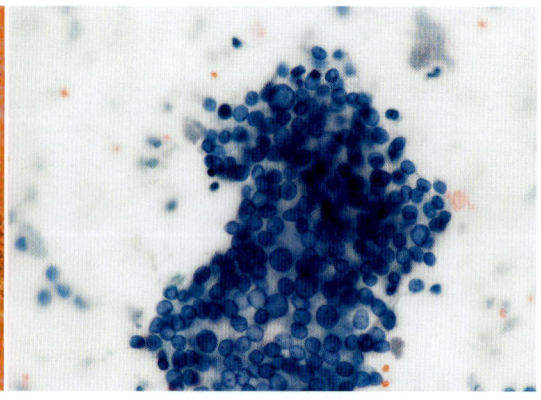

a|b　図Ⅱ-38　フィルター処理の有無による標本の比較
　　　　a：フィルター未処理(不適正標本)
　　　　　　多量の血液の混入で細胞像が確認できない．
　　　　b：フィルター処理(適正標本)
　　　　　　余分な血液が除去されている．

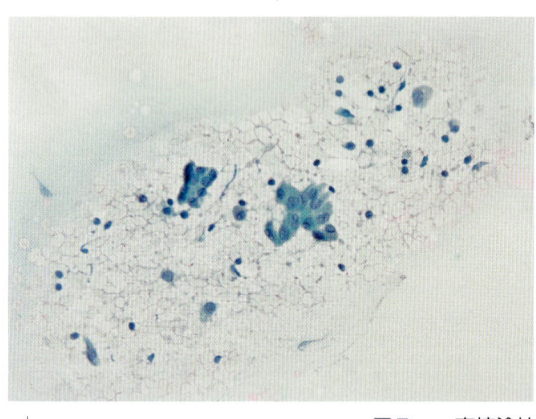

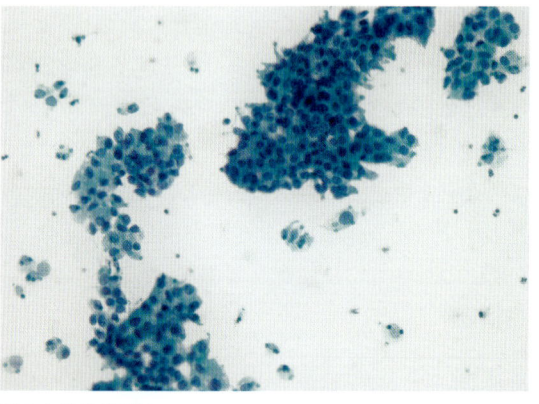

a|b　図Ⅱ-39　直接塗抹標本と針洗浄標本
　　　　a：直接塗抹の標本
　　　　　　確認できる細胞が少数である．
　　　　b：針洗浄標本
　　　　　　十分な量の細胞が確認できる．

　デキストラン加乳酸リンゲル液で洗浄後，洗浄液をフィルター法でろ過し固定する．
　病変部が石灰化であり細胞採取量が少ない場合でも，針洗浄後，フィルター法を用いた集細胞処理で効率よく上皮細胞が集められる．

Ⅳ　報告様式

　甲状腺癌取扱い規約第6版[3)]に基づき検体は適正と不適性に分類され，適正細胞は"悪性"，"悪性の疑い"，"鑑別困難"，"良性"の4区分に判定され報告される．

1. 診断成績

1) 細胞診判定区分別の病理組織診断

　当院の穿刺吸引細胞診の診断成績を検討した[4)]．2006年1月～2008年12月に超音波ガイド下穿刺吸引細胞診を施行し手術で病理診断が確定した2,215例のうち，検体が不適正であった6例(0.3%)を除く検体適正2,209例の細胞診判定区分の割合を図Ⅱ-41に示した．病理組織診断で病変が複数箇所あるものは除外した．判定区分別の

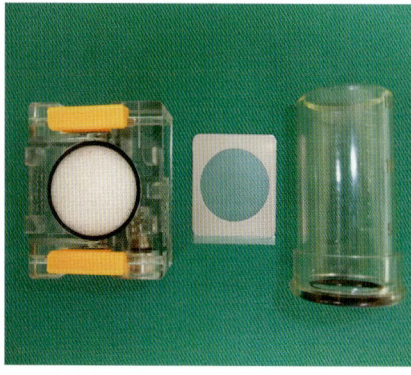

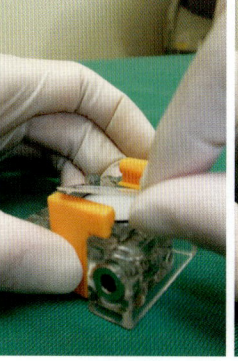

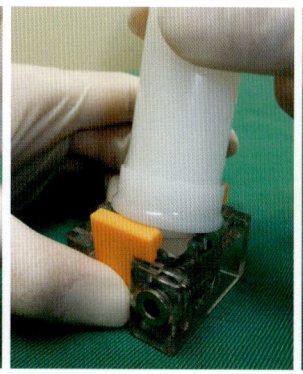

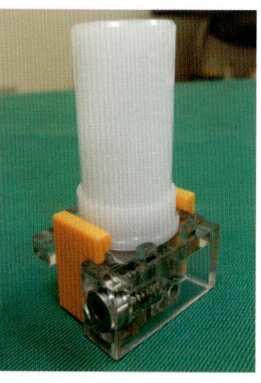

左より 台座，フィルター，筒　　①メンブレンフィルターを下に設置後，筒を上に載せる．

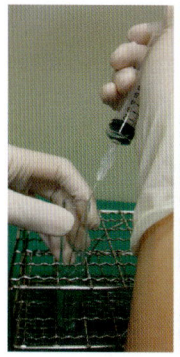

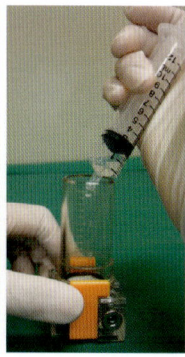

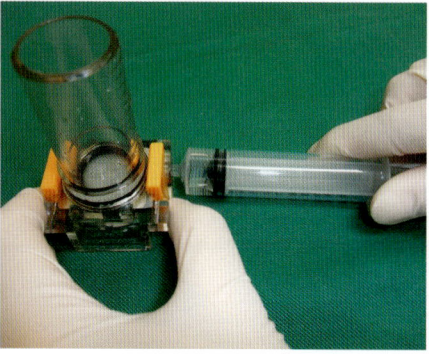

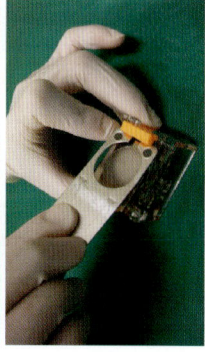

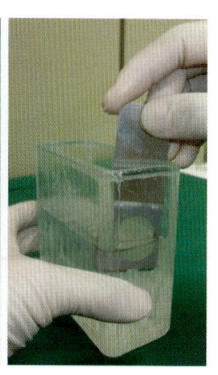

②針洗浄液を吸引後，筒の中に滴下後，台座から陰圧でフィルターろ過する．　　③ろ過後はフィルターを外し，アルコール固定する．

図Ⅱ-40　針洗浄標本の作製

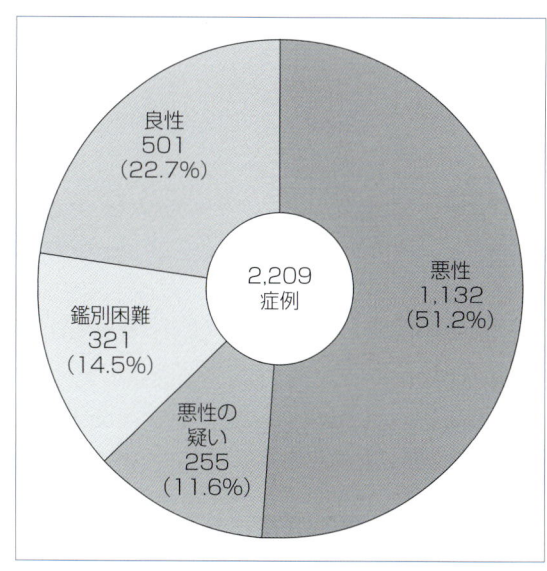

図Ⅱ-41　細胞診判定区分の内訳

診断成績を検討した．各細胞診判定区分別の悪性腫瘍の頻度は"悪性"99.7%（1,129/1,132）"悪性の疑い"93.3%（238/255），"鑑別困難"42.4%（136/321）"良性"8.8%（44/501）であった（図Ⅱ-42）．"悪性"および"悪性の疑い"での悪性腫瘍の頻度は高率であった．

細胞診判定区分別の主な病理組織型を図Ⅱ-43〜45に示した．

(1) 細胞診判定区分"悪性"（図Ⅱ-43）

細胞診で乳頭癌の診断であった1,113例中1,105例（99.3%）が病理組織診断が乳頭癌であった．ほかに病理組織診断が低分化癌2例，未分化癌4例が含まれていた．

(2) 細胞診判定区分"悪性の疑い"（図Ⅱ-44）

細胞診所見が"乳頭癌疑い"209例中196例（93.8%）が病理組織診断が乳頭癌であった．また，

5. 穿刺吸引細胞診　53

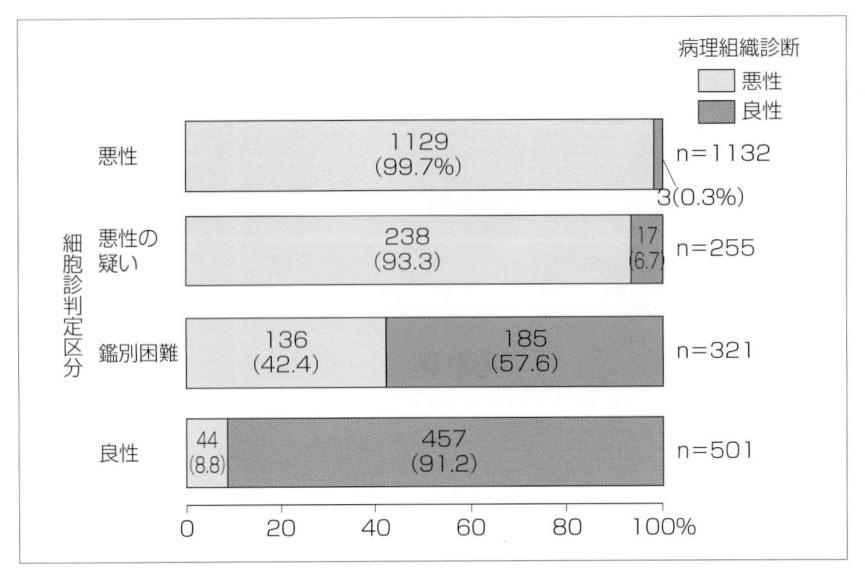

図Ⅱ-42 細胞診判定区分別の良性・悪性腫瘍の内訳

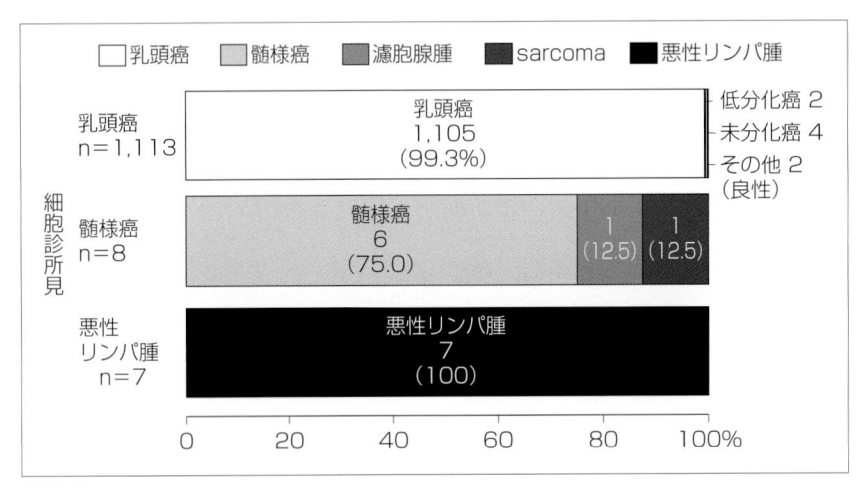

図Ⅱ-43 判定区分"悪性"の病理組織診断の内訳

病理組織診断が低分化癌2例,濾胞癌1例が含まれていた.

細胞診所見"濾胞癌疑い"では,14例中7例(50%)が濾胞癌で,このうち広汎浸潤型が5例,微少浸潤型が2例であった.

"髄様癌疑い"は57.1%の一致率,悪性リンパ腫は95.7%の一致率であった.

(3) 細胞診判定区分"鑑別困難"(図Ⅱ-45)

細胞組織診断では,321例中136例(42.4%)が病理組織診断が悪性腫瘍であった.その主な内訳は乳頭癌と濾胞癌が64例ずつと同数であった.

細胞診所見別で検討すると鑑別困難症例は当院では"follicular tumor""atypical cells""腺腫様甲状腺腫の可能性"に分類される.

細胞診で"follicular tumor"と診断されたものの69.5%は病理組織診断が濾胞腺腫か濾胞癌のいずれかであり,濾胞癌は25%を占めていた.濾胞性腫瘍内だけの割合でみると濾胞性腫瘍164例中,濾胞癌は35.9%(59例)であった.

細胞診所見が"atypical cells"のうち,69.6%が病理組織診断で乳頭癌の診断であった.乳頭癌を疑ったが採取細胞数が少数で,"鑑別困難"に区分されたものが大多数であった.

細胞診所見が"腺腫様甲状腺腫の可能性"に関

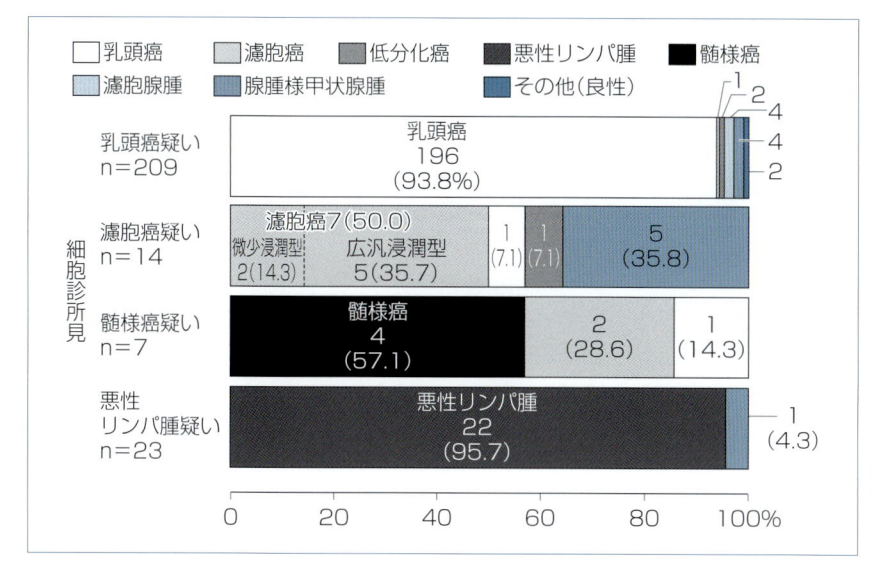

図Ⅱ-44 判定区分"悪性の疑い"の病理組織診断の内訳

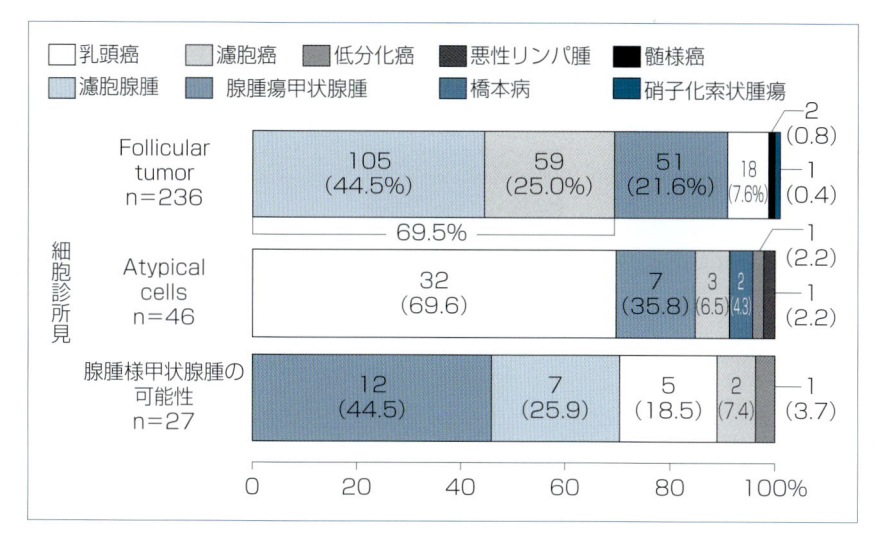

図Ⅱ-45 判定区分"鑑別困難"の病理組織診断の内訳

してはその44.5％が腺腫様甲状腺腫であった．

＜当院独自の報告＞

　細胞診が濾胞性腫瘍の場合，細胞異型は濾胞癌の診断に考慮されないため，理論上は濾胞性腫瘍の良悪性の鑑別は困難である．しかし，浸潤性の顕著な腫瘍は細胞異型が高度である傾向があることから，当院では以前より独自に"follicular tumor, neoplastic, favor benign"，"favor malignant"，またはその間の"borderline"と分類し，細胞診診断医から臨床医に報告される[5]．

　細胞診所見が"follicular tumor"であったものの病理組織診断の詳細を図Ⅱ-46に示した．

　"follicular tumor, favor benign"の71.9％が，病理組織診断が濾胞性腫瘍（濾胞癌または濾胞腺腫）であった．また，"borderline"の72.5％，"favor, malignant"の58.2％が濾胞性腫瘍が占めていた．

　病理組織診断が濾胞性腫瘍であったものだけにしぼると"follicular tumor, favor benign"では73.6％が濾胞腺腫であったのに対し，細胞診断が"borderline"，"favor malignant"の所見となる濾胞癌の割合が順次増加し，濾胞腺腫の割合が減少していた．

5．穿刺吸引細胞診　55

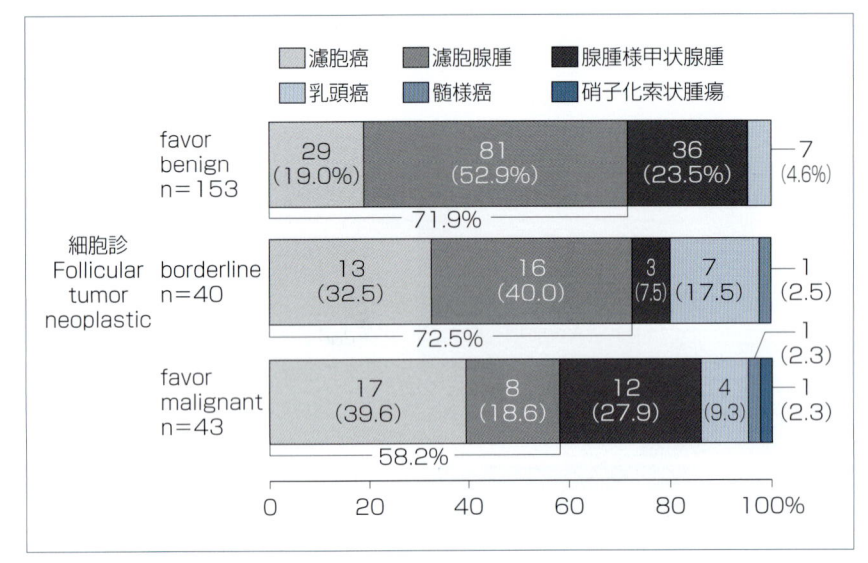

図Ⅱ-46
細胞診 "follicular tumor" の病理組織診断の内訳

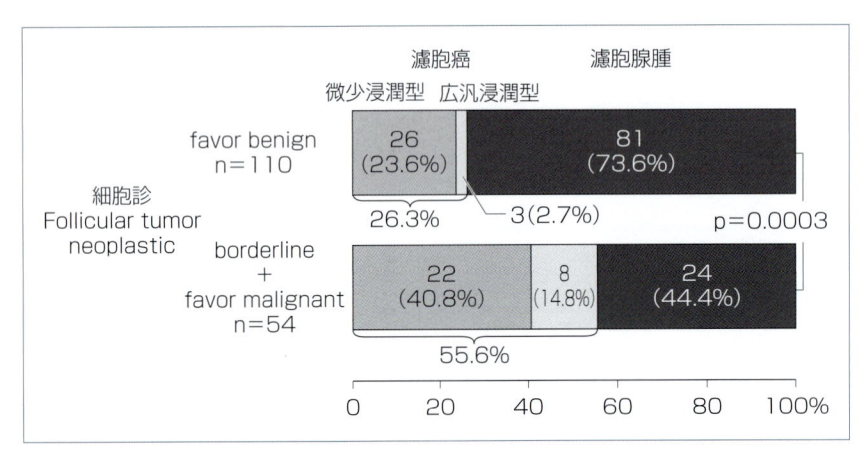

図Ⅱ-47
細胞診 "follicular tumor" 別濾胞癌，濾胞腺腫の占める割合

"follicular tumor, favor malignant" と "borderline" をまとめて "favor benign" と比較した（図Ⅱ-47）. "follicular tumor, favor benign" では濾胞癌が26.3%であったのに対し "favor, malignant" と "borderline" をあわせると55.6%が濾胞癌であった.

当院では濾胞性腫瘍の手術適応を決める一つの選択肢として細胞診も利用している.

(4) 細胞診判定区分 "良性"（図Ⅱ-48）

病理診断が良性であったものは腺腫様甲状腺腫357例，濾胞腺腫91例，橋本病5例，その他4例であった.

病理組織診断が悪性であったものは43例（8.8%）で，濾胞癌が最も多く24例（4.8%），乳頭癌12例（2.4%），悪性リンパ腫3例（0.6%），低分

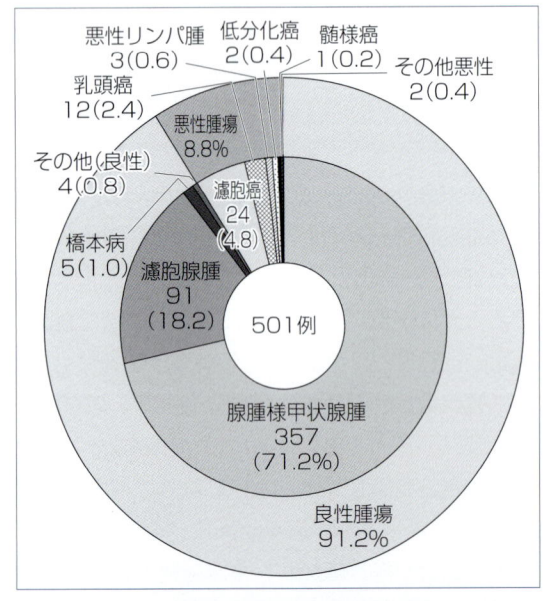

図Ⅱ-48 判定区分 "良性" の病理組織診断の内訳

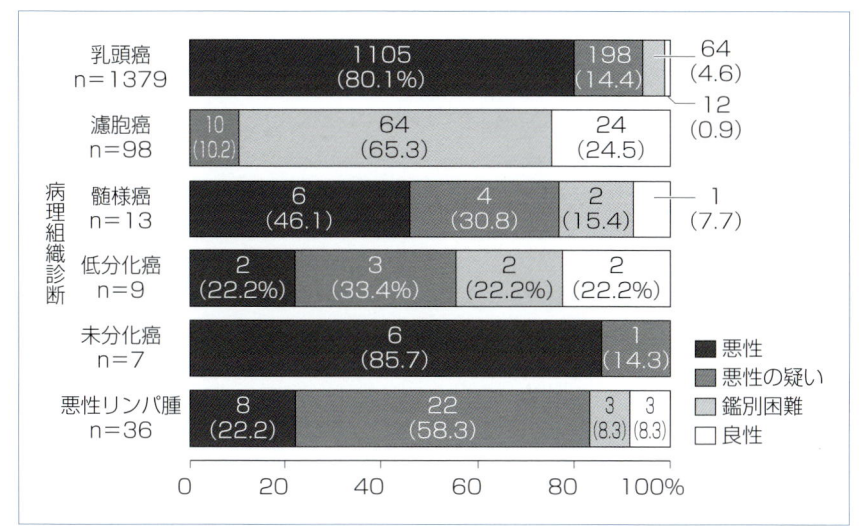

図Ⅱ-49
病理組織診断別の細胞診判定区分の内訳

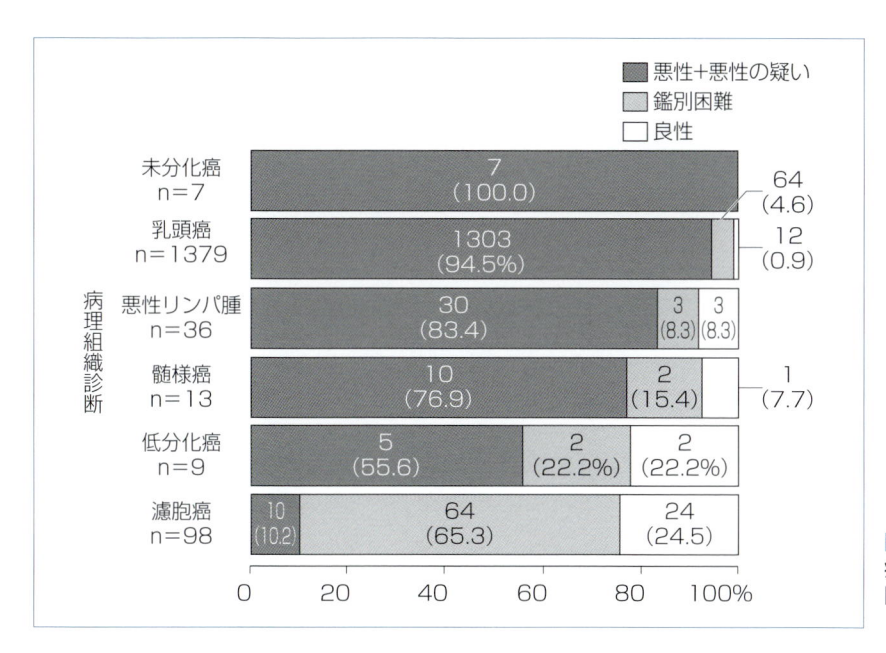

図Ⅱ-50
病理組織診断別の細胞診判定区分の割合

化癌2例，髄様癌1例，その他2例であった．

濾胞癌24例中1例(4.2%)が広汎浸潤型濾胞癌であった．

2. 病理組織診断別の細胞診判定区分(図Ⅱ-49)

病理組織診断が乳頭癌であったものは，判定区分"悪性"が80.1%，"悪性の疑い"14.4%，"鑑別困難"4.6%，"良性"0.9%であった．

濾胞癌では判定区分"悪性"はなく，"鑑別困難"と診断されたものが65.3%と最も多く，次に"良性"の24.5%であった．

髄様癌では46.1%が"悪性"，30.8%が"悪性の疑い"であった．

病理組織診断が低分化癌であったものは，判定区分"悪性"が22.2%，"悪性の疑い"33.4%，"鑑別困難"22.2%，"良性"22.2%と様々であった．

このうち，乳頭癌由来と考えられる低分化癌はすべて"悪性"，または"悪性疑い"と診断されていたが，濾胞癌由来と考えられる低分化癌は"鑑

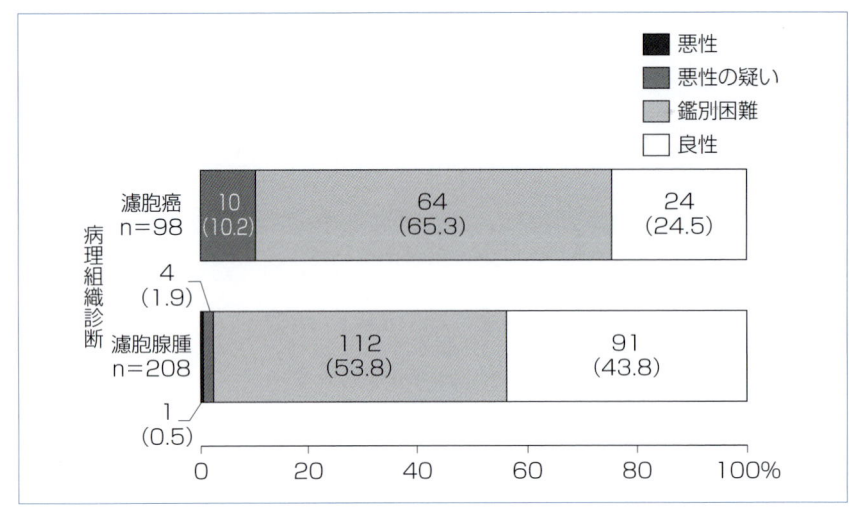

図Ⅱ-51 濾胞癌，濾胞腺腫の細胞診判定区分の内訳

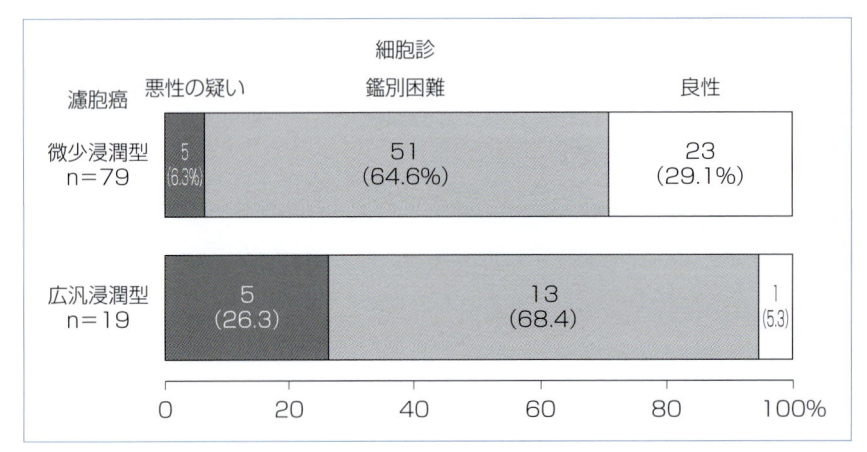

図Ⅱ-52 微少浸潤型濾胞癌と広汎浸潤型濾胞癌の細胞診判定区分の内訳

別困難"または"良性"と診断される傾向にあった．

　腫瘍全体のうち，低分化癌成分の占める比率が低い症例では推測が困難であった．

　未分化癌では　判定区分"悪性"が85.7％，"悪性の疑い"14.3％であった．

　病理組織診断別細胞診判定区分を，判定区分"悪性"＋"悪性の疑い"を一まとめにして比率が多いものから並べた図Ⅱ-50を示す．

　未分化癌，乳頭癌，悪性リンパ腫，髄様癌，低分化癌，濾胞癌の順に"悪性"＋"悪性の疑い"の比率が減少していた．

　低分化癌に関しては症例数が少ないが，細胞診での診断が濾胞癌を除く他の悪性腫瘍と比較し低値であった．

3. 病理診断が濾胞癌と濾胞腺腫の細胞診（図Ⅱ-51）

　濾胞癌と濾胞腺腫のどちらも判定区分"鑑別困難"と判定されることが最も多いが，濾胞癌では"悪性の疑い"が10.2％と濾胞腺腫の1.9％より多く，"良性"と診断される率は濾胞癌24.5％に対し濾胞腺腫43.8％であった．

　濾胞癌を微少浸潤型と広汎浸潤型に区分して検討すると，判定区分"鑑別困難"は微少浸潤型でも広汎浸潤型でもほぼ変わりなかったが，"悪性の疑い"は広汎浸潤型26.3％，微少浸潤型6.3％

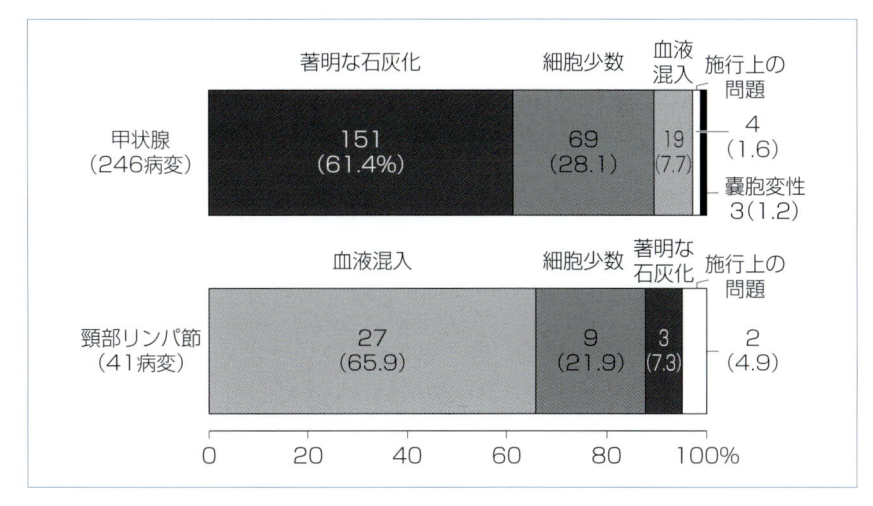

図Ⅱ-53
検体不適正の原因

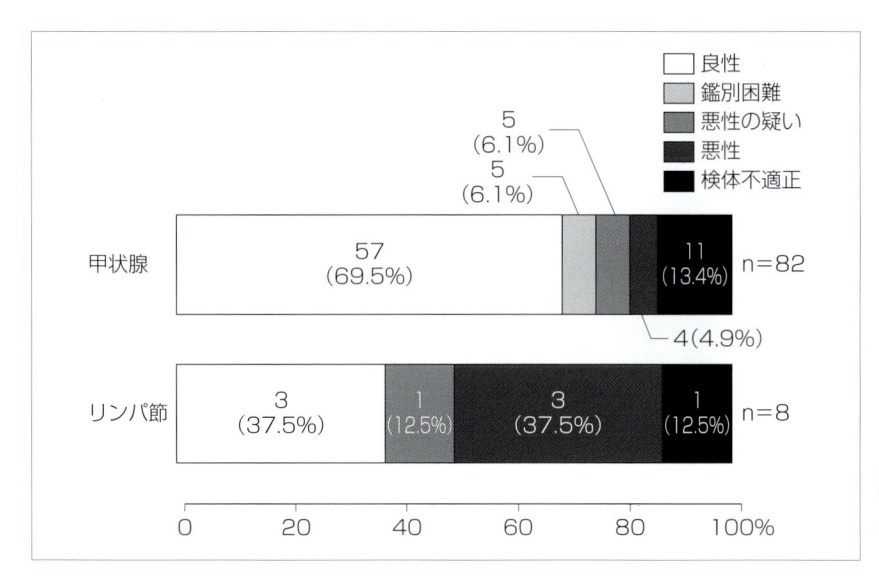

図Ⅱ-54
再検査時の細胞診判定結果の内訳

で広汎浸潤型が多かった(図Ⅱ-52).

4. 検体不適正症例の検討

　検体不適症例の比率は，甲状腺癌取扱い規約で10%以下が望ましいとされている[3]．当院の検体不適正症例を検討した．対象は2006年1月～2008年12月にエコーガイド下穿刺吸引細胞診を施行し，検体が不適正であった症例275例で，このうち7例に手術を施行している．また，対象には甲状腺だけでなくリンパ節も検討に加えた．

　病変数は287病変で，検体不適正率は2.4%であった．対象の部位は甲状腺246例(85.7%)，リンパ節41例(14.3%)であった．

1) 検体不適正であった主な原因(図Ⅱ-53)

(1) 甲状腺：61.4%が著明な石灰化で，28.1%が細胞数が少なく検体不適正となった．また，血液の混入が7.7%を占めていた．

(2) リンパ節：65.9%が血液の混入で，21.9%が細胞数が少なく検体不適正となった．

　著明な石灰化は3例と少数で，血液の混入率が甲状腺に比べ多い傾向にあった．リンパ節で血液混入が多い原因としては，リンパ節は可動性があり穿刺が難しいため，穿刺時針先が病巣に到達す

5. 穿刺吸引細胞診　59

る前に不要な操作が加わり出血しやすいと考えている.

2) 再検査施行時の検体適正率(図Ⅱ-54)

再検査は,287例中甲状腺82例,リンパ節8例の計90例(31.3%)に施行された.再検査での検体適正率は,甲状腺では86.6%,リンパ節は87.5%でかなり高率に検体が適正となった.

再検査時の細胞診判定区分は甲状腺は,判定区分"良性"が69.5%と最も多く,"鑑別困難"と"悪性の疑い"が各5例(6.1%),"悪性"は4例(4.9%)であった.

リンパ節では"良性"と"悪性"が3例,"悪性の疑い"1例であった.再検査時高率に細胞が採取されていることから,初回細胞診時さらに注意深く細胞を採取することが重要であると考えている.

再検査でも検体不適正であった症例は90例中12例(13.3%)であった.

部位は甲状腺11例,リンパ節1例で,不適正の原因としては,石灰化が10例,血液混入が2例であった.

甲状腺では10例中9例が石灰化が原因であり,石灰化症例はより慎重な細胞診操作が必要と考えられる.

V　まとめ

当院の穿刺吸引細胞診の手技とその診断成績の現状について述べた.

穿刺吸引細胞診は甲状腺疾患の鑑別診断に非常に有用で甲状腺腫瘍の診断に欠かせない検査である.また診断に適した部位から十分な量の細胞を採取する必要があるので,穿刺は超音波ガイド下で行うことが必要である.さらに検体処理が細胞診成績を左右する重要なファクターであるので,細胞採取後固定まで速やかで丁寧な検体処理を行うことが重要である.

(北川　亘)

文献

1) 鳥屋城男:甲状腺結節の細胞診による診断と限界. KARKINOS,6:383-389,1993
2) 福成信博:エコーガイド下穿刺吸引細胞診.甲状腺疾患診療実践マニュアル 第3版,三村孝ほか編,文光堂,東京,2007,210-212
3) 甲状腺外科研究会編:甲状腺癌取扱い規約 第6版,金原出版株式会社,東京,2005
4) 北川　亘ほか:内分泌腺腫瘍 穿刺吸引細胞診検査.日本臨床,69(Suppl):320-323,2011
5) 藤澤俊道ほか:甲状腺濾胞性腫瘍の診断基準と診断精度—伊藤病院での検討—.日臨細胞誌,49:42-47,2010

実地医家のための
甲状腺疾患診療の手引き
－伊藤病院・大須診療所式－

III

バセドウ病を診る・治す

III バセドウ病を診る・治す

1 臨床症状と診断基準

日常臨床でのポイント

① 眼症状が顕著な例は意外と多くない．
② 症状は男女や年齢で異なる．
③ 診断，治療開始は迅速に行う．

I バセドウ病の臨床症状

古典的には次の3つの症状が代表的な症状とされている．
1. 甲状腺腫，2. 眼球突出，3. 動悸など甲状腺ホルモンの過剰によって起こる症状．

しかし実際には3つの症状が出揃うことは稀である．特に近年では検査方法の進歩などによって，より早期の発見ができるようになってきている．

1. 甲状腺腫

甲状腺腫には，甲状腺全体がそのままの形で腫れる「びまん性甲状腺腫」と，部分的にしこりができる「結節性甲状腺腫」があるが，バセドウ病の場合は，「びまん性甲状腺腫」となる．

当院でのデータでも，甲状腺腫の大きな場合は薬での寛解導入が困難であり，経過次第で手術や^{131}I内用療法（いわゆるアイソトープ治療）の適応となる場合も多い．

2. 眼球突出

眼球突出は実際にはそれほど多い症状ではない．発病前と比べて，はっきりわかるほど眼が出てくる人は10人に2人ほどである．

また眼球が突出しなくても，上の瞼が腫れたり（眼瞼腫脹），瞼が上のほうに引っ張られるため目が大きくなったように見える（眼瞼後退）こともある．これらバセドウ病による目の異常をバセドウ眼症と呼ぶ．

3. 甲状腺ホルモンの過剰

バセドウ病に伴う症状の中で日常生活に一番大きな影響を与えるのは，甲状腺ホルモンの過剰によって起こる症状である．甲状腺ホルモンは体の新陳代謝を司っているホルモンである．したがって，ホルモンが高い状態というのは，常に全力疾走をしているような状態とイメージできる．

動悸，頻脈，息切れ，ふるえ，汗かき，暑がり，疲労感，体重減少，イライラ，微熱，口渇などが主な症状だが，特に多い症状が動悸である．中には，動悸による不眠を訴える人もいる．通常脈拍は1分間に60〜80程度だが，バセドウ病の患者の場合は100を超えることも少なくない．ただし，高齢になると脈拍が増えないこともあるので注意が必要である．

ほかに多い症状として手足や体のふるえがある．特に指先のふるえのために文字が書きづらくなったりすることもある．また，常に運動をしているのと同じような状態になるため，暑がりになり，汗をたくさんかくようになる．

さらに，エネルギーの消費が激しいため，食欲はあるのに太らない，あるいはやせるということになる．特に男性や年齢が高い人に目立つ症状であり，ひどい場合は1〜2か月で10 kgもやせることがある．ただ，食欲の亢進が代謝を上回るこ

表Ⅲ-1 当院での初診バセドウ病患者の自覚症状

	女性	男性	全体
頸部腫大	18.30%	15.50%	17.80%
体重減少	5.40%	9.90%	6.10%
動悸	11.60%	12.80%	11.80%
疲労感	10.50%	8.20%	10.10%
振戦	5.80%	11.20%	6.70%
暑がり	4.30%	6.60%	4.70%
突眼	1.50%	2.30%	1.60%

表Ⅲ-2 バセドウ病の診断ガイドライン（甲状腺疾患診断ガイドライン2010）

a）臨床所見
1．頻脈，体重減少，手指振戦，発汗増加などの甲状腺中毒症所見
2．びまん性甲状腺腫大
3．眼球突出または特有の眼症状

b）検査所見
1．FT$_4$，FT$_3$のどちらかまたは両方高値
2．TSH低値（0.1 μU/ml以下）
3．TSH受容体抗体（TRAb，TBII）陽性，または甲状腺刺激抗体（TSAb）陽性
4．放射性ヨード（またはテクネシウム）甲状腺摂取率高値，シンチグラフィでびまん性

【診断】
1）バセドウ病：a）の1つ以上に加えて，b）の4つを有するもの
2）確からしいバセドウ病：a）の1つ以上に加えて，b）の1，2，3を有するもの
3）バセドウ病の疑い：a）の1つ以上に加えて，b）の1と2を有し，FT$_4$，FT$_3$高値が3か月以上続くもの

【付記】
1．コレステロール低値，アルカリフォスファターゼ高値を示すことが多い．
2．FT$_4$正常でFT$_3$のみが高値の場合がまれにある．
3．眼症状があり，TRAbまたはTSAb陽性であるが，FT$_4$およびTSHが正常の例はeuthyroid Graves' diseaseまたはeuthyroid ophthalmopathyといわれる．
4．高齢者の場合，臨床症状が乏しく，甲状腺腫が明らかでないことが多いので注意をする．
5．小児では学力低下，身長促進，落ち着きのなさなどを認める．
6．FT$_3$（pg/ml）/FT$_4$（ng/dl）比は無痛性甲状腺炎の除外に有用な指標である．
7．甲状腺血流測定が無痛性甲状腺炎との鑑別に有用である

（バセドウ病治療ガイドライン2011より）

とによって体重が増えることもあるため注意が必要である．

バセドウ病にはこれ以外にも，下痢，皮膚掻痒感，筋力低下などのほか，精神的にも不安定になり，イライラしたり，集中力がない，落ち着きがないといった症状も現れる．そのため仕事の能率が落ちたり，子どもの場合は学校の成績が急激に低下することもある．

表Ⅲ-1は2010年に当院初診した未治療バセドウ病の主な自覚症状の割合である．

体重減少や振戦の項目に男女差を認めたが，動悸や疲労感，暑がりには有意な男女差を認めなかった．突眼は自覚症状としては少なかった．

Ⅱ 診断基準

2010年に改訂された，バセドウ病の診断ガイドラインを表Ⅲ-2に示す[1]．

第1版から改訂を繰り返し，最新は甲状腺疾患診断ガイドライン2010として発表されている．

臨床所見の項目はいずれも上述したように比較的高頻度に認められる所見であるが，a)-3の眼症状に関しては必ずしも認める症状ではない．実際に眼科にてMRIなどを用いて精査しても，何も所見を認めないことも少なくない．

また検査所見の項目でも，検査法の進歩などもあり，b)-1〜3は比較的容易に確認することができるようになっている．しかしb)-4に関しては専門の医療機関でないと検査が困難な項目である．また当院であってもヨウ素摂取率は1週間のヨウ素・内服制限を伴うため，患者の病状などを考え，その他の項目で暫定的に診断（ガイドラインに即していうと「確からしいバセドウ病」）をつけて治療を開始していることが多い．

（関谷健一）

文献
1）日本甲状腺学会：バセドウ病治療ガイドライン2011，南江堂，東京，2011

III バセドウ病を診る・治す

2 三大治療法の比較
―どの治療法を選ぶのがベストか―

日常臨床でのポイント

① バセドウ病の治療方法には，抗甲状腺薬，^{131}I内用療法，手術の3つがある．
② 治療にはそれぞれ，利点と欠点があるため，患者の人生設計も考慮して選択していくことが望まれる．
③ ^{131}I内用療法，手術を選ぶにしても甲状腺機能亢進症の状態で行うと状態を悪化させることがあるため，抗甲状腺薬または無機ヨードにて甲状腺機能をコントロールしてから治療する．

I はじめに

バセドウ病の治療方法には，抗甲状腺薬，^{131}I内用療法（アイソトープ治療），手術治療の選択肢がある（表III-3）．残念ながら，必ずバセドウ病を完治させ，内服薬なしとなる治療方法はない．寛解となる方もいるが，生涯バセドウ病と付き合っていく必要がある方も少なくないため，治療方法は患者の人生設計も考慮して選択していくことが望まれる．

当院でのバセドウ病の治療方法の経時的変化を示す（図III-1）．圧倒的に抗甲状腺薬による治療が選択されている率が高い．また，50年前に比較して手術より^{131}I内用療法が行われる割合が増えていることがわかる．

II 治療

1. 抗甲状腺薬

抗甲状腺薬は，いつか薬が中止できるかもしれないという希望がもて，治療を開始して通常1か月～3か月の間に甲状腺機能が改善するため，自覚症状が早くよくなるという利点がある．しかし，

表III-3

	抗甲状腺薬治療	^{131}I内用療法	手術（甲状腺摘出手術）
適している人	あらゆる年齢層 ・薬をきちんと飲める人 ・甲状腺の腫れが小さい人	小児（18歳以下），妊婦・授乳婦以外の方で， ・薬で副作用が出る人 ・薬で治りにくい人 ・早く治したい人 ・忙しくて通院困難な人 ・近い将来（1年以内）妊娠予定のない人 甲状腺の腫れが小さい人	・薬で副作用が出る人 ・薬で治りにくい人 ・早く治したい人 ・忙しくて通院困難な人 ・甲状腺の腫れが大きい人 ・腫瘍性疾患を合併している人
利点	通院しながら治療が可能	薬より短期間に治る 副作用や合併症がない 効果が出れば再発しにくい	期限付きでより早く治る 再発しにくい
欠点	治りきるまでに時間がかかる 治療を止めたあと再発が多い 服薬開始しばらくは副作用の心配がある	効果が出るまでに1年前後かかる 甲状腺機能低下になることがある 入院を要する場合がある	傷跡が残る 甲状腺機能低下になる 入院を要する 手術に伴う合併症が起こる場合がある

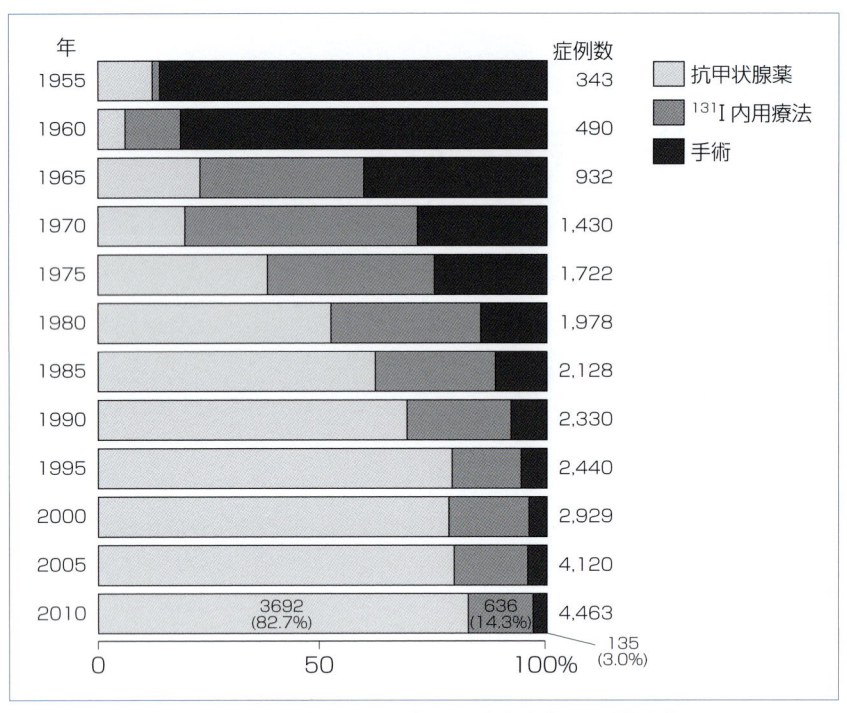

図Ⅲ-1 伊藤病院におけるバセドウ病治療法の経時的変化

副作用が出現するため万人に使用できる薬ではない[1]．治療開始3か月間は副作用が出現しやすいため，2週間ごとに受診し採血検査で肝機能障害や白血球減少がないか確認をしなくてはいけない．また，甲状腺腫が大きいと治りにくいと言われている．薬で加療して2年経過しても寛解に入らない場合は，その後も薬だけの治療で寛解する可能性が低い方である．2年は一つの目安として，治療方針を見直す時期でもある．薬の代わりの治療として挙げられるものに，^{131}I内用療法と手術がある．

2. ^{131}I内用療法（アイソトープ（RI）治療）

アイソトープは，正式にはラジオアイソトープ（放射性同位元素：RI）と呼ばれる．様々あるRIの中で甲状腺の治療に使われるのは，放射線を出すヨウ素，すなわち放射性ヨウ素である．バセドウ病の治療の話をするとき，RI治療＝放射性ヨウ素治療となる．これは，甲状腺ホルモンがヨウ素を材料に作られている特性を利用した治療である．経口摂取した放射性ヨウ素は，甲状腺や甲状腺細胞のあるところに取り込まれる．治療で使用する^{131}Iは放射線の種類のうちβ線とγ線を放出するものである．このβ線が甲状腺の細胞を破壊し甲状腺ホルモンを産生できなくする．γ線には細胞破壊はないがγカメラで撮影することにより放射線の分布を視覚的にとらえることができる．^{131}I内用療法は，100人に1人の確率でバセドウ病眼症が悪化することがあるため，バセドウ病眼症がある方には勧められない．しかし，手術と違い皮膚を切開することがないため，首に傷がつかず，縮小度に個人差はあるが甲状腺腫大が^{131}I内用療法後に縮小する．外来通院で治療が可能な方も多いため，手術に対して，年間4倍以上のバセドウ病に行われている（図Ⅲ-2）．ただ，^{131}I内用療法を施行したところで，すぐに甲状腺機能が正常化し内服薬が中止できるわけではないのが難点である．そして治療後，甲状腺機能が正常化するのに半年から1年ほどかかり，中には甲状腺機能低下症となり甲状腺ホルモン剤の服用を必要とする人もいる．当院では可能な限り^{131}I内用療法

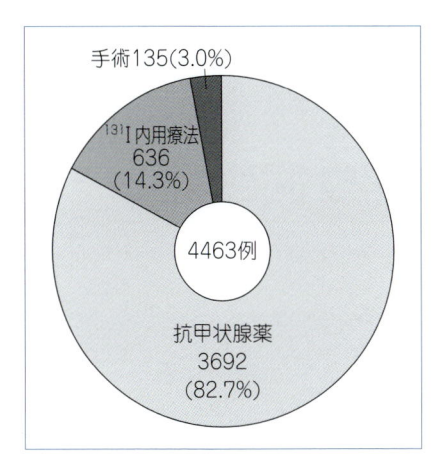

図Ⅲ-2 伊藤病院におけるバセドウ病治療法（2010年 初診患者）

手術135（3.0%）
¹³¹I内用療法 636（14.3%）
4463例
抗甲状腺薬 3692（82.7%）

後甲状腺機能正常にできるよう放射線量を調節しているが，諸外国の¹³¹I内用療法をみると甲状腺機能低下症を目指して治療している．

また，放射線の影響と甲状腺ホルモンが正常化することを考え，妊娠希望者には1年間の避妊を指示している．

3. 手術

手術は，バセドウ病眼症の悪化の心配がない．また，バセドウ病にも腫瘍が合併する[2]ことがあり，そのような場合は手術でしか摘出することができないため，手術が推奨される．以前は，バセドウ病の手術の際，甲状腺を数グラム残し，甲状腺機能を正常に維持しようと試みていた．しかし，いくら残す甲状腺重量を調節しても，再発する方や甲状腺機能低下症になる方がおり，近年当院では甲状腺全摘術を施行している．

¹³¹I内用療法と違い，術後は翌日より抗甲状腺薬や無機ヨードを中止することができるが，甲状腺ホルモン剤の内服が必要になる．そして，手術であるため入院が必ず必要であり，感染症や出血の危険性がゼロではないことに留意したい．

Ⅲ おわりに

¹³¹I内用療法，手術を選ぶにしても甲状腺機能亢進症の状態で行うと状態を悪化させることがあるため，抗甲状腺薬または無機ヨードにて甲状腺機能をコントロールしてから治療することが望まれる．

（國井　葉）

文　献

1) Otsuka F, et al：Hepatotoxicity and cutaneous reactions after antithyroid drug administration. Clin Endocrinol, 2：2012
2) Mukasa K, et al：Prevalence of malignant tumors and adenomatous lesions detected by ultrasonographic screening in patients with autoimmune thyroid diseases. Thyroid, 21(1)：37-41, 2011

Ⅲ バセドウ病を診る・治す

3 甲状腺関連眼症（バセドウ病眼症）

日常臨床でのポイント

① 甲状腺関連眼症は重症度・活動度に変化（自然経過）がある．発症は甲状腺疾患と必ずしも一致しない．
② 内科的には甲状腺機能正常化，禁煙指導，眼症状の出現・変化に注意し眼科専門施設へ紹介することが重要である．
③ 眼科と連携し眼症の重症度や活動性を見極め，時期を逃さず適切な治療を選択する．

Ⅰ 概念

眼窩組織の自己免疫性炎症性疾患である．TSH受容体や外眼筋抗原の関与が報告されているが詳細な発症機序は不明である．多くは顕性甲状腺機能亢進症を伴うバセドウ病に合併する．そのほか，甲状腺機能が正常（euthyroid Graves' disease）や低下（hypothyroid Graves' disease）の場合や稀に橋本病への合併もある．

Ⅱ 診断

特徴的眼症状，画像所見に加え内分泌学的所見を参考とし診断する．

1. 病態と症状

甲状腺自己免疫異常および機能異常に基づく原発性症状（眼球突出，眼瞼後退，涙腺障害）とその続発性症状からなる．

1）原発性症状

眼球突出：自己免疫性炎症により眼窩内脂肪組織が腫大することによって後眼窩組織の容積が増えること，外眼筋組織に炎症が起こりグリコサミノグリカンが沈着し外眼筋組織の容積が増大することにより眼球が突出する．

眼瞼後退：主に甲状腺機能亢進に伴うミュラー筋の筋緊張亢進により眼瞼が後退する．Dalrymple's sign（上眼瞼挙上），von Graefe's sign（上眼瞼の運動が眼球運動より遅れ上眼瞼と角膜上縁の間に白色の強膜がみられる）を示す．

涙腺障害：腫大や涙液分泌低下を生じる．

2）続発性症状

原発性変化が眼窩周囲の組織に影響し，多彩な症状を呈す．

眼瞼：眼瞼浮腫，発赤，腫脹，睫毛内反，眼瞼内反

結膜：充血，浮腫，角結膜炎，血管怒張

角膜：瞼裂開大と眼球突出による兎眼性角膜障害（浸潤，潰瘍，穿孔，壊死）

眼球運動障害：外眼筋運動制限による複視を生じる．複視は頭位補正などの代償によって自覚が異なるため注意する．

視力低下・視野障害：眼窩内容積の増大により視神経が圧迫される場合は視力低下・失明の可能性がある．

2. 内分泌学的評価—甲状腺疾患との関係—

多くは顕性甲状腺機能亢進症を伴うバセドウ病に合併し，バセドウ病の20〜50％に眼症を認める．軽症例を含めるとより高率となる．TSH受容体抗体価やTSAb値との相関が報告されている

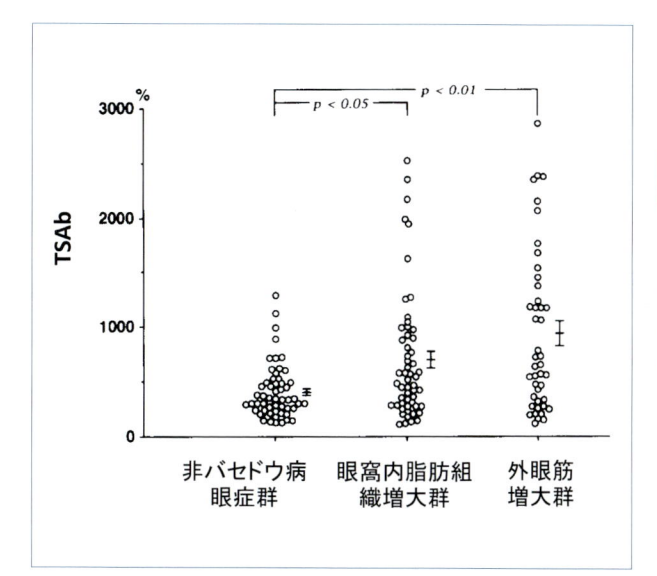

図Ⅲ-3 非バセドウ病眼症群，眼窩内脂肪組織増大群，外眼筋増大群における TSAb 値

(文献1より)

(図Ⅲ-3).

発症は甲状腺機能亢進症と同時期が多いが，先行したり遅延したりする．眼症状が甲状腺疾患に先行した場合，患者は眼科，脳外科などを受診し診断が困難な場合がある．

3. 画像検査

MRI，CT にて眼筋の肥厚，眼球突出度などを評価する．MRI は眼窩内の炎症の評価に有用である．外眼筋の信号と大脳皮質の信号強度比(signal intensity ratio；SIR)，T2 緩和時間などを参考にする．

4. 重症度分類と活動性

① 重症度分類：欧米での分類以外に日本甲状腺学会にて指標作りがなされている(表Ⅲ-4-a)．
② CAS(clinical activity score)：眼部の炎症を臨床症状からスコア化し活動性を評価したもの(表Ⅲ-4-b)．

Ⅲ 自然経過と病期

重症度・活動度に変化(自然経過)がある．
① 活動期(2〜3か月)：炎症が前面に出る時期．
② 不活動期(数か月〜数年)：炎症が治まりつつある時期．
③ 回復期：炎症が消失し合併症が残存する回復期．改善することもある(自然寛解)．

Ⅳ 治療と予後

喫煙はリスク因子であり全症例で禁煙を勧める．眼瞼後退は甲状腺機能正常化による改善の可能性がある．それ以外の眼症状は必ずしも機能と経過が一致しないが，機能コントロール不良やTSH 受容体抗体異常高値の場合には眼症が悪化しやすい傾向にある．甲状腺機能正常化を図りバセドウ病を確実に治療する．

通常は眼症の重症度，活動性を評価し病態に応じて治療する．活動期で治療効果が高いため，常に活動性の評価を心がけ，この期間に効果的な抗炎症治療を行う．不活動期でもある程度治療効果が期待できる．

1. 軽症

経過観察や局所治療．

1) ヒアルロン酸点眼・眼軟膏

角・結膜の保護．

2) ボツリヌスA型毒素局所注射

ミュラー筋と上眼瞼挙筋を麻痺させ上眼瞼後退の外見上の改善をはかる．上眼瞼皮膚側または結膜側に注射する．

3) ステロイド局所注射

眼窩内や上眼瞼挙筋の炎症に対して上眼瞼翻転部に注射する．半減期が長いためトリアムシノロン(ケナコルト®)が用いられることが多いが，ベタメタゾン(リンデロン®)を注射することもある．

2. 中等症以上

活動性の高い症例では早急にステロイド療法や球後照射を行う．最重症例では，眼窩減圧術を行うことがある．

1) ステロイドパルス療法

メチルプレドニゾロン(ソルメドロール®)が用いられる．稀に重篤な肝障害を生じうることが報告されており，施行前に適応を確認する．

表Ⅲ-4
a．重症度分類

	なし	軽症	中等症	重症	最重症
眼裂開大	＜8 mm	8〜10 mm	10〜12 mm	＞12 mm	⇔
眼瞼腫脹	なし	軽度	中等度	高度	⇔
結膜	所見なし	うっ血，充血，浮腫	上部輪部角結膜炎	上強膜血管怒張	⇔
眼球突出	＜15 mm	15〜18 mm	18〜21 mm	＞21 mm	⇔
外眼筋	所見なし	なし〜間欠性複視	周辺視での複視	第1眼位で複視	⇔
角膜	所見なし		兎眼性浸潤〜角膜全体に及ぶ浸潤		潰瘍，穿孔，壊死
視神経・網膜	所見なし				視神経症

b．CAS（Clinical Activity Score）

眼窩部痛，眼球運動時の痛み，眼瞼発赤，眼瞼浮腫，結膜充血，結膜浮腫，涙丘腫大
7項目中3項目以上で活動性バセドウ病眼症を示唆する．

臨床重要課題「バセドウ病悪性眼球突出症（甲状腺眼症）の診断基準と治療指針」（第1次案）より
日本甲状腺学会ホームページ（http://www.japanthyroid.jp/doctor/problem.html）

2）ステロイド内服治療

ステロイドパルス療法後の後療法として用いられることが多い．プレドニゾロン1日30 mg 程度から開始し漸減する．

3）球後照射

単独治療またはステロイド治療と併用して行う．1日1回1.5 Gy，計15 Gy/10回を照射する．球後照射は網膜症の可能性のある症例では悪化する可能性があるので注意が必要である．

4）眼窩減圧術

視神経症などの最重症例ではステロイド治療や放射線治療後も回復しない場合，眼窩減圧術を行う．

3．炎症の改善後

残存した障害や美容上の希望に応じて眼科手術（眼窩減圧術，外眼筋手術，眼瞼手術）などを行う．

4．^{131}I 内用療法時

稀に治療後に眼症の悪化を見ることがあり，治療前に眼症の評価を行う．活動性眼症では^{131}I内用療法は避けるが施行する場合はステロイドを内服する．欧米ではハイリスク患者（甲状腺ホルモン・TSH受容体抗体高値，喫煙者）などでは非活動性眼症でのステロイド予防内服が推奨されている．治療後の甲状腺機能低下症は眼症悪化のリスク因子であり，積極的に甲状腺ホルモン剤を投与し機能を正常化する．

Ⅴ 専門医に紹介するタイミング

① 急激な視力障害，色覚異常（視神経症では色覚異常を伴う場合がある），眼球突出，角膜混濁，兎眼，複視，視神経乳頭浮腫
② 過去1か月にわたる羞明，目の異物感，眼窩痛，目の腫脹感，眼瞼や結膜の充血・浮腫，症状に対する不安
③ 眼球突出の鑑別

特に片眼性などで眼窩内占拠性病変（眼窩内腫瘍，眼窩内炎症など）の除外が必要な場合

（渡邊奈津子）

文献

1) Noh JY, et al：Thyroid-Stimulating Antibody is Related to Graves' Ophthalmopathy, But Thyrotoropin-Binding Inhibitor Immunoglobulin is Related to Hyperthyroidism in Patients with Graves' Disease. Thyroid, 10：809-813, 2000
2) Bahn RS：Graves' Ophthalmopathy. N Engl J Med, 362：726-738, 2010
3) Bartalena L, et al：Consensus statement of the European Group on Graves' orbitopathy (EUGOGO) on management of GO. Eur J Endocrinol, 158：273-285, 2008
4) 廣松雄治：Basedow病眼症．日内会誌，99：755-762, 2010
5) Inoue Y, et al：Opthalmic Surgery in Dysthyroid Ophthalmopathy. Thyroid, 12：257-263, 2002

Ⅲ バセドウ病を診る・治す

4 抗甲状腺薬治療

日常臨床でのポイント

① 妊娠を希望している場合は，プロピルチオウラシル（PTU＝チウラヂール®，プロパジール®）で開始する．
② $FT_4≧5\,mg/dl$ の場合は，チアマゾール（MMI＝メルカゾール®）15 mg/day＋ヨウ化カリウム丸® 1錠朝1回内服または PTU 300 mg/day 朝・夕2回内服で開始する．
$FT_4<5\,mg/dl$ の場合は，MMI 15 mg/day 朝1回内服で開始する．
③ 抗甲状腺薬（ATD：antithyroid drugs）開始後，2か月間は2週間ごとに副作用チェック（T-Bil，AST，ALT，CBC（好中球数））を行う．

Ⅰ 薬剤の選択

（1）**妊娠を希望している女性・現在授乳中の女性**：基本的に PTU で開始する．妊娠を希望している女性の場合，妊娠初期（器官形成期：妊娠15週まで）に MMI を内服した場合には，MMI の投与量にかかわらず，MMI embryopathy（頭皮欠損症・臍帯ヘルニア・臍腸瘻・臍腸管膜遺残・食道閉鎖症）の奇形の報告がある[1]ため，基本的にはPTU で開始する．また MMI は母乳へ移行するため，投与量の制限や授乳間隔の制限がでてくるが，PTU は母乳への影響がないので現在授乳中の女性には PTU で開始する（別稿Ⅶ章参照）．

（2）**妊娠を希望していない場合**：MMI で開始する．

（3）**潜在性甲状腺機能亢進症程度の軽いものまたは，ATD 開始後2週間ごとの副作用チェックができない場合**：無機ヨード（ヨウ化カリウム液またはヨウ化カリウム丸®）で開始する．

※ヨウ化カリウム液（当院での精製法）
ヨウ化カリウム 140 g に精製水を加えて全量 250 ml とし，完全に溶解してから変色防止のためにチオ硫酸ナトリウム 0.1 g を加えてよく溶かす．投薬瓶として点眼瓶を使用すると，10 mg/滴になるように調剤されている．局方の滴瓶とは1滴の量が異なるので注意が必要である．

Ⅱ 初期投与量と投与間隔

1. 初期投与量

① $FT_4≧5\,mg/dl$ の場合，MMI 15 mg/day＋ヨウ化カリウム丸® 1錠 朝1回内服または PTU 300 mg/day 朝・夕2回内服で開始する．
② $FT_4<5\,mg/dl$ の場合，MMI 15 mg/day 朝1回内服で開始する．

バセドウ病の治療に際して，甲状腺ホルモン高値の状態が長期間継続すると，心房細動や心不全のリスクになることからも，できるだけ短期間にホルモン値を改善することが望まれる．しかしATD は副作用が多いことが知られており，なるべく副作用が少ない処方で，早期にホルモン値を改善する必要がある．そこで，当院では下記に示すいくつかの研究を行ってきた．

まず，『抗甲状腺薬の初期投与量』の検討として，未治療バセドウ病患者 315 例を MMI 15 mg/day，MMI 30 mg/day，PTU 300 mg/day の3群

表Ⅲ-5 対象の詳細

			MMI 15 mg/day (n=112)	MMI 30 mg/day (n=107)	PTU 300 mg/day (n=96)
性	男性：女性 (%)：(%)		26：86 (23.2)：(76.8)*	19：88 (17.8)：(82.2)**	8：88 (8.3)：(91.7)
初診時	年齢	Mean±SD	41.8±11.9歳	41.7±13.9歳	39.1±12.9歳
	触診甲状腺重量	中央値 (range)	33.9 g (3～118.6)	37.2 g (3.5～185.6)	36.7 g (5～96.8)
	TBII	中央値 (range)	60.5% (14.6～93.1)	67.3% (17.3～96.2)	61.6% (13.0～95.1)
	FT₄	中央値 (感度以上の例数)	5.11 ng/dl (26)	6.53 ng/dl (41)	5.44 ng/dl (30)
	All FT₄	中央値 (range)	5.02 ng/dl (17.3～39.3)	6.45 ng/dl (2.08～37.7)	5.40 ng/dl (17.2～46.9)

*p=0.0038, vs PTU 6
**p=0.0484, vs PTU 6

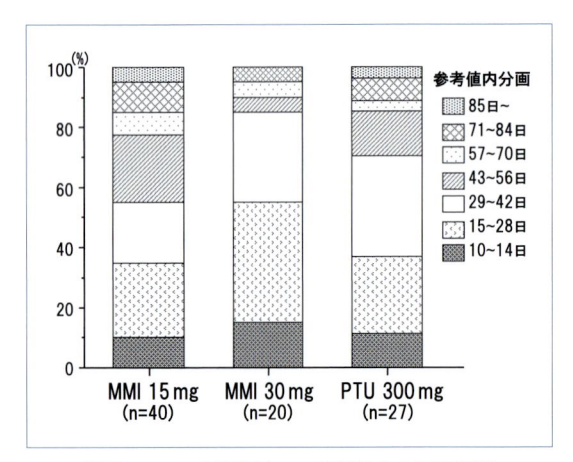

図Ⅲ-4 ATD 初期量と FT₄ 参考値内までの期間
—FT₄≦4.0—

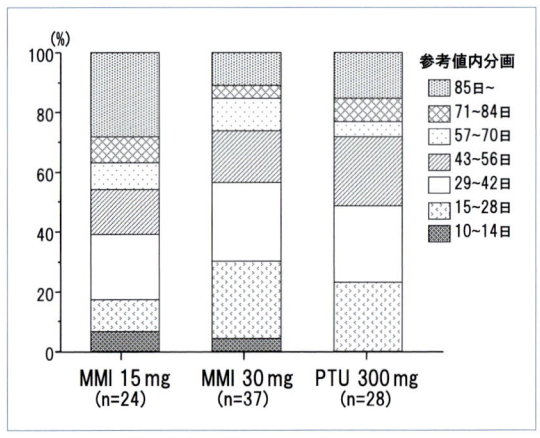

図Ⅲ-5 ATD 初期量と FT₄ 参考値内までの期間
—FT₄ 4.0＜～＜7.7—

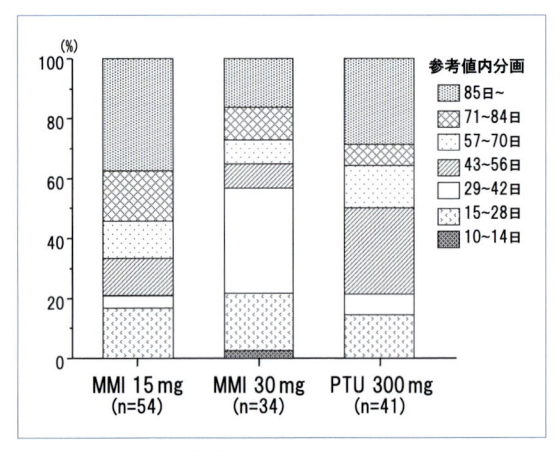

図Ⅲ-6 ATD 初期量と FT₄ 参考値内までの期間
—FT₄≧7.7—

に無作為に割付し（表Ⅲ-5），FT₄が正常化までの期間について2週ごとに分けて検討した．その結果，FT₄の正常化率が，FT₄≦4.0 ng/dl では3群でほとんど差を認めないのに対し（図Ⅲ-4），FT₄ 4.0 ng/dl＜～＜7.7 ng/dl では治療開始後8週以内に MMI 15 mg/day：54.4%，MMI 30 mg/day：85.1%，PTU 300 mg/day：73.9%（図Ⅲ-5），FT₄≧7.7 ng/dl では治療開始後8週以内に MMI 15 mg/day：38.5%，MMI 30 mg/day：61.0%，PTU 300 mg/day：53.3%であった（図Ⅲ-6）．FT₄高値の症例では内服開始8週間経過をみれば MMI 30 mg/day とあまり遜色なく PTU 300 mg/day でも正常化が可能であった．

次に，FT₄が測定感度以上の症例に対しては平

衡透析法で測定し，その値を All FT$_4$ として再度治療内容別に正常化までの期間に差があるか検討した．All FT$_4$＜5 ng/dl の症例は 8 週以内に 3 群とも 80％の症例で正常化していたが，All FT$_4$≧5 ng/dl では MMI 15 mg/day でほかの 2 群と比べて遅れる傾向にあった．

甲状腺機能の正常化の面からは，MMI 30 mg/day や PTU 300 mg/day と投与量の多いほうがよい．しかし ATD の投与量依存的に副作用が多いとしたら，初診時の甲状腺のホルモン値によりなるべく副作用の少ない投与量での ATD 開始が望まれる．

そこで，未治療バセドウ病患者 397 例（図Ⅲ-7）を MMI 15 mg/day，MMI 30 mg/day，PTU 300 mg/day の 3 群に無作為に割付・加療し，副作用の内訳および頻度について検討を行ったところ，MMI 15 mg/day でほかの 2 群よりも副作用が少なかった（図Ⅲ-8）．ATD を中止するに至った『重症副作用群』104 例と，ATD を中止しないで経過観察に至った『軽症副作用群』46 例の詳細を表Ⅲ-6, 7 に示す．MMI で PTU よりも痒み・薬疹の頻度が高く，薬疹の頻度は MMI の投与量に依存していた（図Ⅲ-9）．それに対して，肝機能障害の頻度は PTU で有意に高くなっていた[2]（図Ⅲ-10）．

副作用の発現時期は，薬疹では内服開始後早期より出現し，6 週くらいまでに出現することが多く，肝機能障害は 2 週目より 9 週目くらいまで幅広く出現していた（図Ⅲ-11）．また，無顆粒球症は 2 例とも 4 週前後，顆粒球減少症は 2 および 4 週で出現しており，ATD 開始後 2 か月間は 2 週間ごとの副作用チェックは有用である．また，P-ANCA 陽性の関節痛は PTU 300 mg/day のみで 268 日目で出現しており（図Ⅲ-12），長期間 PTU を内服している症例では注意を要する副作用である．

MMI は投与量依存に痒み・蕁麻疹の副作用が多いため[3]，可能であれば MMI の投与量を少なく投与したい．その後の研究において，MMI 30 mg/day と，MMI 15 mg/day＋ヨウ化カリウム丸® 1 錠を比べた場合，FT$_4$ が正常化するまでの期間

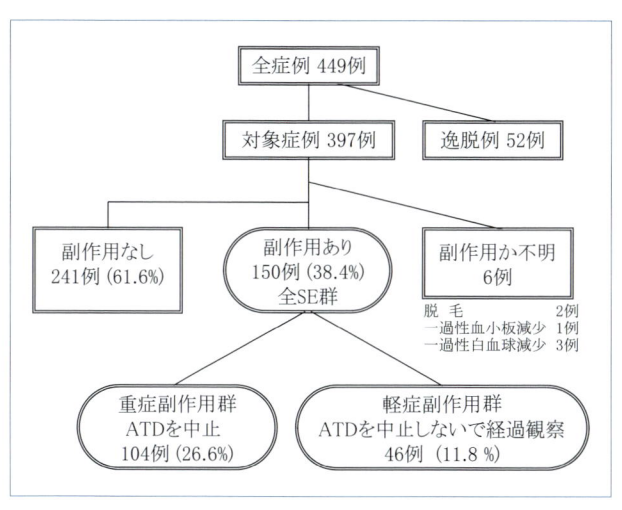

図Ⅲ-7 副作用（SE）患者の内訳

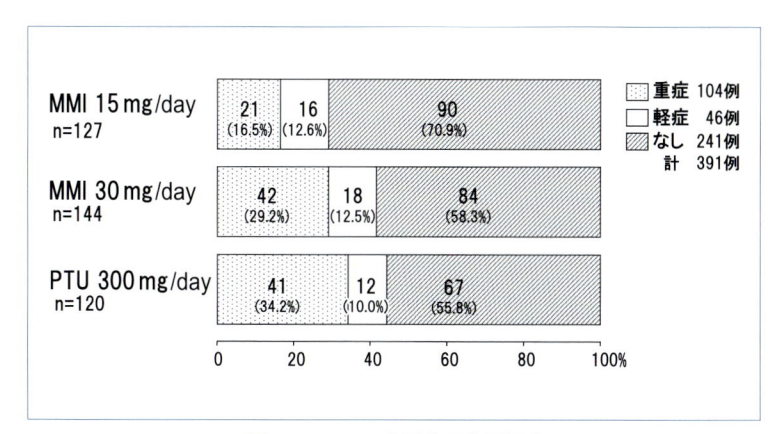

図Ⅲ-8 ATD の全副作用出現頻度

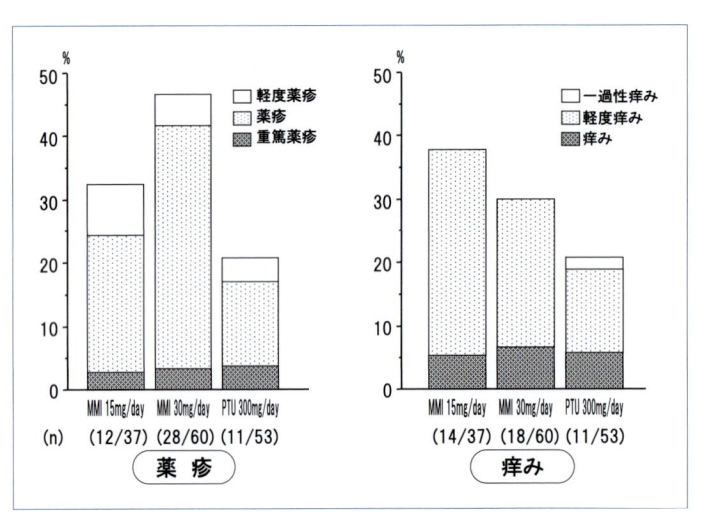

図Ⅲ-9 各服用群での副作用の内訳(1)

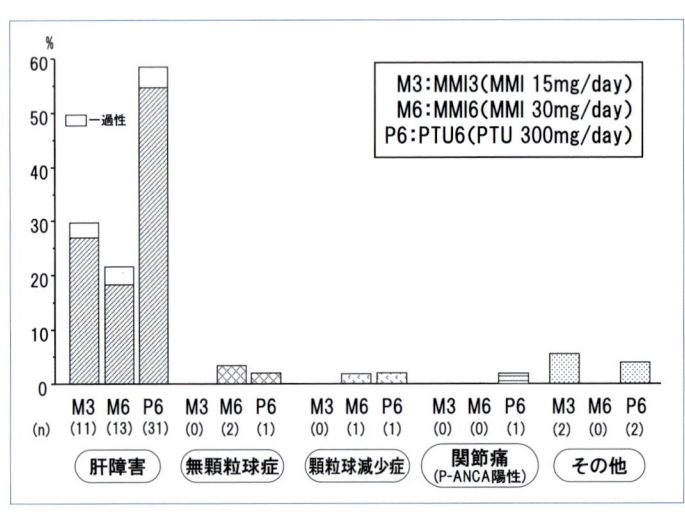

図Ⅲ-10 各服用群での副作用の内訳(2)

表Ⅲ-6 重症副作用群の副作用の内訳
（ATDを中止した104例）

肝機能障害	50例*
薬疹	50例
痒み	7例
重篤薬疹	43例
顆粒球減少症	2例
無顆粒球症	3例
発熱	1例
紫斑	1例
好酸球増多症	1例
関節痛(P-ANCA陽性)	1例
筋肉痛	1例

*重篤例　1例　　　（重複例含む）

表Ⅲ-7 軽症副作用群の副作用の内訳
（ATD中止には至らなかった46例）

軽度痒み(抗ヒスタミン薬併用あり)	36例
軽度薬疹(抗ヒスタミン薬併用あり)	8例
一過性肝障害(AST・ALT<100)	5例

（重複例含む）

は同等の効果が得られた（別稿Ⅲ-6 無機ヨード治療89頁〜参照）．

　内服回数については，MMIの血漿半減期は4〜6時間と長いため，内服コンプライアンス向上のために1日1回の服用，PTUは半減期が75分と

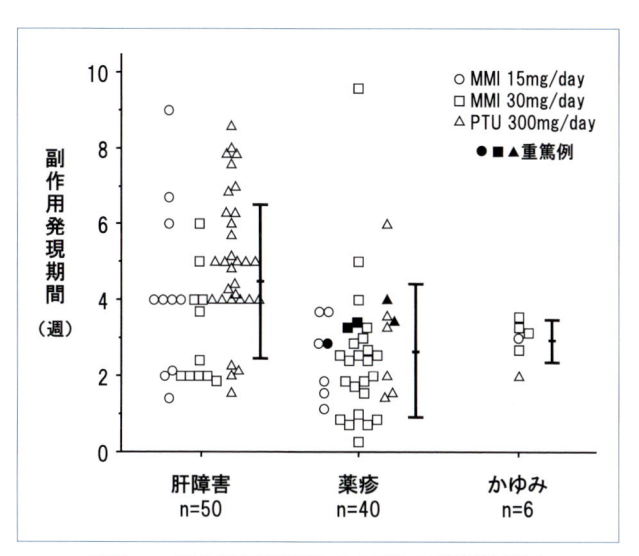

図Ⅲ-11 抗甲状腺薬服用からの副作用発現期間(1)

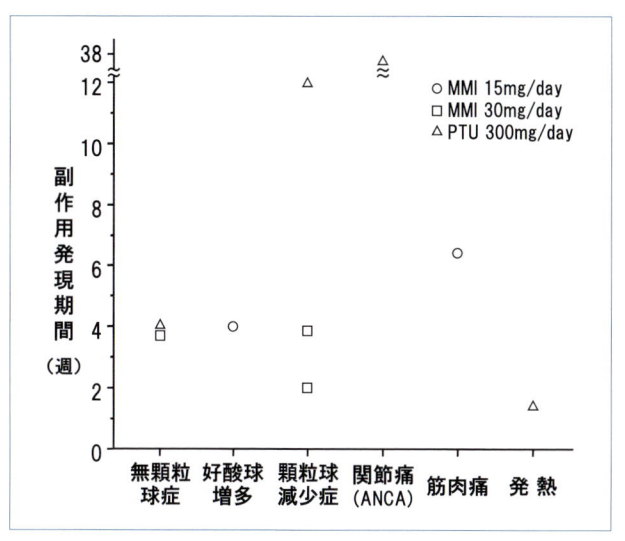

図Ⅲ-12 抗甲状腺薬服用からの副作用発現期間(2)

表Ⅲ-8 MMIとPTUの代謝動態の比較

	MMI	PTU
血漿半減期	4〜6時間	75分
投与8時間後の甲状腺内での効果	90%	60%

短いため，1日2回の分服としている(表Ⅲ-8).

2. 投与間隔〜副作用チェックを中心に〜

ATDによる副作用は，ATD開始後3か月以内に出現することが多い．そのため治療開始後2か月間は2週間ごとに副作用チェックをすることが，添付文書にも記載されている．当院ではATDセット(T-Bil, AST, ALT, CBC(分画あり，特に好中球数))として2か月間は2週間ごとに採血を全例に施行している．無顆粒球症や顆粒球減少症は，治療開始後3か月以降にも出現することがあるため，ATD開始後2か月以降もATDセットを甲状腺ホルモンと一緒に測定する．

次に各副作用対策について示す．

1) 痒み・蕁麻疹

ATD開始後の副作用として最も頻度が高い副作用が，痒み・蕁麻疹である．前述したように，薬疹は内服開始後早期より出現し，6週くらいまでに出現することが多い(図Ⅲ-11)．そのため，当院ではATD開始時に手持ちとして，患者に抗ヒスタミン薬を先に処方しておく．痒みや蕁麻疹が出現した際には，その抗ヒスタミン薬を開始していただき，我慢できる程度であればATDを継続してもらう．

なお，甲状腺ホルモンが高値でも痒みが出現することがあり，痒みを契機にバセドウ病と診断される症例もある．そのような場合，先に皮膚科などで抗ヒスタミン薬を処方されている場合があるため，現在の内服薬については先にチェックが必要である．また，すでに抗ヒスタミン薬を内服している場合には，手持ちとしてd-クロルフェニラミンマレイン酸塩(ネオマレルミンTR®6mg(昔のポララミン®)を2錠朝夕2回で処方する．この時には，眠気の副作用が強いため，車の運転などは気をつけるように伝えている．

痒みや蕁麻疹が出やすいATDはMMIであり，特にMMI開始時には気をつけるべき副作用である．

もし，手持ちの抗ヒスタミン薬を併用しても，全身に薬疹(全身が赤く腫れる)が出現する際には，速やかにATDを中止し，副作用のないヨウ化カリウムへ変更する．重症薬疹の場合はプレドニゾロン(プレドニン®)20〜30mgを投与し，10日間くらいかけて漸減中止する．それより軽いが

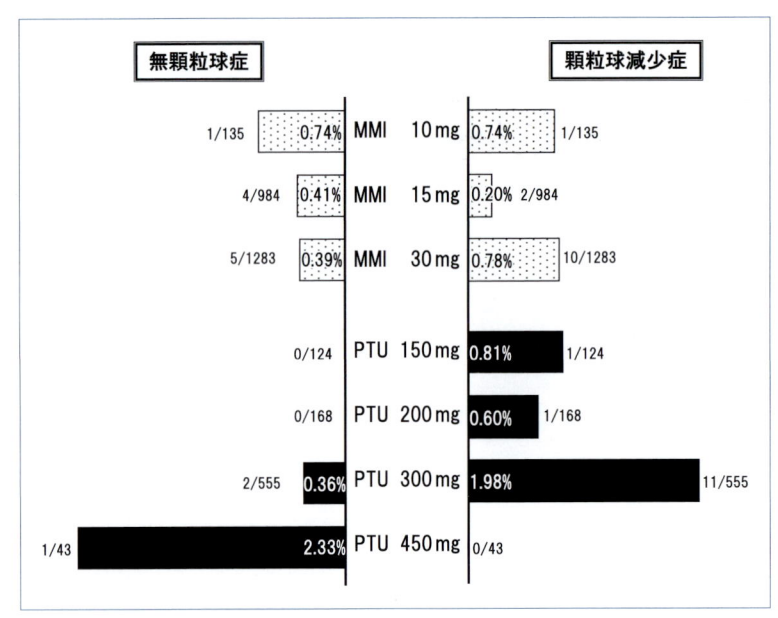

図Ⅲ-13 錠数別の無顆粒球症および顆粒球減少症の発症頻度

表Ⅲ-9 MMIの服用量別 無顆粒球症，顆粒球減少症の頻度

	症例数	無顆粒球症	顆粒球減少症	無顆粒球症＋顆粒球減少症
MMI≦15 mg	1148	5(0.44%)	3(0.26%)	8(0.70%)
MMI＞20 mg	1637	5(0.31%)	10(0.61%)	15(0.92%)

N.S.

表Ⅲ-10 PTUの服用量別 無顆粒球症，顆粒球減少症の頻度

	症例数	無顆粒球症	顆粒球減少症	無顆粒球症＋顆粒球減少症
PTU≦150 mg	174	0(0.0%)	1(0.57%)	1(0.57%)
PTU＞200 mg	767	3(0.39%)	13(1.69%)	15(1.96%)

N.S.

掻痒感が強い場合には，グリチルリチン製剤(強力ネオミノファーゲンC® 40 m*l*)静注が有効である．

ヨウ化カリウムへ変更後1〜2週間後に外来受診させ，痒みや蕁麻疹の改善を確認後に，もう一種類のATDへ変更するか患者と相談する．その場合には抗ヒスタミン薬は併用でもう一種類のATDを開始する．

なお，MMIやPTUで副作用が出現した場合，ATD中止後副作用のないヨウ化カリウムへ一度変更して副作用の消失確認後に，もう一方のATD投与でも副作用が出現した割合は，約30%であった[3]．

2) 肝機能障害

ATD開始後2〜4週目にAST・ALTの上昇を認めることがある．これは，甲状腺ホルモンの急激な改善に伴い肝細胞が障害され起こるものであり，自然経過とともに改善するので，AST・ALTが100 IU/*l*前後であれば経過をみる．当院ではウルソデオキシコール酸(ウルソ® 3〜6錠朝・昼・夕 3回)で開始し，肝機能がALT優位で2週間前より改善傾向であれば，ATD継続で経過をみる．多くの場合は甲状腺ホルモンの安定化に伴い肝機能は改善してくるため，肝機能の数値をみながらウルソ®も漸減中止していく．

AST・ALT≧150 IU/*l*以上であり，AST＞ALT優位の場合には，ATDを中止しヨウ化カリウムへ変更する．

またT-Bil≧3 mg/d*l*の場合にも，ATDを中止しヨウ化カリウムへ変更する．

3) 無顆粒球症・顆粒球減少症

(1) 無顆粒球症(好中球数＜500/μl)の場合：ATDを中止し，ヨウ化カリウムへ変更する．入院し，顆粒球コロニー刺激因子(G-CSF：Granulocyte Colony sitimulating factor：レノグラスチム＝ノイトロジン®100 μg/day)と抗生剤を投与する．当院では，アイソレーターなどを使用し，感染の原因となるような生物を禁止している．好中球数が100/μlを切るような重症の無顆粒球症の場合，好中球が1,000/μl以上に回復するのに1週間以上要する場合もある．

(2) 顆粒球減少症(500≦好中球数＜1,000/μl)の場合：基本的には無顆粒球症に準ずるが，単球の割合が上昇している場合には，G-CSF投与により速やかに好中球数の改善を認める可能性が高い．まずはノイトロジン®100 μg/day皮下注射して3時間後に採血を施行し，好中球数が1,000/μlを超えていることを確認できれば，ヨウ化カリウムへ変更ののち外来でも経過観察可能である．

(3) 無顆粒球症や顆粒球減少症の頻度：検討症例数が少ないが，当院のデータでは無顆粒球症や顆粒球減少症の頻度にATDの錠数依存は認められなかった(図Ⅲ-13，表Ⅲ-9，10)．

しかし，顆粒球減少症はATD開始後2週目に発症が多く，無顆粒球症はATD開始後4週目に多かったことより(図Ⅲ-14)，ATD開始後の38℃以上の発熱時には，必ず好中球数が1,000/μl以上あることを採血にて確認するように，患者へ注意を促すことが重要である．ここで紛らわしいのは，微熱である．甲状腺ホルモンが高値でも37℃台の微熱の原因となるが，この時には採血の必要はない．しかし，咽頭痛などの症状が出現している場合には採血を勧めるべきである．

4) 抗好中球細胞質抗体(myeloperoxidase ANCA：MPO-ANCA)関連血管炎

移動する関節痛(今日は膝，明日は肩など，大きな関節が日替わりで痛む)，微熱，血尿，血痰が起こる場合には，MPO-ANCA関連血管炎を疑い，P-ANCAを測定し，ヨウ化カリウムへ変更する．

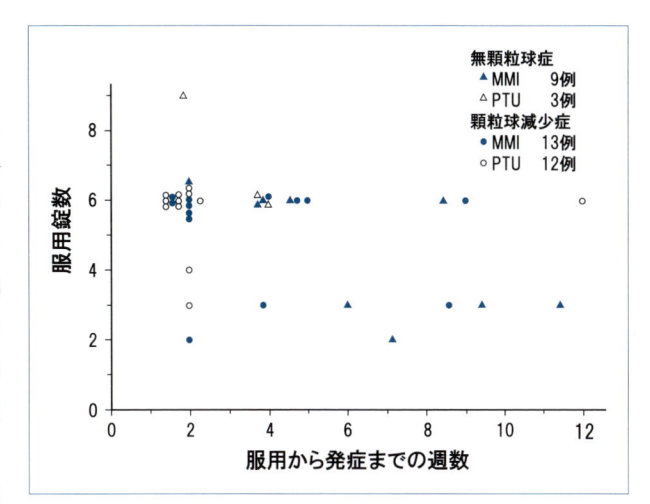

図Ⅲ-14 服用量と発症までの週数

原因薬剤であるATDを中止すれば，移動する関節痛などの症状は速やかに改善する．しかし，ANCA関連血管性腎炎を発症した場合には，透析や死に至るケースもあるため，症状をみて重症な場合には，腎臓内科など専門医への紹介が必要となる．当院の検討では，年間発生率は0.53〜0.79人/1万人であった[4]．また，PTUはMMIに比して39.2倍高い頻度で起こる[4]ので，PTU内服例では特に注意すべき副作用である．

Ⅲ 投与量の調整と中止時期

1. ATDの減量の仕方

ATD開始後，FT_3とFT_4が参考値に入ったら，薬の減量を考える．TSHが正常化するのにはタイムラグがあるため，TSHの正常化を待って減量をすると体のつりなどの症状が出現する．患者が『体がつる』という症状を訴え始めた場合には，ATDの減量を考慮すべきである．

例) ① MMI 15 mg/dayで開始
　　　→MMI 10 mg/day〜7.5 mg/day(1錠と2錠交互に内服)へ減量
　　② MMI 15 mg/day＋ヨウ化カリウム丸®1錠で開始
　　　→MMI 15 mg/day＋ヨウ化カリウム丸®1錠隔日へ減量

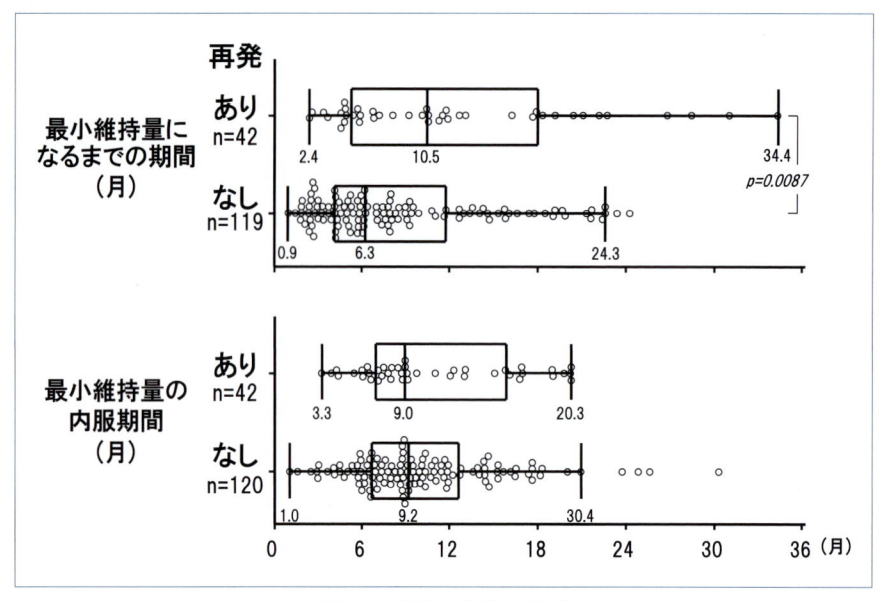

図Ⅲ-15 再発と維持量の期間

→MMI 15 mg/day へ減量

③ PTU 300 mg/day で開始

→PTU 200 mg/day〜150 mg/day へ減量

2. ATD の中止時期

『バセドウ病治療ガイドライン 2011』によると，ATD の中止時期は，最小維持量で半年以上，TSH も含めて甲状腺機能が正常に保たれていれば，中止を検討してよいとされている．また，最小維持量期間が長いほうが，寛解維持率は高くなる傾向があるとの報告もある[5]．

当院で，未治療バセドウ病患者 659 例中 ATD 中止後 1 年以上寛解の 153 例と ATD 中止 1 年以内に再発した 32 例の計 185 例で再発の有無について検討した結果，最小維持量になるまでの期間は再発ありで 10.5 か月（2.4〜34.4），再発なしで 6.3 か月（0.9〜24.3）と有意に再発ありで長く，最小維持量期間は再発あり群 9.0 か月（3.3〜20.3），再発なし 9.2 か月（1.0〜30.4）と有意差は認めなかった（図Ⅲ-15）．次に最小維持量期間を 6，9，12，18 か月以上のグループに分け再発率の検討を行ったが，再発率は 11.4〜42.9％であり，最小維持量の内服期間が長いほうが再発率が低いという傾向は認めなかった（図Ⅲ-16）．これは，ある程度の期間を最小維持量で内服し，甲状腺機能が安定に保たれることが寛解には必要であるが，最小維持量で内服が長期間継続をしても TSH≧1 μIU/ml にならないような症例は ATD 中止後に再発をする可能性が示唆された．

以上より，当院でも現在のガイドラインどおり，最小維持量で半年以上 TSH も含めて甲状腺機能が正常に保たれていれば中止を試みてよいとしているが，寛解・再発を予知できるようなマーカーは現在なく，今後の研究が求められる．

Ⅳ 抗甲状腺薬甲状腺ホルモン剤の併用（Block and replace）療法について

1. TSH レセプター抗体阻害型（TSBAb：TSH Stimulation Blocking Antibody）陽性の場合

ATD 開始後，すぐに甲状腺ホルモンが低下し甲状腺機能低下症に移行する場合がある．具体的に言うと，TSBAb 陽性（ブロッキング抗体）を持っている患者の場合には，甲状腺機能亢進症と低下症を繰り返すことがあり，その場合には，TRAb が低下するまで，MMI とレボチロキシン（チラーヂン S®）を併用すると甲状腺機能安定を保ちやすい．

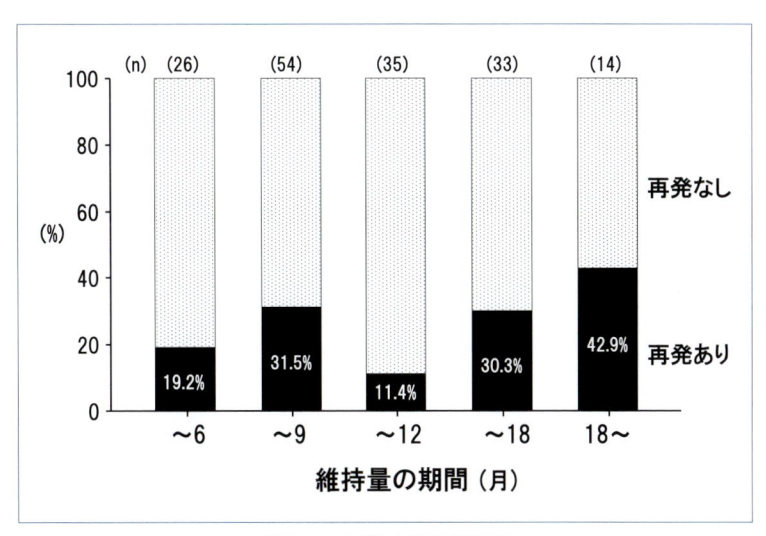

図Ⅲ-16 再発と維持量期間

2. 甲状腺眼症がある場合

甲状腺眼症(複視や眼痛)がある患者の場合には，TSHが上昇すると眼症悪化の要因になるため，眼症が安定するまでは block and replace がよい．

3. 甲状腺腫が100ｇ以上の患者の131I内用療法前

131I内用療法前には，当院では1週間のATD中止を要するため，甲状腺機能のコントロールが不十分であると，休薬中に甲状腺ホルモンが高値になり，特に高齢者の場合には心房細動や心不全のリスクになる．そのため，当院では甲状腺腫が100ｇ以上の患者には131I内用療法前の4か月以上前に block and replace へ変更している．具体的には，抗甲状腺薬を投与量の倍量とし，約2週間投与後(甲状腺ホルモンが正常下限となった頃)にチラーヂンS®50μg/day を追加とする．

例) MMI 15 mg/day で内服し甲状腺機能が安定している場合

MMI 30 mg/day で約20日間内服→MMI 30 mg/day＋チラーヂンS®50μg/day へ変更し，約1か月内服し外来受診を勧める．

4. 甲状腺腫が100ｇ以上の大きな場合

T^3 toxicosis(MMIを1錠増量すると，FT_3が正常範囲に入るがFT_4が正常感度以下になり，逆にMMIを1錠減量すると，FT_4が正常範囲に入る代わりに，FT_3が高値になること)の状態となる．その場合には甲状腺機能の安定を図るために，block and replace への変更が好ましく，甲状腺機能安定後に131I内用療法か手術の選択がよい．

5. 131I内用療法後の初期

131I内用療法後2〜4か月目に一過性に甲状腺機能低下症になることが知られている．その期間は月1回の経過観察はもちろんのこと，甲状腺機能の低下が著しい場合にはATDに甲状腺ホルモンを補充する．そのほうが機能低下症の症状が出現せず，また131I内用療法後の眼症の悪化の可能性も防げるため，有用である．131I内用療法後の甲状腺機能低下症は一過性であることが多いため，自身の甲状腺機能の回復をみるためにリオチロニンナトリウム(チロナミン®)を補充する場合もあるが，甲状腺機能の安定面を考えると，チラーヂンS®の補充を推奨する．

例) 131I内用療法前にMMI 15 mg/day で内服している場合

→131I内用療法後MMI 15 mg/day で再開し20日間内服

→MMI 15 mg/day＋チラーヂンS®50μg/day へ変更後約2週間内服し外来受診を勧める．

4. 抗甲状腺薬治療

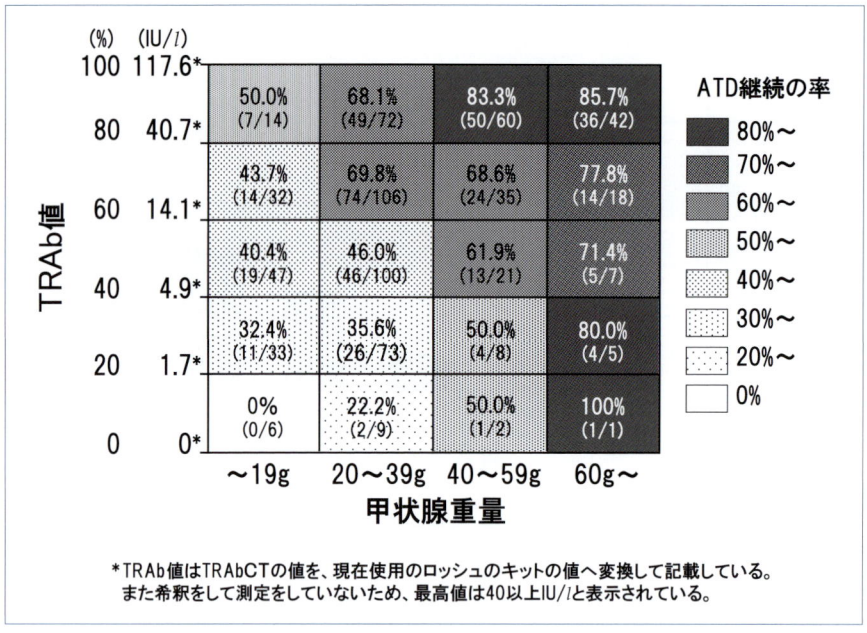

図Ⅲ-17 初診時甲状腺重量および初診時TRAb継続率

Ⅴ 他の治療に変更する場合

1. 患者が早期寛解を希望する場合

　早期妊娠希望の場合，手術を勧める．

　1年以上妊娠が待てる場合は，^{131}I内用療法を勧める．このうち甲状腺重量が80g以下の場合は，外来での^{131}I内用療法が可能であり，甲状腺重量が80g以上の場合は，入院での加療が必要である．

2. ATDで重大な副作用がでた場合

　① 基本的に無顆粒球症や顆粒球減少症の場合には，もう一方の抗甲状腺薬を服用するにはリスクが高いため，違う治療を勧める．

　② P-ANCA陽性のANCA関連血管炎：無症候性であってもP-ANCA陽性の場合には違う治療を勧めることもある．

3. 甲状腺腫が100g以上など，ATDでのコントロールが困難である場合

4. 長期間ATDで加療しても寛解困難または，再発症例

Ⅵ 当院でのATDの治療成績

　甲状腺腫が大きい患者やTSHレセプター抗体（TRAb：TSH receptor antibody）が高値な患者は寛解率が低いことが知られているが，甲状腺重量別やTRAb値に層状化されたデータはない．

　以下に示すデータは，未治療バセドウ病患者725例において，ATDまたはヨウ化カリウム開始後2.7年で，ATDまたはヨウ化カリウムが中止できたかどうかの当院のデータである．対象の内訳は，男女比1：3.7，初診時年齢：中央値38歳（範囲9～77歳）．治療の内訳は，MMI 545例，PTU 131例，ヨウ化カリウム49例で，6か月以上維持量でコントロール良好な場合にATDまたはヨウ化カリウムを中止した．横軸に甲状腺重量を20gずつとり，縦軸にTRAb値を20%ずつとり，20のグループに分け，甲状腺重量とTRAb別の

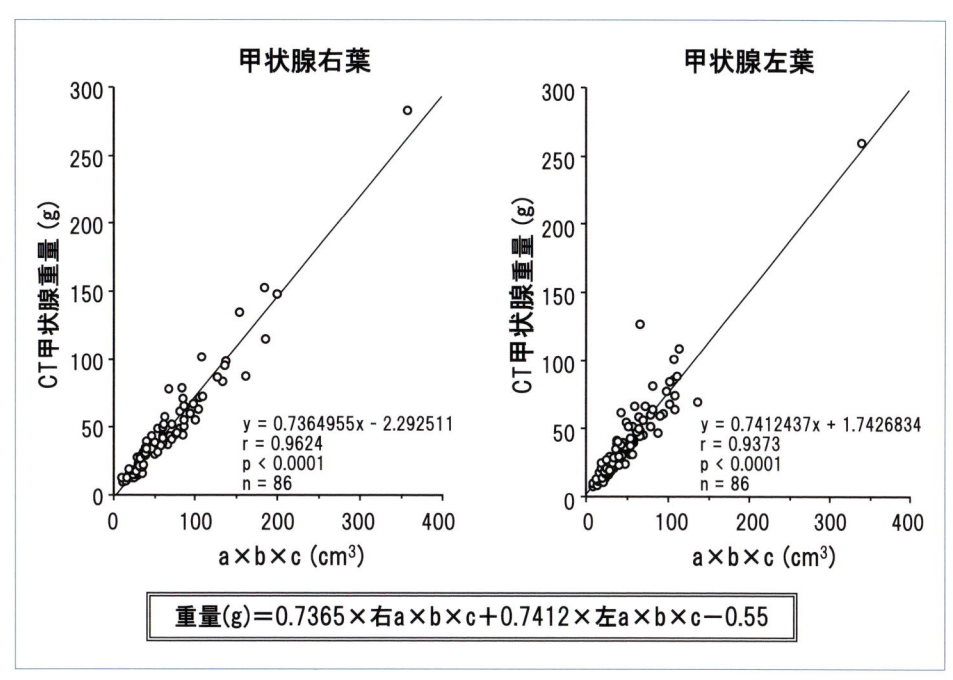

図Ⅲ-18 右葉，左葉のCT重量とエコーでの各パラメータとの回帰式

重量(g)＝0.7365×右a×b×c＋0.7412×左a×b×c－0.55

ATD継続の割合を求めた(図Ⅲ-17)．初診時甲状腺重量＜20gであれば，TRAb値にかかわらず，また初診時甲状腺重量＜40gかつ初診時TRAb＜60%であれば50%以上の確率でATDを中止可能であった．それに対し，初診時甲状腺重量＜40gかつ初診時TRAb＞60%，初診時甲状腺重量＞40gかつ初診時TRAb＞40%であれば50%以上の確率でATDを中止不可能であった．

上記に示したATD加療で寛解困難が予測される症例に対して，ホルモン値コントロール後早期に^{131}I内用療法または手術を勧めることは，長期間のATD加療を減らし，患者のQOLも上昇させることが可能であると考えている．なお，TRAb値はコスミック・コーポレーションのTRAb「コスミック」Ⅲの値を，現在当院で使用しているロッシュ・ダイアグノスティックス株式会社のエクルーシス試薬TRAbのキットの値へ変換して記載している(図Ⅲ-17)．

※当院の甲状腺エコー重量の測定方法
　甲状腺エコー重量＝0.7365×右a×b×c＋0.7412×左a×b×c－0.55

今までの報告では，甲状腺重量の正確な評価方法の記載がない．甲状腺重量を正確に評価するには，検査者によって数値が変わる触診やトレース重量ではなく，誰が施行しても同様な結果がでるエコーを用いた方法のほうが優れている．そこで甲状腺手術重量と，甲状腺CT重量が非常によく相関することがわかっている．甲状腺エコーで左右の幅・深さ・長径をabcとし，両葉を個々に測定したCT重量を使用して，甲状腺右葉と左葉の回帰式を求めたところ，
　右葉CT重量＝0.7365×右a×b×c－2.29(r＝0.97 p＜0.001)
　左葉CT重量＝0.7412×左a×b×c＋1.74(r＝0.93 p＜0.001)
と両方ともr＝0.97，r＝0.93とどちらもよい相関を認めていた．

以上より，当院では上記の式を使用して甲状腺エコー重量を求めている．なお峡部については1～2gの重量であり，計算式を簡便にするために計算式からは省いている(図Ⅲ-18)．

(松本雅子)

文献

1) Yoshihara A, et al：Treatment of Graves'disease with antithyroid drugs in the first trimester of pregnancy and the prevalence of congenital malformation. J Clin Endocrinol Metab, **97**(7)：2396-2403, 2012
2) Nakamura H, et al：Comparison of methimazole and propylthiouracil in patients with hyperthyroidism

caused by Graves' disease. J Clin Endocrinol Metab, **92**(6)：2157-2162, 2007
3) Fumiko O, et al：Hepatotoxicity and cutaneous reactions after antithyroid drug administration. Clinical Endocrinology, **77**(2)：310-315, 2012
4) Noh JY, et al：Clinical characteristics of myeloperoxidase antineutrophil cytoplasmic antibody-associated vasculitis caused by antithyroid drugs. J Clin Endocrinol Metab, **94**(8)：2806-2811, 2009
5) Konishi T, et al：Drug discontinuation after treatment with minimum maintenance dose of an antithyroid drug in Graves' disease：a retrospective study on effects of treatment duration with minimum maintenance dose on lasting remission. Endocr J, **58**(2)：95-100, 2011

Ⅲ バセドウ病を診る・治す

5 バセドウ病に対する¹³¹I内用療法

日常臨床でのポイント

① ¹³¹I内用療法は，抗甲状腺薬で副作用を認める症例や，寛解導入困難例で有用な治療法である．
② 治療前には，妊娠の確認と甲状腺眼症の活動性の評価をする．
③ 治療後は，長期経過後にも甲状腺機能低下症の可能性があることの指導をする．

Ⅰ 投与量の変遷

¹³¹I内用療法は，欧米でも50年以上の治療経験があり，バセドウ病の治療として有用である．当院では1983年1月より¹³¹I内用療法を開始した．投与する放射線量は，患者の甲状腺重量，ヨウ素制限の徹底，¹³¹Iの摂取率および有効半減期，患者ごとの放射線感受性の違いなど，様々な因子が関与して治療効果が見込まれる．患者のヨウ素制限については，パンフレットを用いて，できるだけ具体的に禁止すべき食品，日用品について説明を行い，¹³¹I内用療法前1週間のヨウ素制限を行うように指導している．

1998年6月から，500 MBq (13.5 mCi) までであれば，外来での治療が可能になった．当院では，推定甲状腺重量が80g以上の場合や，高齢者，心疾患の合併などでは入院での¹³¹I内用療法を勧めている．また，甲状腺腫が大きい場合でも，数回の外来治療の了承が得られれば，外来で治療を行っている．

当院では，¹³¹I内用療法開始時から，甲状腺重量別に期待吸収線量（¹³¹I投与量）を設定し，¹³¹I内用療法後の甲状腺機能が正常で経過するように投与量を調整している．現在使用している期待吸収線量は，甲状腺重量を10g単位で区分けし，20g未満では30 Gy，20g以上では40 Gyと以降甲状腺重量が10g増えるごとに10 Gyずつ増やし，重量によって¹³¹I投与量を調整している．これまでの治療量の変遷をグラフに示す（表Ⅲ-11）．これまでの投与量では，機能亢進症を示す例が多いことから，永続的機能低下症症例を可能な限り増やさない範囲で，期待吸収線量を増量している．

¹³¹I内用療法に影響を与える因子として，甲状腺重量は重要な因子となる．甲状腺重量測定については，開始時から2006年2月まではシンチグラフィを用いた大久保法[1]による推定甲状腺重量を用いた．2006年3月以降は超音波検査を用いて，長径(cm)，短径(cm)，厚さ(cm)を測定し，大塚法［推定重量(g) = (0.7365×右葉長径(cm)×短径(cm)×厚さ(cm) + 0.7412×左葉長径(cm)×短径(cm)×厚さ(cm)) − 0.55］を用いて測定した[2]．2009年4月以降は，3Dエコーを用いて，測定を行っている．

¹³¹I内用療法の実際の方法は図Ⅲ-19に示す．治療前1週間からは，抗甲状腺薬などの内服薬の中止，ヨウ素制限を開始する．このときまでに推定甲状腺重量測定は行っておく．治療前日は，ヨウ素制限の状態と体調変化について確認し，女性には妊娠していないことの確認を行い，問題がなければ¹²³Iのカプセルを内服する．入院治療の場合には，この時から入院とする．翌日24時間摂取率検査を行い，外来にて治療量を決定し，治療量

83

表Ⅲ-11

甲状腺重量	2009.04.01〜 エコー重量 第4期ランク	2006.03.01〜 エコー重量 第3期ランク	2000.01.17〜 シンチ重量 第3期ランク	1989.01.05〜 シンチ重量 第2期ランク	1983.01.05〜 シンチ重量 第1期ランク
＜20 g	30	20	20	25	25
20 g〜	40	20	20	25	25
30 g〜	50	25	25	30	35
40 g〜	60	35	35	35	40
50 g〜	70	45	45	45	45
60 g〜	80	55	55	55	50
70 g〜	90	80	80	65	60
80 g〜	100	95	95	80	60
90 g〜	110	95	95	80	70
100 g〜	120	110	110	90	70
110 g〜	130	110	110	90	80
120 g〜	140	120	120	100	80
130 g〜	150	120	120	100	90
140 g〜	160	135	135	110	90
150 g〜	170	135	135	110	100

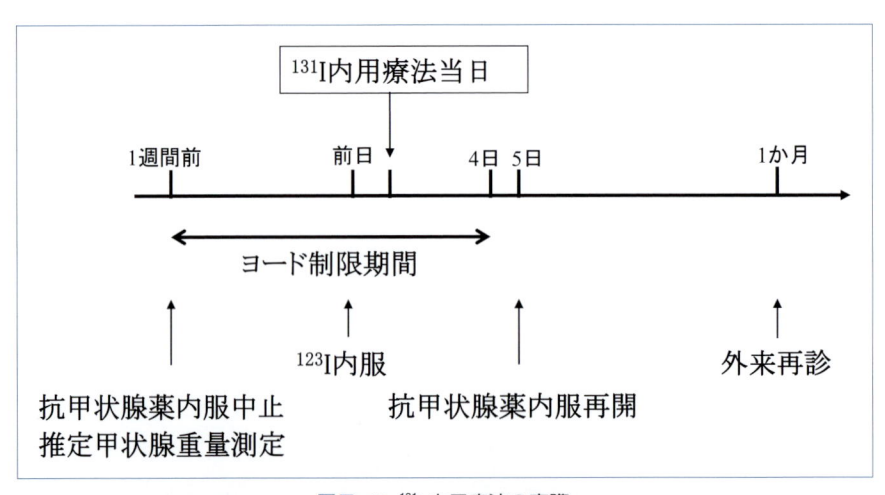

図Ⅲ-19 ^{131}I内用療法の実際

の^{131}Iのカプセルを内服する．治療後4日目までヨウ素制限を継続し，5日目から，抗甲状腺薬などの内服を再開する．早い場合には，2週間程度から甲状腺機能亢進状態が改善し始めて，3か月〜1年位で甲状腺機能が低下してくる．^{131}I内用療法後半年の，推定甲状腺重量や甲状腺機能の状況によっては，2回目の^{131}I内用療法を検討する．

II ^{131}I内用療法時の注意点

1. ^{131}I内用療法の適応と禁忌

^{131}I内用療法の適応[3]は，①抗甲状腺薬が副作用で内服できない場合，②抗甲状腺薬での寛解導入困難例，③甲状腺手術後の再発，④手術・抗甲状腺薬の治療を希望しない場合，⑤心疾患(心不全，不整脈など)，周期性四肢麻痺などにより確実なコントロールを必要とする場合などである．一方，①妊娠中，または妊娠の可能性のある女性や授乳中の場合は禁忌であり，②18歳以下では，原則として^{131}I内用療法は行っていない(相対的禁忌)．結節性甲状腺腫がある場合にも，^{131}I内用療法前に細胞診を施行して，悪性腫瘍を否定してから行うべきである．

2. ヨウ素制限期間の注意点

^{131}I内用療法前1週間はヨウ素制限とともに，抗甲状腺薬やヨウ化カリウムなどの内服を中止する．この期間に甲状腺機能亢進症を合併することがあり，クリーゼや心不全，心房細動などのリスクも報告されている．そのため，β-ブロッカーの併用を行ったり，心疾患の合併例や高齢者では，ヨウ素制限の期間，入院での安静を保ちながら^{131}I内用療法に備える場合もある．また，^{131}I内用療法を施行する際にこれらのリスクを回避するためにも，ホルモン値を安定させてから^{131}I内用療法を行うことが推奨される．また，当院では，治療前に抗甲状腺薬を1.5〜2倍へ増量し，レボチロキシン(チラーヂンS®)を追加して甲状腺機能を安定させてから^{131}I内用療法を施行することで，治療時の甲状腺機能亢進症を避けるような試みも行っている．

3. ^{131}I内用療法と妊娠

妊娠希望のある場合，核医学学会からの指導では4か月間の避妊が指導されている．しかし，^{131}I内用療法後は甲状腺ホルモン値が変動しやすいこともあるため，当院では，女性では1年間，男性では6か月間避妊が可能な場合に治療を勧めている．治療後はTRAb値が上昇しやすいため，治療後に妊娠を考えている女性は，妊娠・出産にあたりTRAb値の経過観察が必要である．出産時までTRAb 10 IU/l以上の場合には，児に新生児バセドウ病を生じる可能性があるため，児の経過観察が必要になることを説明する．

4. 甲状腺眼症

^{131}I内用療法の際には，甲状腺眼症(別稿III-3 甲状腺関連眼症68頁〜参照)が悪化する症例が報告されている．活動性のある眼症を認める場合には，眼症の治療を優先させるべきであり，専門の眼科への受診を勧める．喫煙は甲状腺眼症のリスク因子となることからも，治療前には禁煙を指導すべきである．治療後に複視や視力低下，目の奥の痛みなどの症状が出現する場合には，眼科への受診が必要になることを説明しておき，眼科医との連携が重要である．

欧米では，眼症の発症予防のために，^{131}I内用療法時には，ステロイドの内服を併用するように推奨されているが，日本では確立した治療法とはなっていない．

5. 患者指導

患者へは，服用した^{131}Iのうち甲状腺に取り込まれなかったものは，尿中に排出され，少量は，便や唾液からも排出される．この放射線は人体に悪影響を及ぼさないが，微量の放射線が出ていることを本人に認識してもらう必要があることを説明する．^{131}I内服後1〜2週間は，子供や妊婦との親密な接触，添い寝などの長時間の接触は避け，乳幼児を15分以上抱くことは控えるように，リーフレットを用いて指導している．

6. ^{131}I内用療法後甲状腺機能低下症

^{131}I内用療法後は，2〜3か月後に甲状腺機能低

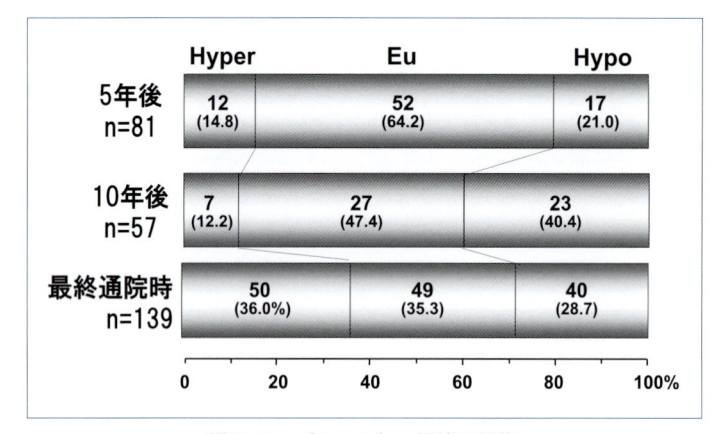

図Ⅲ-20 5年・10年・最終の予後

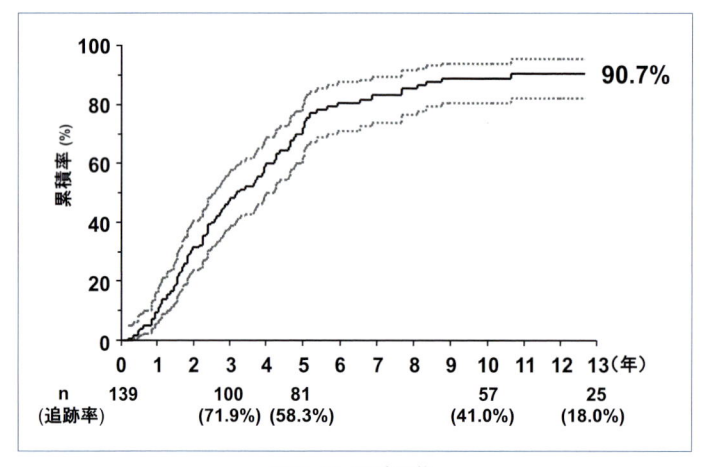

図Ⅲ-21 累積予後
—Eu＋Hypo(Kaplan Meier)—

下症を示しやすい．著明な甲状腺機能低下症は，甲状腺眼症を悪化させやすいため，一時的にはレボチロキシンの内服を併用するなどして，できる限り甲状腺機能低下症を避けて，甲状腺機能のコントロールを行う．

^{131}I内用療法後数年経過してから，甲状腺機能低下症を示す例もあるため，患者には機能改善後も，半年に1回程度は，定期的に外来通院を継続するように指導することが重要である．

Ⅲ 治療成績

当院での^{131}I内用療法の治療目標は，可能な限り甲状腺機能正常を目指している．前記したとおり，推定甲状腺重量別に^{131}I投与量を調整し，甲状腺腫が小さい例では，低下症を避け，大きい症例でも機能亢進症を減らすように設定されている．

1994年に当院で^{131}I内用療法を施行した528例中，1回のみの治療で経過観察となった368例について，治療の長期予後が検討された[4]．このうち，実際吸収線量が期待吸収線量の90〜110%の患者139例を対象にした（男性18例，女性121例．年齢中央値46歳（範囲27〜70））．推定甲状腺重量はシンチグラムから大久保法で求め，推定甲状腺重量の増大ごとに期待吸収線量を増量し，Quimbyの式で推定甲状腺重量別に投与量を決定した．最終来院日の機能をTSH値と服薬状況により評

価した．甲状腺機能正常(Eu)；TSH 正常，甲状腺機能亢進(Hyper)；TSH 低下・抗甲状腺薬・ヨード薬内服，甲状腺機能低下(Hypo)；TSH 上昇・甲状腺ホルモン剤内服と判定した．5 年後と 10 年後，最終通院時の甲状腺機能を示す(図Ⅲ-20)．5 年，10 年と経過すると Hyper の割合は 14.8％と 12.2％となり，Eu 64.2％，47.4％，Hypo 21.0％，40.4％であり，Eu・Hypo が 8 割を占める結果であった．Eu＋Hypo を ^{131}I 内用療法の効果ありとし，Kaplan Meier 法で累積予後を検討すると，治療後 5 年までは，Eu＋Hypo が増加し，治療後 13 年では，90.7％に達する(図Ⅲ-21)．最終的に Hypo を示す症例は，40 例認めたが，この場合も，83％は Eu の期間を経て Hypo を示した．本法により，50〜60％は長期的にも Eu を維持でき，甲状腺機能を正常または低下にする有効な治療であると考えられる．

半年間経過観察しても，甲状腺機能亢進状態が持続する場合には，2 回目の治療を検討する必要がある．当院での検討では，半年後の甲状腺重量が約 19.6 g 以下に達する場合には，治療後 1 年での甲状腺機能は，正常または低下の指標となることが示された[5]（表Ⅲ-12）．

(鈴木美穂)

表Ⅲ-12 H 群 vs Eu＋L 群を予測するカットオフ値

期間 項目	3 か月		6 か月	
	重量	縮小率	重量	縮小率
カットオフ値	23.7 g	50%	19.6 g	62.5%
全該当例数	36	34	35	29
Eu＋L	20	19	28	23
感度	56%	61%	74%	78%
特異度	74%	70%	93%	79%
AUC	70%	62%	62%	78%

H 群：甲状腺機能亢進症群(甲状腺ホルモンが高値または抗甲状腺薬内服)
Eu 群：甲状腺機能正常群(内服なしで甲状腺機能正常)
L 群：甲状腺機能低下症群(甲状腺ホルモン低値または補充療法施行)

文 献

1) Okubo T：The Determination of Thyroid Weight in Vivo with the Scintigram. Kaku Igaku, 19(1)：120-125, 1959
2) 大塚史子ほか：バセドウ病甲状腺腫のエコーによる重量測定についての検討. 日本内分泌学会雑誌, 82：182, 2006
3) 日本甲状腺学会：バセドウ病 131 内用療法の手引き, 日本甲状腺学会, 京都, 2007, 5-26
4) 渡邉奈津子ほか：バセドウ病患者において甲状腺機能正常(Eu)を目指した 131I 内用療法(RI)の長期予後. 日本内分泌学会雑誌, 86(2)：279, 2010
5) 吉原 愛ほか：バセドウ病における 131I 内用療法の 1 年後の効果予測に治療後 3 か月，6 か月の甲状腺重量が有用である. 日本内分泌学会雑誌, 87(2)：530, 2011

Column ❻
甲状腺疾患治療薬の大量処方

　伊藤病院は，甲状腺ホルモン製剤を甲状腺機能低下症およびTSH抑制療法などの治療目的で年間約3万人以上の方に処方しています(図)．この中で甲状腺ホルモン薬のチラーヂンS®錠50μgを最も大量処方した方は，現在33歳の女性で1990年11月にバセドウ病の手術を行い，術後甲状腺機能低下症で2007年11月から2009年3月までの16か月間，1日10錠(500μg)内服していました．現在は，チラーヂンS® 200μgを内服しています．

　甲状腺機能亢進症ではメルカゾール®錠5 mgを年間約15,000人に，チウラジール®錠50 mgを約3,600人に処方しています．この中でメルカゾール®錠を最も大量処方した方は，現在29歳の女性で2008年1月から2月の2か月間に1日30錠内服し，3月に手術しています．

　また，チウラジール®錠を最も大量に処方した方は現在20歳の女性で，2007年11月の1か月間に1日20錠内服し，12月に手術をしています．

（伊藤病院　診療技術部薬剤室　室長　野中榮夫）

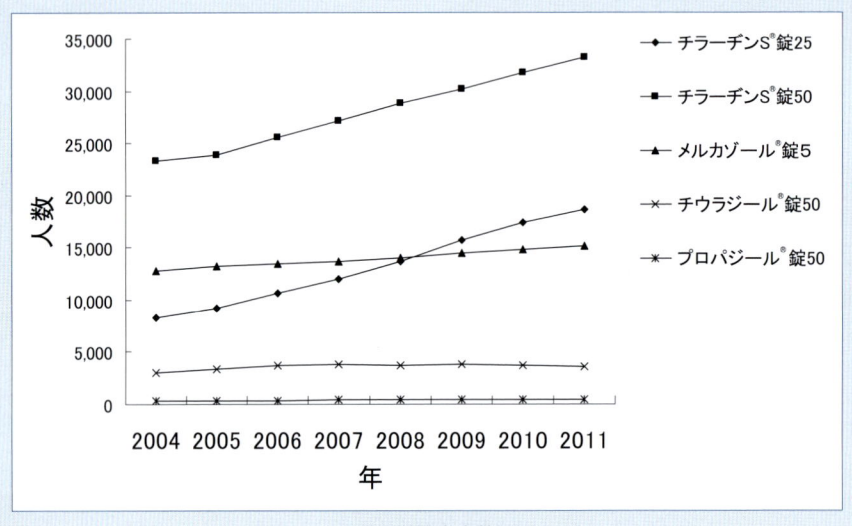

図　総処方人数

Ⅲ バセドウ病を診る・治す

6 無機ヨード治療

日常臨床でのポイント

① 無機ヨード治療は重篤な副作用が極めて稀であり，単独治療では甲状腺機能低下症も少ない．
② 無機ヨード単独治療で軽症バセドウ病は長期間コントロール可能であり，寛解率は約30%である．
③ 病勢がやや強いバセドウ病でも，1〜2か月間であればコントロールできる場合がある．

Ⅰ はじめに

　無機ヨードは甲状腺ホルモンの材料として非常に重要であるが，大量の無機ヨード投与はバセドウ病患者の甲状腺機能亢進症を改善する．1940年代までは手術前処置を含めてバセドウ病の治療として使用されていたが，チアマゾール（メルカゾール®：MMI），プロピルチオウラシル（プロパジール®，チウラジール®：PTU）が開発されてからは，無機ヨードの効果が限定的なため限られた状況でのみ使用されてきた．近年MMI，PTUによる無顆粒球症，ANCA関連血管炎，劇症肝炎などの重篤な副作用が問題となっている．これらの副作用は早期発見以外に重篤化を避ける方法がなく，アメリカでは小児にPTUの使用を差し控えるようにとの勧告もなされている．無機ヨードは，副作用は非常に稀であり，軽症バセドウ病を選べば長期間コントロール可能であり寛解率は約30%である．軽症バセドウ病では試みてよい治療法である．

1. 無機ヨードの効果のメカニズム

　バセドウ病患者に対する無機ヨード治療の作用は，甲状腺からのホルモン分泌抑制が主である．それゆえに，臨床的効果は数日で認められる．これに対してMMI，PTUはヨウ素の有機化抑制によるホルモン合成阻害であり，濾胞内に甲状腺ホルモンが貯蔵されているので，甲状腺機能が落ち着くには早くて数週間かかる．無機ヨードのみで長期間甲状腺機能をコントロールできるバセドウ病患者では，ホルモン分泌抑制の作用のみでは説明が困難であり，甲状腺ホルモンの合成阻害が何らかの機序で起こっている可能性が高い．

2. 無機ヨードの投与量

　無機ヨードの投与量の決定は経験的に行われている．本邦では無機ヨードとして保険適応があるのは，ヨウ化カリウム丸®のみである．これは50 mg錠1錠中に無機ヨードが38 mg含まれている．岡本らは無機ヨード100 mg/日を用いているが[1)]，当院では病勢の軽い患者を対象にしているのでヨウ化カリウム丸®1錠/日から治療開始している．経験則であるが，甲状腺重量が50 g以下であれば無機ヨード38 mg/日でコントロール可能な症例が多い．投与量の目安であるが，おおよそFT$_3$が12〜15 pg/mlでは38 mg/日，6〜12 pg/mlでは20 mg/日，6 pg/ml以下では10 mg/日でコントロール可能である．当院では無機ヨードの水溶液1滴が10 mgになるように院内で調剤して用いている．ヨウ化カリウム丸®しか使用できない場合は隔日1錠，3日に1錠というように処方する方法がある．

3. 無機ヨード治療の対象と実際

1) MMI，PTU にて副作用が出現した症例での ^{131}I 内用療法後の甲状腺機能亢進症のコントロール

^{131}I 内用療法後，甲状腺機能が正常化，または機能低下症になるまでは ^{131}I の投与量によって異なるが，早くて数か月かかる．この間は甲状腺機能亢進症に対して無機ヨードによりコントロール可能な症例が多い．注意することは無機ヨードのみでも急激に甲状腺機能低下症に陥る場合があることである．甲状腺機能低下症は眼症の悪化を引き起こすことがある．これを防ぐには，軽い亢進症くらいにコントロールできるようになればチラーヂン S® を併用する方法がある．

2) MMI 服用中に判明した妊娠初期のバセドウ病患者

妊娠 15 週までは頭皮欠損症，臍腸管奇形などの MMI による催奇形の可能性があるので無機ヨードに変更する．MMI が 30 mg/日以上でようやくコントロール可能な症例では無機ヨードのみでコントロールは難しい．甲状腺機能亢進症は流産のリスクになるので，この場合は患者によく説明して MMI に変更するか否かを決める．妊娠中はバセドウ病の病勢が軽くなるので，無機ヨードでコントロール良好な症例では出産まで無機ヨードにてコントロールできる場合もある．

3) MMI，PTU にて副作用が出現した症例での出産後のコントロール

妊娠中は，バセドウ病は病勢が軽くなる例が多く無機ヨードも中止できる症例もあるが，産後は甲状腺機能亢進症が再燃しやすい．このような例では MMI，PTU は使用できないので無機ヨードでのコントロールとなる．ここで注意しなければならないのは，無機ヨードは乳汁中に分泌され濃縮されることである．新生児の甲状腺が過剰の無機ヨードに曝露された場合，新生児の甲状腺機能低下症が発症する場合がある．チェルノブイリ原発事故後，ポーランドで生後 1 日目に安定ヨウ素剤の投与を受けた新生児 3,214 人では，甲状腺機能低下症が 12 名（0.37％）に認められたが，16～20 日後にはすべて正常化した[2]．また，当院において，産後に無機ヨード内服中の母から授乳を受けた 4 例の新生児において 1 例のみ TSH 23.5 μU/m/にまで上昇を認めた（表Ⅲ-13）．すべての新生児で起こるわけではないので，母体に無機ヨード投与 2 週間後くらいに新生児の甲状腺機能検査を行うことが望ましい．

4) FT$_4$＞5 ng/d/ の未治療バセドウ病患者の初期治療

FT$_4$＞5 ng/d/ の未治療バセドウ病患者では，バセドウ病薬物療法のガイドラインでは MMI 30 mg/日が推奨されている[3]．この場合問題となるのは MMI 15 mg/日より薬疹などの副作用が多いことであり，無顆粒球症も MMI 30 mg/日の方が多いという報告がある[4]．無顆粒球症は抗甲状腺薬開始 3 か月以内に発症することが多い．この期間を MMI 15 mg/日で乗り切ることができれば，無顆粒球症の発症を抑制できる可能性がある．MMI 15 mg/日とヨウ化カリウム丸® 1 錠の併用療法では，MMI 30 mg/日単独よりも早期に FT$_4$ が正常化する[5]．この方法では無機ヨードの減量の仕方にやや熟練を要するが，副作用を減らしてコントロールすることが可能である．具体的には MMI 15 mg/日とヨウ化カリウム丸® 1 錠で加療開始し FT$_3$，FT$_4$ が参考値内に入れば，無機ヨードを 10 mg くらいずつ減量し 2～4 週ごとに血液検査を行う．FT$_3$，FT$_4$ が参考値内であれば，さらに無機ヨードを減量していく．無機ヨード減量により甲状腺機能亢進症が悪化するようであれば MMI を 5～10 mg 増量していく（図Ⅲ-22）．最終

表Ⅲ-13 母体の無機ヨード内服量と母乳栄養児の TSH

母体の年齢	児の月齢	出産転帰	ヨード量	ヨード内服期間	TSH の Max 値 (μU/m/)
35 歳	4 か月	満期産	20 mg/日	55 日	23.5
31 歳	2 か月	満期産	20 mg/日	100 日	5.1
39 歳	7 か月	満期産	10～20 mg/日	39 日	5.1
34 歳	3 か月	満期産	5 mg/日	79 日	4.3

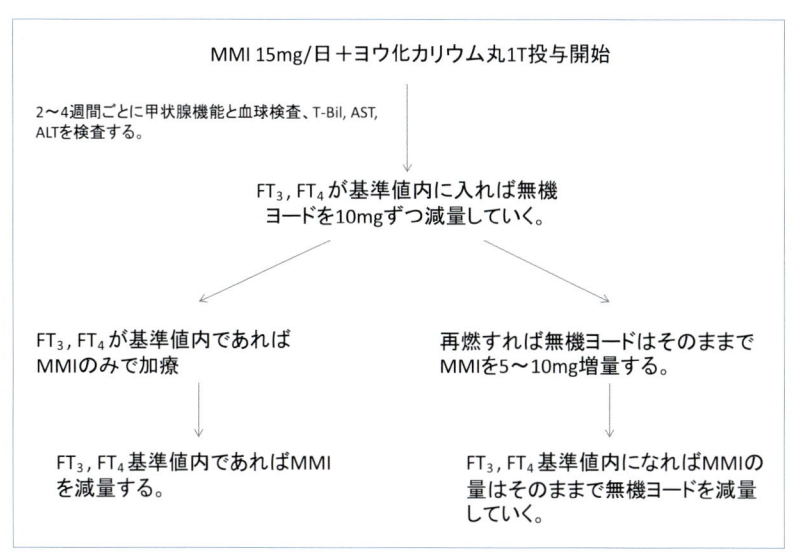

図Ⅲ-22
MMI 15 mg/日＋ヨウ化カリウム丸併用療法のプロトコール

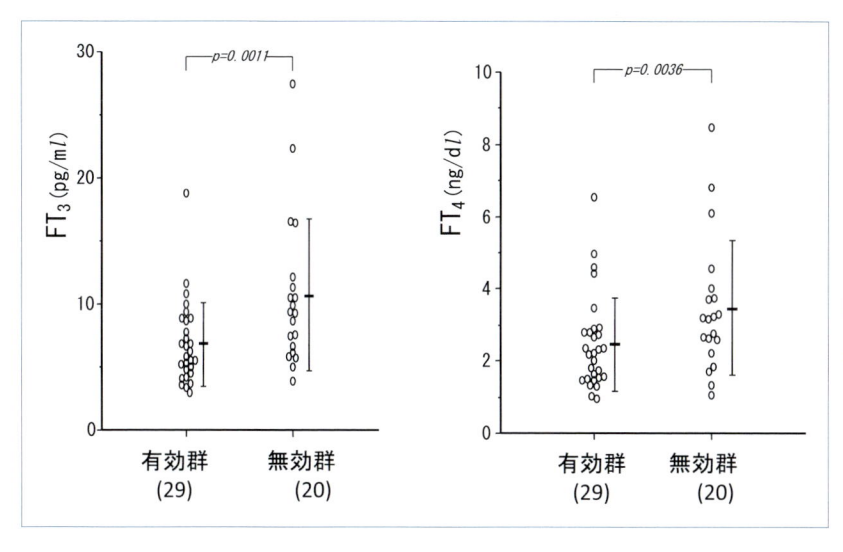

図Ⅲ-23
ヨード治療有効，無効例での治療前 $FT_3 \cdot FT_4$ 値の比較
(日本臨床　第 64 巻・第 12 号（2006 年 12 月号），p2269-2273，特集：バセドウ病とその周辺疾患　無機ヨード治療の考え方．より引用)

的には MMI 単独でコントロールする．MMI 増量で痒みが出現することがあるが，多くは抗ヒスタミン薬でコントロール可能であり，今までのところ MMI を増量した群で無顆粒球症，重篤な肝障害の発症は当院では経験がない．

5) 無機ヨード単独治療

バセドウ病の病勢は甲状腺機能亢進症の程度，甲状腺腫の大きさ，TRAb にておおよそ判断できる．無機ヨード単独治療は病勢の強い患者では，その効果は数週間くらいしか持続しない．それに対して病勢の軽い患者では，無機ヨード単独で長期間良好なコントロールが可能で寛解に入る場合もある．

図Ⅲ-23 は無機ヨード治療有効例と無効例での治療前 FT_3，FT_4 の比較であるが，無効群のほうが有意に高値であったが，両群で重複が多くカットオフ値の作成は困難であった．TRAb でも同様の検討を行ったが有意差は認めるものの，同じく重複が多くカットオフ値の作成は困難であった（図Ⅲ-24）．そこで FT_3，FT_4，TRAb の 2 変量で検討したところ（図Ⅲ-25），TRAb＜20％，かつ FT_3＜7 pg/ml，または FT_4＜2.5 ng/dl であれば

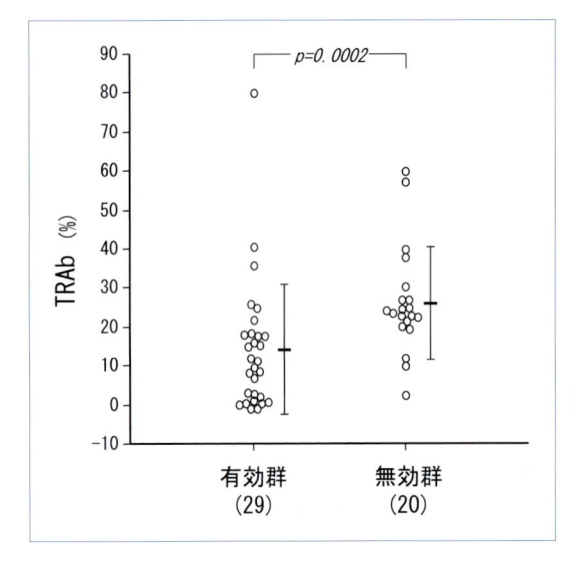

図Ⅲ-24
ヨード治療有効，無効例での治療前TRAb値の比較
(日本臨床 第64巻・第12号(2006年12月号)，p2269-2273，特集：バセドウ病とその周辺疾患 無機ヨード治療の考え方．より引用)

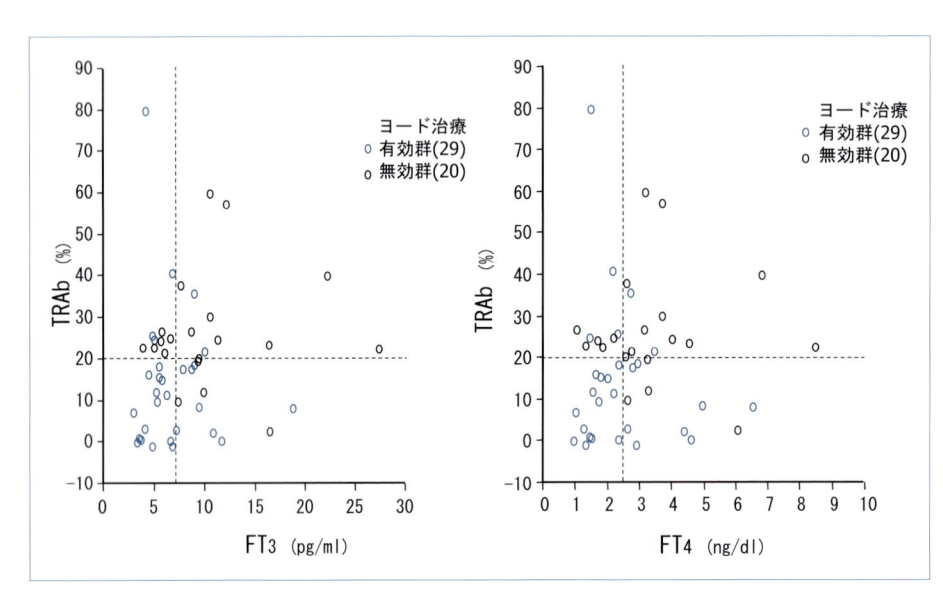

図Ⅲ-25
ヨード治療有効，無効例のTRAbとFT$_3$・FT$_4$の分布
(日本臨床 第64巻・第12号(2006年12月号)，p2269-2273，特集：バセドウ病とその周辺疾患 無機ヨード治療の考え方．より引用)

長期のコントロールが可能であることがわかった．この条件を満たさなくても長期のコントロールが可能な症例がある．また，軽症バセドウ病での無機ヨード治療の寛解率は約30%であるが，MMI，PTUに比較して再燃例が多いようである．

(吉村 弘)

文献

1) 岡村 健ほか：バセドウ病のKI療法―特にIodide-sensitive Graves' hyperthyroidism. 日本内分泌学会雑誌，82(2)：299，2006
2) Nauman J, Wolff J：Iodide prophylaxis in Poland after the Chernobyl reactor accident：benefits and risks. The American Journal of Medicine, 94(5)：524-532, 1993
3) 抗甲状腺薬による治療 抗甲状腺薬の初期投与量．バセドウ病治療ガイドライン2011，日本甲状腺学会編，南江堂，東京，2011，41
4) Takata K, et al：Methimazole-induced agranulocytosis in patients with Graves' disease is more frequent with an initial dose of 30 mg daily than with 15 mg daily. Thyroid, 19(6)：559-563, 2009
5) 佐藤尚太郎ほか：MMI 15 mg＋無機ヨード38 mg/日とMMI 30 mg/日とのバセドウ病初期治療効果及び副作用の比較．日本内分泌学会雑誌，86(1)：131，2010

III バセドウ病を診る・治す

7 抗甲状腺薬で副作用が出た場合

日常臨床でのポイント
① 抗甲状腺薬の副作用を熟知し，患者へ十分説明しておく．
② 重篤な副作用などで抗甲状腺薬治療ができない場合は速やかに専門医に紹介する．

　抗甲状腺薬（antithyroid drug：ATD）は副作用が比較的多いが，バセドウ病の治療の第一選択であるため使わざるをえない．そのため，処方する医師が副作用を理解し患者に十分に説明できること，起こった場合に適切に対応することが極めて重要である．表III-14に副作用の種類とその頻度を示す．

　副作用は服用開始後2〜3か月以内に起こることが多く，その間は2週間ごとに血液検査することが望ましい．晩発性に発症する副作用もあり，ATDを内服している限りは常に副作用に留意しながら治療を継続する必要がある．

表III-14 抗甲状腺薬の副作用と頻度

	種類	頻度
軽度の副作用	発疹，痒み，蕁麻疹	4〜6%
	軽度肝障害	2〜5%
	発熱，関節痛，筋肉痛	1〜5%
重篤な副作用	無顆粒球症	0.1〜0.5%
	MPO-ANCA関連血管炎症候群	非常に稀
	重症肝障害	0.1〜0.2%
	多発性関節炎	1〜2%
	インスリン自己免疫症候群	非常に稀
	再生不良性貧血	非常に稀
	HTLV-1関連ぶどう膜炎	非常に稀

I 軽度な副作用

1. 発疹，痒み，蕁麻疹
　軽い発疹・痒みであればATDを中止せず，抗ヒスタミン薬などを併用し経過をみる．もし重篤なアレルギー反応ならばATDは即中止したほうがよい．

2. 軽度の肝障害
　未治療バセドウ病で肝機能異常を認めることがあり，治療前の肝機能と比較して経過をみる必要がある．治療開始後一時的に肝障害を認めることもあり，AST，ALTが150 IU/l 未満であれば1〜2週ごとの検査で注意深く観察しつつATDを継続できるとした報告もある[1]．肝機能がさらに悪化する場合や黄疸を認める場合はATDを中止する．

3. 発熱，関節痛，筋肉痛
　症状が強い場合はATDを中止する．甲状腺機能が急激に改善すると体の"つり"が頻発することがある．ATDの減量や芍薬甘草湯の併用で症状の改善をみることもある．

II 重篤な副作用

1. 無顆粒球症
　ATD治療開始後2〜3か月に多いが[2]，それ以降にも起こりうるため，患者に無顆粒球症について十分説明し，発熱などの症状があればATDを中止し白血球分画を測定する必要性を理解させておく必要がある．また無顆粒球症が改善したらATDは禁忌であるため根治術を行う．

1) 重症無顆粒球症（好中球＜100/mm³）の場合

即入院しクリーンルームでの管理下で抗生剤の投与，granulocyte-colony stimulating factor：G-CSFの投与を行う．

2) 軽症無顆粒球症（好中球 100〜500/mm³）で発熱がない場合

外来でG-CSFを一度皮下注投与し，3時間後の白血球と分画を測定する．3時間後好中球が1,000/mm³以上に反応した場合には入院せず，KIに変更し外来で経過をみることも可能であるが，1,000/mm³未満ならばさらに好中球が減少する可能性が高く入院治療を行う．

3) 顆粒球減少症（好中球＜1,000/mm³）の場合

ATDの中止で好中球数が改善することもあるが，その後頻回に好中球数をチェックする必要がある．場合によってはG-CSFの1回投与で3時間後好中球数の反応をみてもよい[3]．

なお，ATDによる好中球減少症にはG-CSFは保険適応疾患となっていない．

2. MPO-ANCA 関連血管炎症候群

発症時期は様々でATD開始後1か月以内〜30年以上経って発症する例もあり，少量でも発症することがあるため，常に念頭に置いておく必要がある．PTUによる例が多いがMMIも少数報告されている．障害される臓器とその頻度は表Ⅲ-15に示すが，MPO-ANCAの値と血管炎の発症や罹患臓器数には関連性がない．MPO-ANCAが高値でも無症候の場合があり，このような患者の扱いはまだ一定の方針はないが，ATDを中止し，ほかの治療を行うことがより安全であると考える．症候性でもATDの中止のみで軽快する例もあるが，腎不全や呼吸不全を伴う炎症所見が強い症例にはステロイドパルスが適応であり，場合によっては全身管理が必要である[4]．

3. 重症肝障害

内服開始後2〜3か月に発症することが多く，MMIよりもPTUでの報告が多い．治療初期は2週ごとに肝機能のチェックを行い早期発見に努める．死亡例や肝移植の例も報告されており，ATD

表Ⅲ-15 MPO-ANCA 関連血管炎の罹患臓器別障害の種類と頻度（92例）

罹患臓器	のべ症例数（％）	障害の種類
腎	58（38.2）	血尿，蛋白尿
呼吸器	29（19.0）	喀血，呼吸困難
皮膚	21（13.8）	潰瘍，紫斑，皮疹
関節	20（13.1）	関節腫脹，関節痛
眼	9（5.9）	ぶどう膜炎，強膜炎
筋	8（5.3）	筋肉痛
脳神経	3（2.0）	多発性下位脳神経障害，脳出血，肥厚性硬膜炎
消化管	3（2.0）	心窩部痛，腹痛
耳	1（0.7）	難聴
計	152	

を中止し改善後は根治術を行うほうがよい．以前は小児のバセドウ病に対してはPTUで治療されることが多かったが，最近では重症肝障害のためMMI治療が第一選択となっている[5]．

4. 多発性関節炎

ATD内服後早期に出現することが多い．ATDを中止し，ステロイド系消炎鎮痛剤を投与する．

5. インスリン自己免疫症候群，再生不良性貧血，HTLV関連ぶどう膜炎（HAU）

インスリン自己免疫症候群はMMIとの関連が強く，HAUもMMI内服との関連が示唆されている．

Ⅲ 最後に

ATDにより副作用が出たときにはほかのATDに変更するか，¹³¹I内用療法（アイソトープ治療）や手術を行う．副作用が改善するまでヨウ素剤を使用することが多いが，ヨウ素剤はエスケープ現象が起こり甲状腺機能のコントロールが困難になることがある．そのためATDが内服できない症例は，ヨウ素剤を開始したら可能な限り早期に根治術が可能な施設に紹介する必要がある．

（大江秀美）

文献

1) Kubota S, et al：Serial changes in liver function tests in patients with thyrotoxicosis induced by Graves' disease and painless thyroiditis. Thyroid, 18(3)：283-287, 2008
2) Tajiri J, et al：Antithyroid drug-induced agranulocytosis. The usefulness of routine white blood cell count monitoring. Arch Intern Med, 150(3)：621-624, 1990
3) 田尻淳一ほか：抗甲状腺剤による無顆粒球症の発症様式について．日内分泌会誌，69：530, 1993
4) Noh JY, et al：Clinical characteristics of myeloperoxidase antineutrophil cytoplasmic antibody-associated vasculitis caused by antithyroid drugs. J Clin Endocrinol Metab, 94(8)：2806-2811, 2009
5) Rivkees SA, et al：Ending propylthiouracil induced liver failure in children. N Engl J Med, 360：1574, 2009

Column 7

ヨウ素摂取とバセドウ病

バセドウ病の診断で治療を開始する際に，「昆布や海藻を食べてはだめなのでしょうか？」と聞かれることがあります．

ヨウ素は甲状腺ホルモンの材料です．日本は食品に含まれるヨウ素が豊富であり，世界の中でもヨウ素摂取量が多いといわれています．ヨウ素含有量が多い食品に，海藻，特に昆布があります．日本人は海藻類を日常に好んで食べる習慣があるため，ヨウ素欠乏になることはきわめて稀です．

ヨウ素欠乏地域からの報告では，ヨウ素を制限しないと抗甲状腺薬の効きが悪くなる，あるいは再発率が高くなるとの報告がありますが，ヨウ素摂取が豊富な日本においては背景が異なります．バセドウ病については日本ではヨウ素制限の必要性は特にないと考えられ，特に食事に関する指導を行うことはありません．軽度のバセドウ病の場合には，ヨウ素製剤を治療として使用する場合もあります．

ただし，甲状腺中毒症の診断で放射性ヨウ素摂取率を測定する場合には，検査前に厳格なヨウ素摂取制限を行う必要性があります．

（伊藤病院 診療部内科　吉原　愛）

III バセドウ病を診る・治す

8 バセドウ病と不整脈

日常臨床でのポイント

① 当院を受診したバセドウ病患者6,072例(男性1,235例,女性4,837例で男女比は1:4,平均年齢は39.9歳)を検討したところ男性73例(5.9%),女性78例(1.6%)に心房細動が合併していた.全体ではバセドウ病に心房細動を合併する率は2.5%であった.
② バセドウ病で誘発される心房細動は,原疾患を治療することで洞調律に戻りやすい.
③ 甲状腺ホルモン値が高値な時期は,除細動して洞調律に回復しても心房細動に戻りやすい.

I はじめに

バセドウ病は動悸や頻脈といった循環器系の症状を伴うことが多い疾患である.また心房細動,心不全を合併することがあり,その場合は甲状腺機能亢進症のコントロールに加えて心臓疾患の治療を並行して行う必要がある.バセドウ病で誘発される心房細動は高血圧や弁膜症などを起因とするものと異なり,原疾患を治療することで洞調律に戻りやすい.また,上室性期外収縮は甲状腺ホルモン正常化後にほとんどの症例で減少するが,心室性期外収縮は変わらず,必ずしも甲状腺ホルモン高値で誘発されたとはいえない(図III-26-a, b).

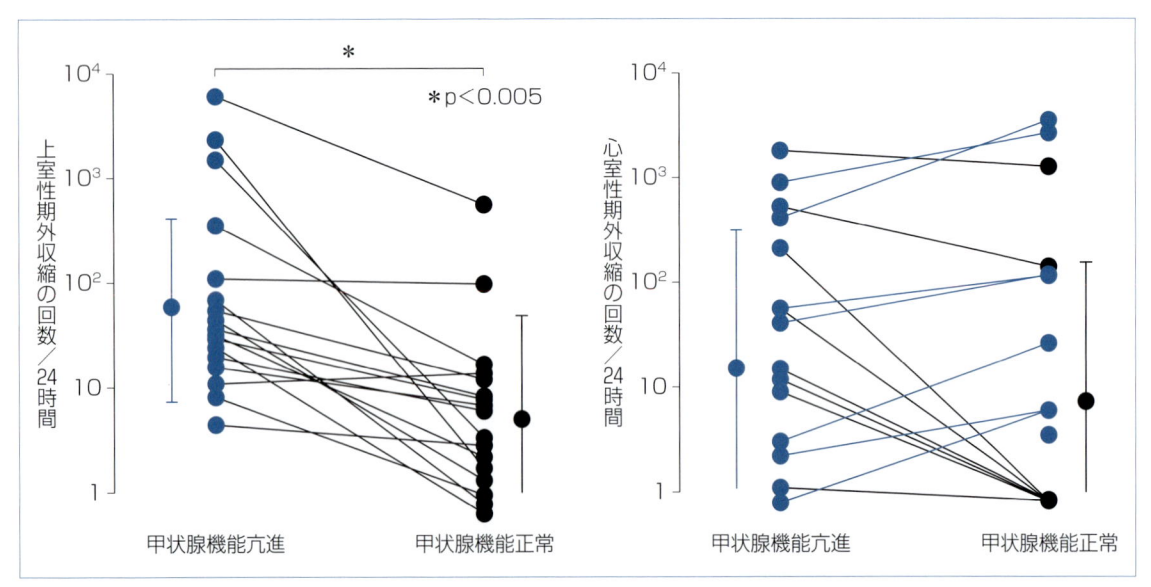

a:甲状腺機能亢進症における上室性期外収縮(SVPC)の転起

b:甲状腺機能亢進症における心室性期外収縮(VPC)の転起

図III-26

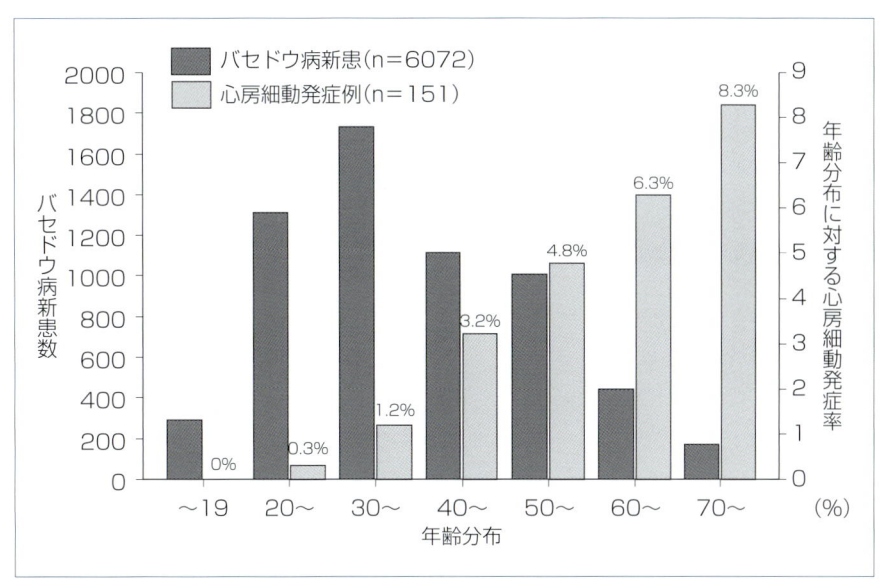

図Ⅲ-27 バセドウ病と心房細動合併の年齢分布

Ⅱ バセドウ病に合併した心房細動の頻度

無痛性甲状腺炎や中毒性機能性単(多)結節の甲状腺機能亢進症の状態でも心房細動が生じるが, 本邦では甲状腺機能亢進症に合併する心房細動の最も多い原因はバセドウ病である.

バセドウ病での心房細動合併率は, 2〜20％と報告により大きく異なる. 欧米では潜在性甲状腺機能亢進症の状態でも12.7％に心房細動がみられている[1]. 男女比は通常の心房細動と同様, 男性12.1％, 女性7.6％と男性に多い.

当院で2005年1月1日から2006年6月30日の初診バセドウ病患者6,072例(男性1,235例, 女性4,837例で男女比は1:4, 平均年齢は39.9歳)を検討したところ男性73例(5.9％), 女性78例(1.6％)に心房細動が合併していた(全体151例の合併率は2.5％であった). バセドウ病と心房細動合併率の年齢分布をみると(図Ⅲ-27)[2], バセドウ病は20代と30代で頻度が高く高齢者で低下するが心房細動の合併率は高齢になるほど増加することがわかる. 加齢自体と高血圧症や弁膜症といった心房細動のリスクが増加することが関与すると思われる. 65歳以上のバセドウ病には25％も心房細動を合併するという報告もあるが, 当院の今回のデータでは70歳以上でも8.3％であった.

Ⅲ 心房細動の発症機序

心臓は甲状腺ホルモン受容体(T_3R)がほかの臓器に比較して多いため, 甲状腺ホルモン(T_3)の影響を受けやすい. 甲状腺機能亢進症では, 全身臓器の代謝亢進に応じて心拍出量を増加させる間接的な心負荷に加えて, T_3の直接的な作用で心筋細胞の興奮性が増加し, 不応期, 活動電位の持続時間が短縮する. 正常の心筋では, 心房性期外収縮などの異常興奮が出現しても, その興奮が次に回ってきたときに不応期にぶつかって止まる. しかし, 甲状腺ホルモン過剰状態では異常興奮が出現しやすいだけでなく, 不応期の短縮により, 一度生じた期外収縮の興奮波が旋回しやすくなる(図Ⅲ-28). 結果的に心房細動が発生しやすく, それが持続する. 長期心房細動が持続すると心房筋の肥大や心房の繊維化などが起こり, さらに心房細動を持続しやすい状態をつくっていく(AF begets AF).

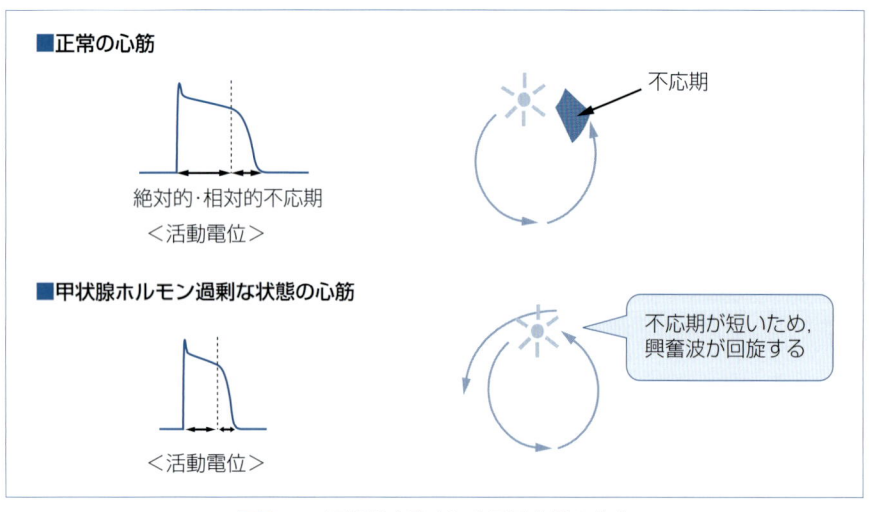

図Ⅲ-28 甲状腺中毒症による不応期の変化
正常の心筋では心房性期外収縮などの異常興奮が出現してもその興奮が次に回ってきたときに不応期にぶつかり止まる．しかしホルモン過剰では異常興奮が出現しやすいだけでなく不応期の短縮により一度生じた期外収縮の興奮波が回旋しやすくなる．結果的に心房細動の発生とその持続が起こる．

Ⅳ 心房細動の治療

1. 急性期の治療

　甲状腺ホルモン値が高い例や長期間に及ぶ例，また高齢者では心電図を施行し不整脈や心房細動の有無を確認する．甲状腺機能亢進症の心房細動はほかの原因による心房細動に比較して心拍数が著しく高く頻拍のコントロールが重要である．胸部XPや心臓超音波検査などで心機能を評価し，β遮断薬やCa拮抗薬とジギタリス製剤を用いて房室伝導を遅くして心拍数を低下させる．また抗凝固薬をCHADS2スコアに基づき開始する．軽度の浮腫・軽度の心拡大などの右心負荷に対しては利尿剤も加える．早急に甲状腺ホルモンを低下させることが必須でメチマゾール（MMI）またはプロピルチオウラシル（PTU）の抗甲状腺薬にヨウ素剤を併用する．呼吸困難，肺鬱血，著明な心拡大や心機能低下など重度の心不全がある場合は，入院による利尿剤と循環器状態のモニターによるインテンシブな治療が必要になる．

　甲状腺ホルモン値が高値な時期は，電気除細動などで洞調律化しても心房細動に戻りやすいため，心拍数のコントロール（レート治療）に専念し，甲状腺ホルモンの正常化を待つ．しかし，ホルモン正常化後も持続する心房細動は除細動の適応となる．

2. 慢性化した心房細動の治療

1）治療の背景

　1970年代に当院を受診したバセドウ病に合併した心房細動の自然経過では（図Ⅲ-29）[3]，治療により甲状腺ホルモン値が低下し始めると機能正常になるまでの間に抗不整脈剤を使用しなくても心房細動の自然洞調律化が認められた．その後も洞調律化が続くが，甲状腺機能の正常化から3か月以降も心房細動が持続している症例は1年後も心房細動が継続していた．全体の洞調律化は163例中101例（62％）であった．この結果は①甲状腺機能を正常にするだけでも，62％の人が自然に洞調律になること，②甲状腺機能正常化から3〜4か月を過ぎても心房細動が持続している心房細動は慢性になったことを示す．

　これをもとに2010年の日本循環器学会のJCS joint working groupが出した心房細動のガイドラインで甲状腺機能亢進症に合併した心房細動の治療指針が出された（表Ⅲ-16）[4]．

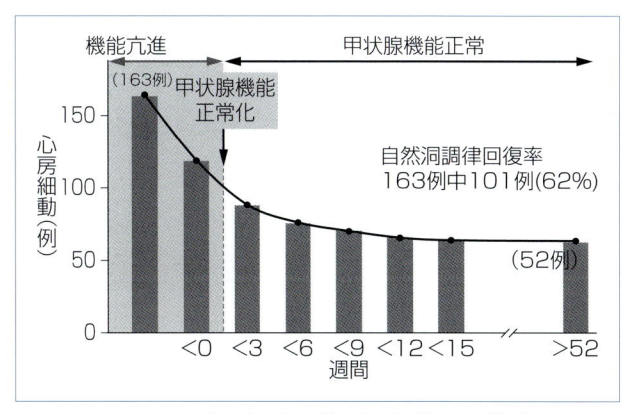

図Ⅲ-29 バセドウ病合併の心房細動の自然経過
自然洞調律回復率は163例中101例で62％であった．

表Ⅲ-16 甲状腺機能亢進症による心房細動の治療方針概略

甲状腺機能亢進症による心房細動の治療方針
（2010年JCS joint working groupのガイドラインの概略）
- 甲状腺機能の正常化を優先とする
- 心房細動の治療はβ遮断薬を使用し，心拍数調節治療に努める（β遮断薬が使用できない状況下ではベラパミル，ジルチアゼムを使用する）．
- 甲状腺機能が正常化した後3か月以上洞調律化しないものは除細動の適応となる．

Guidelines for Pharmacotherapy of Atrial Fibrillation (JCS 2008) よりまとめ．

2) 慢性心房細動治療

慢性心房細動の除細動治療の選択肢には薬物的除細動，電気的除細動，カテーテルアブレーションがある．薬剤ではアミオダロンが知られているがヨウ素を含み，甲状腺機能異常をきたすため使用しにくい．当院での薬物的除細動の成績は，ジソピラミドで15％[5]，ベプリジルで51.6％の除細動率であった．また，電気的除細動は91％の除細動率[6]であった．カテーテルアブレーションの成績はまだないが，一度洞調律になると，その維持率は薬物的除細動でも電気的除細動でも2年後約80～90％，3年後約70％と甲状腺中毒症以外の心房細動の洞調律維持率に比較すると大変良好であった．

V おわりに

バセドウ病は心房細動を合併しやすいがその頻度は報告により異なる．合併した心房細動は，甲状腺機能を正常化することで6割程度が自然に洞調律化する．甲状腺機能正常化後3～4か月経過しても，心房細動が持続する場合は自然回復が望めず除細動の適応となる．薬物による除細動は通常診療で可能でありベプリジルは高い除細動率（51.6％）を示したが副作用に対する注意が必要である．薬剤無効例での電気除細動の成功率は良好で薬剤・電気除細動後の洞調律維持率も非常に高い．また，近年成績向上がみられるカテーテルアブレーションも選択肢に入ると思われる．

（國井　葉）

文献

1) Auer J, et al：Subclinical hyperthyroidism as a risk factor for atrial fibrillation. Am Heart J, **142**：838-42, 2001
2) Kunii Y, et al：Pharmacological conversion of atrial fibrillation in the patients of Graves' disease. The Tokai Journal of Experimental and Clinical Medicine, in press
3) Nakazawa HK, et al：Management of atrial fibrillation in the post-thyrotoxic state. Am J. Med, **72**：903-906, 1982
4) Guidelines for pharmacotherapy of atrial fibrillation (JCS 2008). Circ J, **74**：2479-2500, 2010
5) Nakazawa H, et al：Efficacy of disopyramide in conversion and prophylaxis of post-thyrotoxic atrial fibrillation. Eur J Clin Pharmacol, **40**：215-219, 1991
6) Nakazawa HK, et al：Is there a place for the late cardioversion of atrial fibrillation? Euro Heart J, **21**：327-333, 2000

III バセドウ病を診る・治す

9 バセドウ病の手術

日常臨床でのポイント

① 手術の適応は大きな甲状腺腫，抗甲状腺薬治療に抵抗性，腫瘍性病変の合併，抗TSH受容体抗体値が高く早期の寛解を望む症例，高度の眼症を有する症例である．
② 手術方法はかつては甲状腺亜全摘術が主流であったが，現在は再燃がない全摘術を標準としている．
③ 手術の合併症は皆無ではないが，熟練の甲状腺専門医が施行することで低頻度に抑えられる．

I はじめに

現在，日本におけるバセドウ病治療の第1選択は抗甲状腺薬（antithyroid drug：ATD）治療である．一方で^{131}I内用療法は放射性同位元素の外来使用量の緩和や若年者での適応拡大などから，以前に比してより多くの症例に対して行われてきている．しかしながら手術療法は以前に比して減少傾向にある．その傾向は当院でも同様であり，図III-30に当院での未治療バセドウ病症例の治療法の年代別の変遷を示す．1950年代はほとんどの症例に対して手術を行ってきたが，近年は全体の5％程度しか手術を行っていない．本稿では本疾患の手術治療について，当院の適応の考え方，手術方法と変遷，治療成績および現在の考え方について解説する．

II 手術の適応について

先に述べたように手術症例数は過去に比して減少してきているが，手術が最も良いと思われる症例も少なからず存在する．一方で良性疾患であり，合併症が皆無ではない手術を第1選択にすることはなかなかできないが，寛解の見込みも少ない症例に対し，長期にわたりATD治療を行っていく

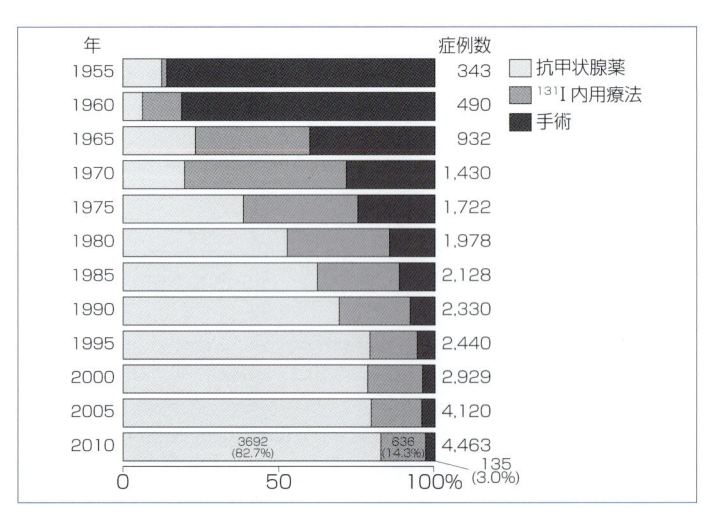

図III-30
当院における未治療バセドウ病患者の年代別治療法の変遷
かつてはバセドウ病症例の大半に手術治療を行ってきたが，徐々にその数は減少し，近年では抗甲状腺薬治療が主流となっている．

ことは極力避けるべきである．では，そのような症例に対して¹³¹I内用療法ではなく手術を選ぶ理由は以下に挙げる点である．手術の最大の利点は期限付きの治療であること，すなわち手術日をもって甲状腺機能亢進症からの解放が約束される点である．そのほかにも¹³¹I内用療法と比較してバセドウ病眼症に対して効果的に作用すること，抗TSH受容体抗体（TBII）がより速やかに低下することなどが挙げられる．しかし，合併症発生の可能性や手術創の発生が手術を選択することを阻む要因であることも否めない．その発生頻度は熟練した内分泌外科医が行うことで少なく抑えることができ，その発生の可能性を勘案しても手術が最も望ましい症例もあることを銘記しておく必要がある．

現在，一般的に手術の適応と考えられているものは，①大きな甲状腺腫，②抗甲状腺薬治療に抵抗性ないしは副作用を有する，③腫瘍性病変の合併，④抗TSH受容体抗体値が高く早期の妊娠を希望，⑤高度の眼症状，⑥早期の寛解の希望などである．どれも相対的な適応といえる．かつては手術治療の適応に若年者であることが挙げられていたが，小児を除き，¹³¹I内用療法の適応が拡大されたことから，年齢だけで手術の適応にはならない．手術の適応そのものが以前と比較して変わりつつあるといえる．

III 伊藤病院における手術成績と手術方法の変遷について

手術治療の理想的な目標は手術後，内服の必要のない甲状腺機能の正常化である．この目標を達成するため，かつては本疾患の標準的手術方法は甲状腺亜全摘術が主流であった．現在も，本手術方法を採用している施設も多く，当院も長きにわたり標準術式として採用してきた．しかし，現在は標準術式としては採用していない．そのような結論に至った経緯を当院の過去の報告を振り返って解説したい．

表III-17 術後8年目の甲状腺機能の分類

	症例数（％）
機能亢進	39（18.1）
潜在性	14（6.5）
顕性	25（11.6）
機能正常	65（30.1）
機能低下	112（51.8）
潜在性	91（42.1）
顕性	21（9.7）

1. 実は成績は思ったほど良好ではなかった

かつては本術式の成績は良好なものと評価されてきたが，TSHの検査精度の向上がみられ，それまでに比較して必ずしも良好とはいえないものと判明した．1983～1984年までの当院で甲状腺亜全摘術を施行した216例の8年目の甲状腺機能を検討した[1]．評価時期において当院では高感度TSHを採用しており，甲状腺機能の評価はTSHの値で行った．その結果，潜在性を含めた機能亢進症は18％に認め，機能正常であったものは30％にすぎなかった．測定感度が低い時代では術後機能は正常となる症例が70％以上，再燃は5％程度といわれていた．しかし，検査精度が上がったことで実際の手術成績はそれ以前に比較してかなり悪いものであった（表III-17）．

2. 再燃に関与する因子の検討

再燃を減らすために術後甲状腺機能に影響する因子を検討した[2]．対象は1987～1992年の手術症例のうち未治療時より当院で治療を行ってきた335例である．検討因子は年齢，性，ATD内服期間，切除重量，残置量，未治療時および手術時TBII，TBIIの変化（ΔTBII：未治療時と手術時のTBIIの差）などである．単変量解析では有意な因子は残置量，手術時TBII値，ΔTBIIであった．多変量解析では残置量，ΔTBIIが有意な因子であった（表III-18）．残置量のほうがより強力な因子であり，適切な残置量を推測することができないという結論であった．

3. 残置量を減らす試み

残置量以外には有意な因子がないことが判明した．残置量4～6gでは再燃例が15％程度に認め

られるが，治療成績として受け入れがたい数字である．そこで残置量を少なくして，再燃をどの程度抑えられるかを検討した．対象は 1989～1998 年の 10 年間に当院で手術した 1,897 例の術後 2～3 年後の甲状腺機能で評価した[3]．10 年間を前期（最大残置量 7 g 未満），中期（最大残置量 6 g 未満），後期（最大残置量 5 g 未満）の 3 期に分け検討した．手術時期により再燃例の低下はみられたが，それほど顕著なものではなかった（図Ⅲ-31）．前期で 14% であった再燃例は後期では 10.8% にしか低下しなかった．再燃の低下率としては 23% であったが，機能正常例は 40% 減少し，機能低下例は 50% 以上増えた．再燃を 1% 減らすには 2% の機能低下例の増加がみられた．これらから甲状腺亜全摘術において，術後内服のない甲状腺機能正常化をめざすための適正な残置量を推測する因子はなく，この目標を達成することはできないと判断した．再燃が受験，就職，妊娠希望時などに認められると患者の人生そのものに大きな影響を与える可能性がある．以上のような理由から，当院では現在，甲状腺機能低下をめざす手術（全摘術や超亜全摘術）を勧めている．

4. 術後の TBII の変化について

新生児バセドウ病を防ぐには TBII 値を極力下げることが望まれる．甲状腺亜全摘術でも再燃さえしなければ，経年的に低下していく[4]．しかし，全摘術に比して低下にかかる時間は有意に長いと報告されている[5]．さらに亜全摘術後にはわずかながら機能低下になっているにもかかわらず TBII が高値のままにとどまる症例も認められる．

表Ⅲ-18 術後機能亢進症再燃に関わる因子（多変量解析）

	因子	odds ratio	95%信頼区間
残置量	≦4 g	1	
	4 g<, ≦5 g	1.74	1.329～2.279
	5 g<, ≦6 g	3.03	1.765～5.195
	6 g<	5.27	2.345～11.842
ΔTBII	<0	1	
	0≦, <30	0.97	0.959～0.988
	30≦	0.95	0.920～0.976

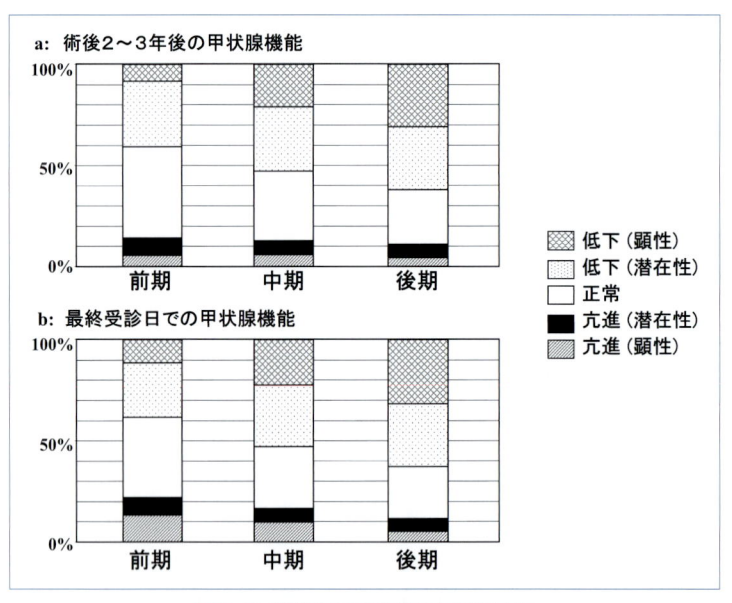

図Ⅲ-31 術後甲状腺機能の年代別変化

10 年間を前期（1989～1991 年，690 例，最大残置量 7 g 未満），中期（1992～1994 年，587 例，最大残置量 6 g 未満），後期（1995～1998 年，620 例，最大残置量 5 g 未満）の 3 期に分け術後甲状腺機能を比較検討した．手術時期により再燃例の若干の低下はみられたが，低下例の増加が顕著であった．

表Ⅲ-19 各年齢群の背景

	小児 症例数(%)	青年 症例数(%)	成人 症例数(%)
切除甲状腺重量			
<50	28(37.8)	131(38.0)	607(41.1)
50≦, ≦100	29(39.2)	146(42.3)	621(42.0)
100<	17(23.0)	68(19.7)	250(16.9)
術前TBII			
≦30	22(29.7)	132(38.3)	557(37.7)
30<, ≦50	15(20.3)	94(27.2)	408(27.6)
50<	37(50)	119(34.5)	513(34.7)
残置量			
<4	35(47.3)	133(38.5)	584(39.5)
4≦, <5	21(28.4)	111(32.2)	496(33.6)
5≦	18(24.3)	101(29.3)	398(26.9)

表Ⅲ-20 各年齢群の術後甲状腺機能

	小児 症例数(%)	青年 症例数(%)	成人 症例数(%)
機能亢進	12(16.2)	40(11.6)	186(12.6)
潜在性	7	17	74
顕性	5	23	112
機能正常	23(31.1)	125(36.2)	538(36.4)
機能低下	39(52.7)	180(52.2)	754(51)
潜在性	19	58	295
顕性	20	122	459

表Ⅲ-21 小さな残置量(4g以下)症例における各年齢群の再燃例の比較

	症例数	再燃(%)
小児	35	5(14.3)
青年	64	4(6.3)
成人	653	44(6.7)

このような症例が妊娠した場合には，胎児の甲状腺機能のモニタリングが難しくなる．そのため，早期に妊娠を希望するという理由で手術を選択した場合にはやはり全摘術を勧める．

5. 小児のバセドウ病について

小児バセドウ病に[131]I内用療法を勧める報告[6]もあるが，いまだコンセンサスが得られていない．ATD治療も長期になると学業や学校生活に影響を及ぼすため，やはり手術が望ましい症例も多い．小児バセドウ病の手術成績について成人例と比較してみた[7]．小児例でも成人例と同様に亜全摘術を基本とした．1989年より1998年の間に手術を行った1,897例を手術時の年齢別に3群に分けた．小児群(15歳以下)74例，青年群(16～20歳まで)345例，成人群(21歳以上)1,478例である．小児群は切除重量が大きい例が多く，残置量が小さい例が多く，術前TBII値が高い例が多かった(表Ⅲ-19)．術後2～3年後の甲状腺機能を比較すると小児群では再燃例が16.2%で青年群11.6%，成人群12.6%と比して多く認められた(表Ⅲ-20)．残置量4g以下の症例で再燃率を比較すると，青年群6.3%，成人群6.7%であったのに対し小児群は14.3%と高率であった(表Ⅲ-21)．小児期に発症し，小児期以降に手術を行った症例についても小児群とほぼ同様な再燃率であったことから，小児期発症のバセドウ病は難治例であることが推測された．以上から，小児例に対してもやはり甲状腺全摘術を勧める．

6. 標準的手術方法の変更

術後に内服のない甲状腺機能を正常化する理想を実現するために，当院では長きにわたり甲状腺亜全摘術を標準術式としてきたが，以上のような経緯で現在では甲状腺全摘術を標準術式として採用している．全摘すると生涯にわたり甲状腺ホルモン剤(サイロキシン)を内服する必要があるが，甲状腺機能は安定し，検査の頻度は減少し，専門医でなくとも経過観察が可能となる．また，安心して妊娠・出産も可能となる．しかし，全摘術を拒む患者もいることも事実である．手術という合併症が皆無の治療法ではないことから，患者のインフォームド・コンセントは十分に取る必要がある．そして，全摘術の同意が得られない場合には従来通りの亜全摘術を行うことはいうまでもない．

Ⅳ バセドウ病手術の実際

1. 手術前治療

基本的に緊急に行うことはなく待機手術となる．抗甲状腺薬が使用できる患者では甲状腺機能を正常化しておくことが肝要である．甲状腺機能が非常に高いと周術期に甲状腺クリーゼを引き起こす危険性がある．

甲状腺は血流が豊富な臓器であるため，以前よ

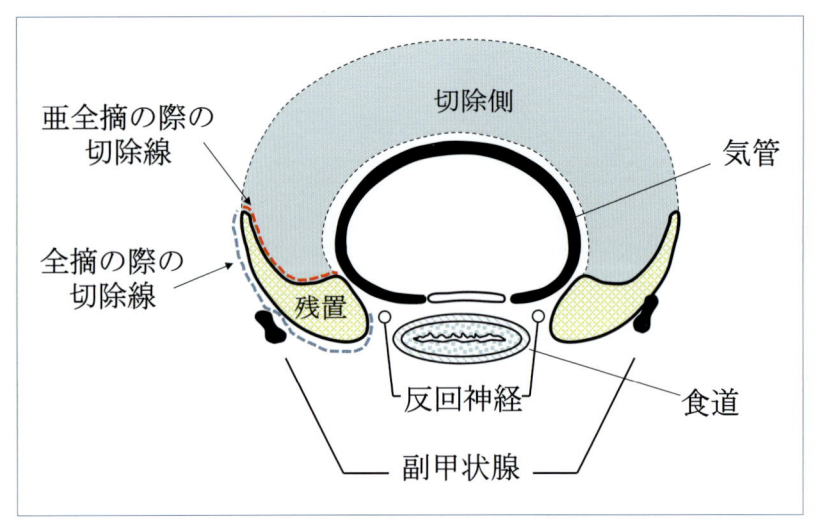

図Ⅲ-32 甲状腺切除術のシェーマ
標準的な甲状腺亜全摘術の切除線(赤)と全摘術の際の切除線(青)を示す.

り術前に無機ヨードを使用することにより甲状腺内の血流を減らし，術中出血量を減らすといわれている．

抗甲状腺薬が，その副作用にて使用できない症例では無機ヨード，ステロイド，βブロッカーを併用し，機能正常化を図る．無機ヨードには長期(2週間以上)使用により，その効果が消失する"エスケープ現象"がある．わずかな機能亢進状態であっても，βブロッカーで十分に脈拍数を抑えておけば手術は可能である．かつては当院では局所麻酔を標準としていたが，現在では全例，全身麻酔下で行っている．

2. 手術方法

上述のように基本的には亜全摘術と全摘術があるわけであるが，悪性疾患ではないのでごく少量の甲状腺を残しても甲状腺機能亢進症の再燃はみられないので何が何でも全摘出にこだわらなくてもよい(約2g以下の残置甲状腺では再発は稀である)．すなわち，強度の眼症の存在例，妊娠希望でTRAbが極めて高値例などを除き，術後再燃を避けるために全摘を予定しても副甲状腺への血流を残すために一部の甲状腺を残してもよいわけで，目的は達成できる．

手術は頸部伸展位で行う．鎖骨上1から1横指半頭側に襟状切開を置く．皮膚切開の長さは甲状腺腫の大きさに依存するが，術後のことを考えて小さい切開で臨むと牽引する力が強くなり創縁を傷つけてしまい，最終的には創部がきれいに仕上がらない．やはり必要十分な皮膚切開が必要である．

甲状腺への到達の方法には胸鎖乳突筋と前頸筋との間を切開する側方到達法と前頸筋の正中を切開する正中到達法がある．甲状腺の切除に関しては亜全摘術と全摘術に分けて述べる．

1) 甲状腺亜全摘術

気管の両側に適当量の甲状腺組織を残す方法が一般的である(図Ⅲ-32)が，片葉は全摘し，片葉の一部を残す方法もある(Dunhill法)．残置量の評価は術中に切除した甲状腺組織から残置甲状腺と同等の大きさのものを切り出して重量を測定するのが一般的である．先に述べたように残置量の多寡で術後甲状腺機能が左右される．術後内服のない甲状腺機能の正常化を求めるのが亜全摘術なのである．当院では亜全摘を行う場合には4～5gを標準的な残置量としている．

2) 甲状腺全摘術

全摘をする際には反回神経および副甲状腺の温存に努めることはいうまでもない．先にも述べた

表Ⅲ-22 術後合併症の頻度

	亜全摘例 症例数(%)	全摘例 症例数(%)
術後出血	30(0.98)	3(4.2)
嗄声	218(7.1)	4(5.6)
低カルシウム血症	524(17)	20(27.8)

亜全摘術例：1989〜2003年までの3,087例
全摘術例：2009〜2010年までの72例

ように良性疾患であるから，合併症のない手術に徹することが必要で反回神経入口部付近にわずかな甲状腺組織が残ったとしても反回神経保護に努めるべきである．また，副甲状腺はその解剖学的な位置にバリエーションが多いことが知られているが，血行を残し温存することに努める．血行不良が疑われる場合や切除されてしまった場合には細切して移植する．

3) 手術合併症

バセドウ病の手術に限らず，甲状腺の手術における手術合併症には，①嗄声（反回神経麻痺），②低カルシウム血症（副甲状腺機能低下症），③再手術を要する出血が挙げられる．

当院では上述のようにバセドウ病の標準術式を亜全摘術から全摘術に変更したが，それに伴い合併症の頻度が増加することは避けねばならない．表Ⅲ-22にその頻度の比較を示した．標準的に全摘術を行うようになり日が浅いため症例数も十分といえないが，亜全摘術と比較して統計学的に有意な差はない．

Ⅴ おわりに

当院では甲状腺専門病院としてバセドウ病の手術を医療者側からも，患者側からもより理想的なものになるよう努力を重ねてきた．欧米をはじめとして諸外国では早々に亜全摘術を捨て，全摘術へとシフトしてきた．なんとか亜全摘術の有用性を探ろうと努力してきたが，現実的には全摘術のほうが術後再燃を気にせずに生活していくことができる．サイロキシン製剤をかかりつけ医に処方してもらい，サプリメントのように飲み続けることが精神的，身体的，経済的に楽である．いつの日かバセドウ病の病勢を推し量ることのできる因子がわかり，手術後に内服のない甲状腺機能正常化が達成できるようになるまで亜全摘術を封印することにした．

（杉野公則）

文 献

1) Sugino K, et al：Follow-up evaluation of patients with Graves' disease treated by subtotal thyroidectomy and risk factor analysis for post-operative thyroid dysfunction. J Endocrinol Invest, 16(3)：195-199, 1993
2) Sugino K, et al：Preoperative change of thyroid stimulating hormone receptor antibody level：possible marker for predicting recurrent hyperthyroidism in patients with Graves' disease after subtotal thyroidectomy. World J Surg, 20(7)：801-806, 1996
3) Sugino K, et al：Surgical management of Graves' disease—10-year prospective trial at a single institution—Endocr J, 55(1)：161-167, 2008
4) Sugino K, et al：Postoperative change in thyrotropin-binding inhibitory immunoglobulin level in patients with Graves' disease：is subtotal thyroidectomy a suitable therapeutic option for patients of childbearing age with Graves' disease? World J Surg, 23(7)：727-731, 1999
5) Takamura Y, et al：Changes in serum TSH receptor antibody (TRAb) values in patients with Graves' disease after total or subtotal thyroidectomy. Endocr J, 50(5)：595-601, 2003
6) Rivkees SA：The treatment of Graves' disease in children. J Pediatr Endocrinol Metab, 19(9)：1095-1111, 2006
7) Sugino K, et al：Surgical management of Graves' disease in children. Thyroid, 14(6)：447-452, 2004

Ⅲ バセドウ病を診る・治す

10 甲状腺刺激抑制抗体による甲状腺機能低下症

日常臨床でのポイント

① 甲状腺腫大のない甲状腺機能低下症患者を認めた場合には萎縮性甲状腺炎の可能性を考慮しTRAbを計測し，陽性の場合にはTSBAbを計測する．
② TSBAbとTSAbが併存する場合には2つの抗体価が変動することにより甲状腺機能亢進症と甲状腺機能低下症を繰り返す場合がある．
③ バセドウ病加療中にTRAb高値にもかかわらず甲状腺機能低下症を認めた場合には抗甲状腺薬の過量による機能低下以外にTSBAbの出現も考慮する．

I 甲状腺刺激抑制抗体（TSH stimulation blocking antibody：TSBAb）とは

甲状腺濾胞細胞上のTSHレセプターに結合するものの，それ自体は刺激活性をもたないIgG抗体である．患者の体内では患者TSHと競合し，患者TSHがTSHレセプターへ結合することを阻害するため，甲状腺機能を抑制する．

1. 測定キットについて

現在使用されているのはTSAbキット「ヤマサ」である．ブタ甲状腺細胞にウシTSHと患者のIgGを入れる．すると，ブタ甲状腺細胞膜上にあるTSHレセプターへのTSH結合が患者IgGによって阻害されるため，レセプター刺激がブロックされる．結果，cAMPの増加が抑制される（図Ⅲ-33）．この，cAMP産生を指標としてバイオアッセイにより測定される阻害型抗体がTSBAbである[1]．

TSAbとTSBAbが共存する場合があり，TSAbが高値となるとTSBAbの変動が大きくなるため，TSAb 600%以上ではTSBAbが正確に計測できないことが示唆されている[2]．また，血清TSH濃度が高値である場合，TSHの混入によりTSAbが偽陽性になることが報告されているが，TSBAbは血清TSH濃度の影響を受けないため，TSHが高値である甲状腺機能低下症の時期でも計測が可能である．

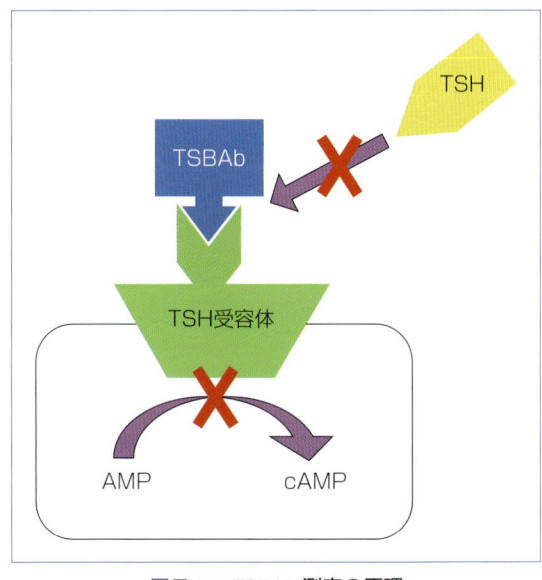

図Ⅲ-33 TSBAb 測定の原理
TSBAb結合によってcAMP産生量が減少する．これをバイオアッセイにより計測する．

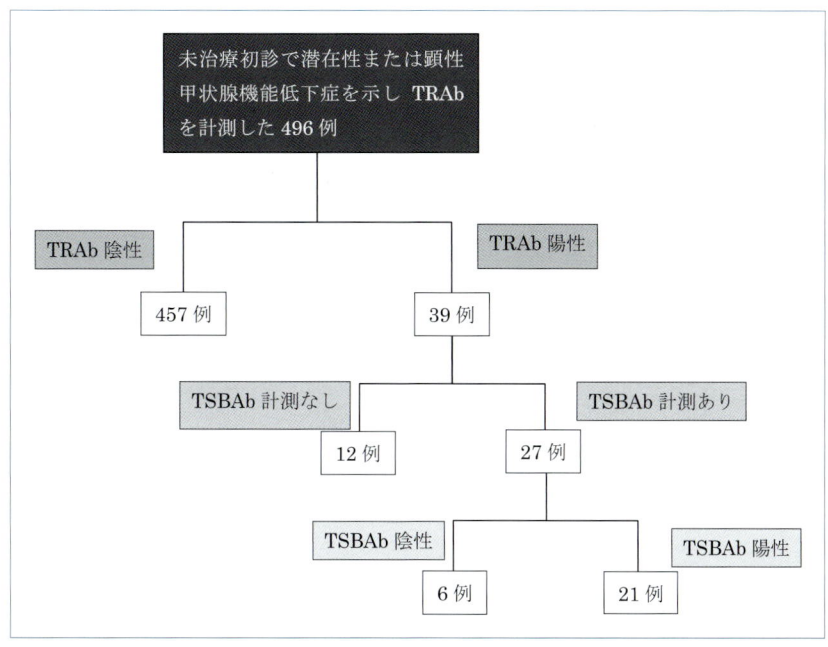

図Ⅲ-34

2. 計測を検討すべき疾患
1) 萎縮性甲状腺炎
　橋本病と診断されている症例の中には甲状腺腫大を認めるものと認めないものがある．狭義の橋本病では甲状腺腫大を認めるものを意味し，甲状腺腫大を認めない症例は萎縮性甲状腺炎（原発性粘液水腫，特発性粘液水腫）と呼ばれる．萎縮性甲状腺炎では TSBAb が陽性となる症例があり，橋本病としてチラーヂン S®にて加療されている症例の中には TSBAb 陽性となる症例があるため，甲状腺腫大を認めない場合には計測を検討する．ただし，TSBAb 陽性甲状腺機能低下症の症例すべてが萎縮性甲状腺炎を示すわけではなく，中には甲状腺腫を認めるものも存在する．

2) バセドウ病加療中に甲状腺機能低下症を示す患者
　バセドウ病に対して抗甲状腺薬で治療中に甲状腺機能低下症となり，抗甲状腺薬の減量，中止を行っても甲状腺機能低下症の状態が継続する場合がある．このような症例において，TRAb が高値である場合には TSBAb の出現を考えて計測を行う．また，このような症例では同時に TSAb の計測も行う．TSAb の値も高値の場合には甲状腺機能低下症と亢進症を繰り返す可能性があり，甲状腺ホルモン値の変動が大きい場合には抗甲状腺薬と甲状腺ホルモン剤を併用する block & replace 療法が有効な場合がある．

Ⅱ　頻　度

1. 当院における検討結果
　2011 年 1 月～12 月までの当院未治療初診患者において，甲状腺機能低下症または潜在性甲状腺機能低下症を示し，TRAb を計測した 496 症例について検討した（図Ⅲ-34）．TRAb 陽性は 39 例で TRAb 陽性症例中，TSBAb 計測を行った症例は 27 例あり，その中で 21 症例（全体の 4.2％）が TSBAb 陽性であった．

2. TRAb と TSBAb の相関
　以前，TBII 活性 50％以上では TSBAb 強陽性となり，両者の間には良好な相関が認められるとの報告があった[1]．今回，当院の症例で検討をしたが，TRAb と TSBAb に弱い相関関係を認める

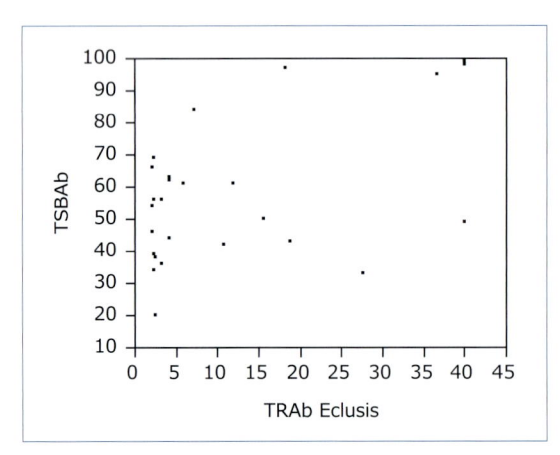

図Ⅲ-35 TSBAbとTRAbの相関
当院でのデータでは，相関係数0.3818 p=0.0494であり，強い相関は認めなかった．

ものの，TRAb高値でありながらTSBAbは弱陽性である症例などもあり，強い相関関係は認めなかった（図Ⅲ-35）．

3. TSBAbと甲状腺機能との相関

甲状腺ホルモン値（TSH，FT_3，FT_4）とTSBAbとの相関を当院の症例で検討したが，明らかな相関は認めなかった．

Ⅲ 妊娠とTSBAb

TSBAbは胎盤通過性があるため，TSBAb強陽性の母親の胎児甲状腺は機能が抑制される．このような母親から産まれた新生児は，一過性甲状腺機能低下症が起こる可能性があるため，あらかじめ産科，小児科への連絡を行っておく必要がある．出産後，新生児に甲状腺機能低下症を認めた場合には速やかに甲状腺ホルモン剤の補充を行う．このように，甲状腺機能低下症があるかまたは甲状腺ホルモン剤補充療法中の妊婦では，妊娠時にTSBAbをチェックする必要がある[3]．

（小菅由果）

文 献

1) 笠木寛治ほか：TSAbキット「ヤマサ」を用いたTSBAb活性測定の臨床的有用性に関する検討．ホルモンと臨床，46：91-102，1998
2) Kasagi, K et al：Thyrotropin receptor antibodies in hypothyroid Graves' disease, J clin Endrinol Metab, 76：504, 1993
3) Matsuura N, et al：The perdiction of thyroid function in infants born to mothers with chronic thyroiditis. Endocrinol Jpn, 36(6)：865-871, 1989

実地医家のための
甲状腺疾患診療の手引き
－伊藤病院・大須診療所式－

IV

橋本病を診る・治す

IV 橋本病を診る・治す

1 臨床症状と診断基準

日常臨床でのポイント

① 機能正常時は甲状腺腫大が唯一の症状となるが，甲状腺腫大を伴わない症例も存在する．
② 機能低下時には多彩な症状を呈し，いわゆる不定愁訴が多いのが特徴である．

I 臨床症状

橋本病(慢性甲状腺炎)の症状は，大別して以下の2点に分けられる．

1. 甲状腺腫大

多くはびまん性の辺縁不整な硬い甲状腺腫大を呈するが，中には甲状腺腫大を伴わないこともある．機能正常または潜在性甲状腺機能低下症の軽度の症例では，通常甲状腺腫大のみが症状となる．実際には2010年1月～2月に当院で診断した橋本病患者565例のうちの49.5%の症例で超音波検査上，甲状腺腫大がみられた．

2. 甲状腺機能低下に伴う症状

甲状腺機能低下症に伴う症状は表IV-1に示すように一見すると不定愁訴ととらえられるものも含め多彩な症状を呈する．これらの症状は，別の疾患と間違える可能性が十分含まれており，注意を要する．実際に2010年1月～2月に当院で診断した橋本病初診患者は図IV-1に示すように約20%がTSH 10 μU/ml以上の機能低下症を示しており，それらの初診時の自覚症状を図IV-2に呈示するがこのように多岐にわたる自覚症状がみられる．

II 診断基準

橋本病は1912年九州大学の橋本 策(はかる)博士により初めて発表されリンパ腫性甲状腺腫(struma lymphomatosa)と命名された．このような歴史的背景から，橋本病は本来病理組織学的な疾患概念であるが，今日の臨床現場ですべての症例から組織所見を得ることは困難である．その後本疾患は甲状腺特異的自己免疫疾患であり，主たる標的抗原がサイログロブリン，甲状腺ペルオキシダーゼと判明し，現在では日本甲状腺学会により2010年に改訂された慢性甲状腺炎(橋本病)診断ガイドライン(表IV-2)[1]に示すとおり抗サイログロブリン

表IV-1 甲状腺機能低下症の症状・所見

全身症状	倦怠感，易疲労感，緩慢な動作，嗄声，緩徐な言語，難聴 耐寒能低下，冷え，浮腫(圧痕を残さない)，体重増加 粘液水腫様顔貌(無気力様，頭髪の脱毛，眉毛外側1/3の脱落) 口唇の肥厚，舌腫大
精神症状	活力低下，意欲低下，抑うつ状態，精神鈍麻，眠気，記憶力低下
消化器症状	便秘，食欲低下
循環器症状	徐脈，心音の減弱，心拡大，心嚢液貯留，心不全
神経・筋症状	筋力低下，筋肉痛，筋肥大，筋痙攣，アキレス腱反射弛緩相遅延
皮膚症状	脱毛，皮膚乾燥／粗造，発汗低下，皮膚黄染(カロチンネミア)
婦人科症状	月経過多，排卵障害，不妊，流産，乳汁分泌

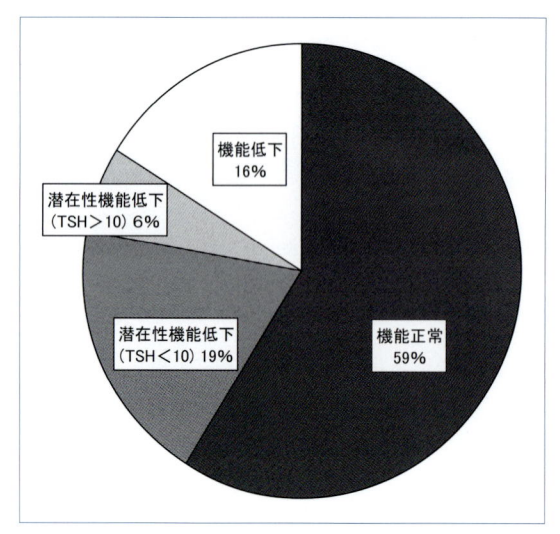

図Ⅳ-1 当院における未治療橋本病患者の機能別割合
（2010年1月〜2月初診565例）

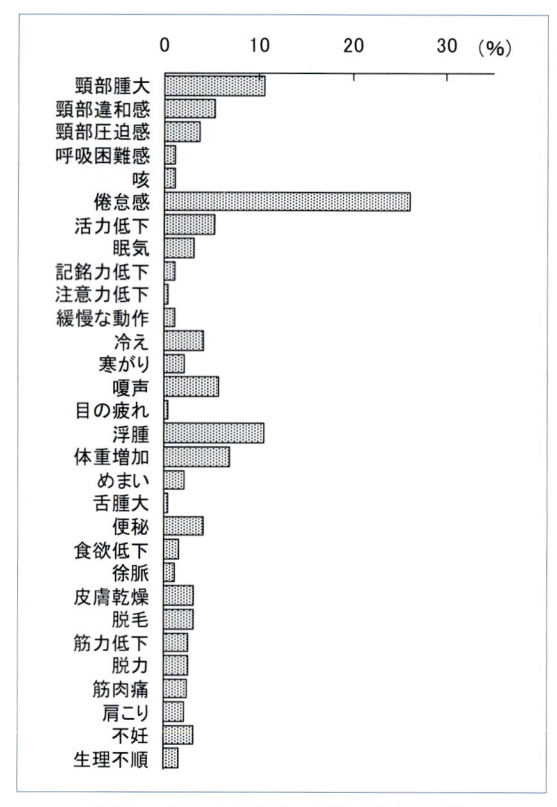

図Ⅳ-2 橋本病初診時の自覚症状（187例）

表Ⅳ-2 慢性甲状腺炎（橋本病）の診断ガイドライン

a）臨床所見
　1．びまん性甲状腺腫大
　但しバセドウ病など他の原因が認められないもの
b）検査所見
　1．抗甲状腺マイクロゾーム（またはTPO）抗体陽性
　2．抗サイログロブリン抗体陽性
　3．細胞診でリンパ球浸潤を認める
1）慢性甲状腺炎（橋本病）
　a）およびb）の1つ以上を有するもの

【付記】
1．他の原因が認められない原発性甲状腺機能低下症は慢性甲状腺炎（橋本病）の疑いとする．
2．甲状腺機能異常も甲状腺腫大も認めないが抗マイクロゾーム抗体およびまたは抗サイログロブリン抗体陽性の場合は慢性甲状腺炎（橋本病）の疑いとする．
3．自己抗体陽性の甲状腺腫瘍は慢性甲状腺炎（橋本病）の疑いと腫瘍の合併と考える．
4．甲状腺超音波検査で内部エコー低下や不均一を認めるものは慢性甲状腺炎（橋本病）の可能性が強い．

日本甲状腺学会（編）慢性甲状腺炎（橋本病）診断ガイドライン

抗体，抗甲状腺マイクロゾーム（またはTPO）抗体の陽性をもって診断に代用しているが，中には抗体陰性の橋本病も存在するので注意を要する[2]．

（岩久建志）

文　献
1）慢性甲状腺炎の診断ガイドライン 2010, 日本甲状腺学会編, Available from URL：http://www.japanthyroid.jp/doctor/guideline/japanese.html#mansei
2）改訂第2版 甲状腺疾患診療パーフェクトガイド, 浜田 昇ほか編, 診断と治療社, 東京, 2011, 29

IV 橋本病を診る・治す

2 一般血液検査から橋本病を推定できるか

日常臨床でのポイント

① 橋本病では，機能正常症例でも血清膠質反応(TTT，ZTT)の増加がみられる．
② 甲状腺機能低下をきたすと，トランスアミナーゼ，CPK，LDH，総コレステロール，LDLコレステロールが上昇する．
③ 潜在性甲状腺機能低下症であっても高コレステロール血症は高頻度にみられる．

橋本病では，甲状腺機能低下症をきたすと一般血液生化学検査で様々な異常値がみられるため，健診や外来での一般検査から診断にいたることも少なくない．以下に橋本病を推定しうる一般検査値の異常値出現の機序を述べる．

I 膠質反応(TTT，ZTT)

橋本病では自己免疫機序に伴う抗甲状腺自己抗体が増加して高ガンマグロブリン血症をきたすため膠質反応(TTT，ZTT)の増加がみられる．

II トランスアミナーゼ

甲状腺機能低下症における肝機能障害はAST優位のトランスアミナーゼ上昇を呈することが多い．以下が肝機能障害の原因として考えられている．トランスアミナーゼの上昇は甲状腺ホルモン補充による甲状腺機能の正常化に伴い速やかに改善する[1),2)]．

・ミオパチーに伴う骨格筋からの逸脱
・甲状腺機能低下症に伴い肝代謝が低下し，酸素消費量，糖新生の減少と尿素窒素の産生の増加
・甲状腺機能低下症に伴う慢性右心不全に伴ううっ血肝
・胆汁排泄の減少に伴う胆汁うっ滞

III CPK，LDH

甲状腺機能低下症に伴う近位筋優位の筋力低下，筋硬直，こむら返り，筋疲労などの筋症状がみられ，CPKのアイソザイムがMM型であることから，ミオパチーに伴う骨格筋からの逸脱が考えられる．

IV 血清脂質

甲状腺機能低下症ではLDL受容体の減少に伴い肝臓へのLDL-コレステロールの取り込みが減少し血中のLDL-コレステロールが増加する．これに伴い血清総コレステロール，LDL-コレステロールの上昇をきたす．軽症の甲状腺機能低下症においては以上の変化のみだが，甲状腺機能低下症が重症化すると肝性トリグリセリドリパーゼの低下によるトリグリセリド(TG)の上昇と，コレステロールエステル転送蛋白の低下に伴うHDL-コレステロールの低下をきたす[3)]．

(岩久建志)

文献

1) Daher R, et al：Consequences of dysthyroidism on the digestive tract and viscera. World J Gastroenterol, 15 (23)：2834-2838, 2009

2) Malik R, et al : The relationship between the thyroid gland and the liver. QJM, 95(9) : 559-569, 2002
3) Pearce EN : Update in lipid alterations in subclinical hypothyroidism. J Clin Endocrinol Metab, 97(2) : 326-333, 2012

Column 8

PEI（経皮的エタノール注入）治療

　甲状腺嚢胞は良性ですが，外見上または生活するうえで気になることがあります．内容液を吸引すれば縮小しますが，しばらくするとまた液体が溜まり腫れてしまうことがあります．良性なので手術をするまでではないが，縮小を希望する方にPEIという治療方法があります．PEIとは，percutaneous ethanol injectionの略です．日本語にすると，経皮的エタノール注入治療となります．

　通常の嚢胞内容液吸引後，高濃度のアルコールを注入することにより局所の脱水や固定を行い，細胞を壊死させることで効果を発揮します．また，栄養血管を狙うことで，血流を遮断し腫瘍への栄養を途絶えさせ縮小させる方法もあります．

　甲状腺に対するPEI治療の歴史は約20年前となります．Razmanらが1989年に甲状腺嚢胞に対して行ったのが初めての報告です．当院では1997年よりPEI治療を行っており，かれこれ15年になります．

　PEI治療の適応（表）ですが，保険適応となっているのは甲状腺嚢胞と機能性甲状腺結節のみです．その他の疾患は，PEI治療以外に治療方法がほかにない場合に行うことがあります．嚢胞治療ですと1回で効果が出る人もいますが，2〜3回必要な方もいます．反対に6回施行しても効果が出ない人は，PEI治療では効果が得にくいと過去のデータよりわかっています．

　合併症ですが，アルコールが針を伝って皮下に漏れた場合は穿刺付近に，血管を通り甲状腺支配の神経へアルコールが達した場合は耳への痛みが生じます．血管を狙った場合がほとんどですが，出血が腫瘍内に起こることがあります．出血の次に心配なのは，嗄声です．反回神経へアルコールが浸潤してしまった場合に生じますが，ほとんどは一過性です．またアルコール注入の刺激により咳が生じます．

（伊藤病院 診療部内科　國井　葉）

表　PEI治療の適応

- 甲状腺嚢胞*
- 機能性甲状腺結節（AFTN）*
- 良性結節性甲状腺腫
- バセドウ病・橋本病
- 甲状腺癌
- 甲状腺癌のリンパ節転移

＊印のものは保険適応

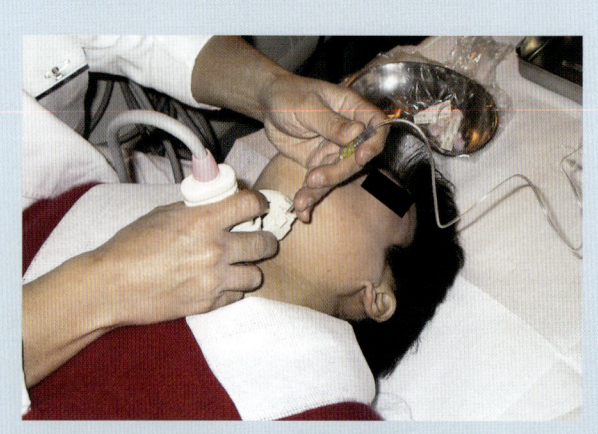

図　PEI治療の実際

Ⅳ 橋本病を診る・治す

3 橋本病の治療

日常臨床でのポイント

① 甲状腺機能が正常な場合は経過観察，潜在性甲状腺機能低下症の場合にはTSH値によって治療開始，甲状腺機能低下症の場合には合成T_4製剤(チラーヂンS®)にて初期量より投与開始する．
② 高齢者，虚血性心疾患既往者は少量から投与開始．副腎不全合併患者は副腎皮質ホルモンをまず投与してから甲状腺ホルモン剤を投与する．
③ 併用薬によっては甲状腺ホルモン剤の吸収に影響を及ぼすものもあるため，注意を要する．

Ⅰ どの患者を治療するか

甲状腺自己抗体(抗サイログロブリン抗体：TgAb，抗甲状腺ペルオキシターゼ抗体：TPOAb)を認め，甲状腺腫大があり，橋本病と診断された患者の中には治療が必要である場合と経過観察を行う場合がある．

① 甲状腺機能低下症を呈する患者

甲状腺自己抗体を認め，採血検査にて甲状腺機能低下症と診断される場合，チラーヂンS®を用いて治療を行う．

② 甲状腺機能が正常な患者

橋本病と診断されるも甲状腺機能が正常である場合は治療の必要性はない．海藻類などヨウ素摂取過多に注意する旨を説明し，半年～1年ごとに採血にて甲状腺機能を経過観察する．妊娠可能年齢の女性の場合は妊娠にて甲状腺ホルモン濃度が変動する可能性を説明し，妊娠判明時は定期検査時期ではなくとも受診をするように伝える．

③ 潜在性甲状腺機能低下症を呈する患者

甲状腺ホルモンの値は基準範囲内であるものの，TSHのみ基準値よりも高値である場合を潜在性甲状腺機能低下症とする．一般的には海藻類の過剰摂取，イソジンガーグル®の多用などにより生じている場合も多いため，海藻類の摂取を控えるなどの軽いヨウ素制限を行い，3か月後に再度甲状腺ホルモン値を再検する．それでもなおTSH 10 μIU/mlを超えるものであればチラーヂンS®の投与を開始する．TSH 5～10 μIU/mlの場合，様々な検討がされているが，脂質異常症を悪化させ，動脈硬化を引き起こすこと，心疾患の発症率上昇も示唆されていることから，脂質項目を含めたほかの危険因子も考慮し，投与の必要性を個別に判断する必要がある[1]．

Ⅱ 治療の方法

甲状腺ホルモン剤を投与することにより甲状腺機能を正常化させる．補充療法であり，原因療法ではない．

1. 甲状腺ホルモンの動態

甲状腺ホルモンにはT_3，T_4がある．正常甲状腺ではT_4が1日に90 μg前後血中に分泌される．通常，T_4が脱ヨード代謝によりT_3へ変換され，活性化型のホルモンとして全身に作用する(図Ⅳ-3)．T_4は半減期が7日間と長いが，T_3は半減期が1日と短い．また，血中ではほとんどがTBG(thyro-

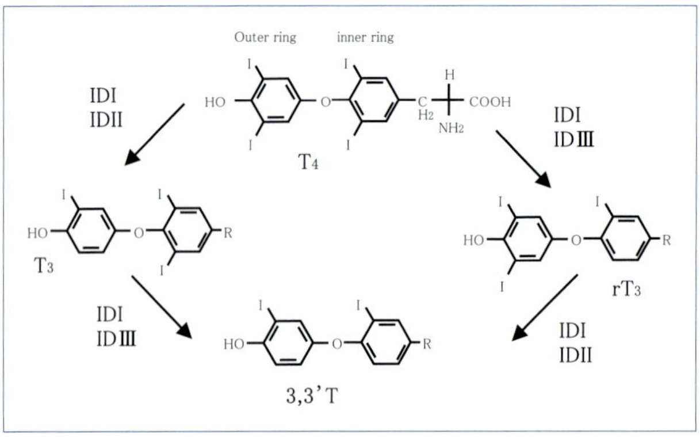

図Ⅳ-3 甲状腺ホルモンの代謝

xine binding globulin)などの結合蛋白と結合しており，遊離ホルモンとして存在しているのは T_4 で 0.02〜0.03%，T_3 で 0.2〜0.3%である．これを通常，FT_4，FT_3 として計測しており，この値がホルモンとしての活性を規定している[2]．

2. 製剤

甲状腺ホルモン製剤には合成 T_4 製剤，合成 T_3 製剤，乾燥甲状腺剤の 3 種類がある．

① 合成 T_4 製剤（チラーヂン S®，チラーヂン散®）

レボチロキシンナトリウムとして投与され，主に小腸より吸収される．半減期は 7 日間と長く，体内で安定しやすい．その後，末梢組織で T_3 へ変換されるため，合成 T_4 製剤のみで T_3，T_4 ともに正常化させることができる．このため，通常の治療では合成 T_4 製剤が使用される．初期投与量は 25〜50 μg/日とし，甲状腺ホルモン値，身体所見（動悸の訴えがないか，浮腫などの改善はあるかなど）をみながら漸増していく．維持量は 100〜125 μg/日（1.5〜2.0 μg/kg/日）となることが多い．内服のタイミングは朝食前や眠前など空腹時内服のほうが食後内服よりも吸収がよいとされる．

半減期が長いため，数日間の内服中断は問題ない．しかし，内服不能の状態が数週間に及ぶ場合，2012 年 10 月時点で T_4 の注射製剤は発売されていないため，各施設で注射薬を作成しなければならない．

② 合成 T_3 製剤（チロナミン®）

リオチロニンナトリウムとして投与される．T_3 は半減期が短く，血中濃度が安定しにくいため，通常の治療には使用されない．しかし，甲状腺癌の術後で T_4 製剤が投与されている症例に対して，アブレーションや ^{131}I 治療が行われる際には甲状腺ホルモン剤中止後に TSH の速やかな上昇を促すために T_4 製剤を T_3 製剤に切り替えて投与される．また，作用発現が速いため，粘液水腫性昏睡などでも使用される．

③ 乾燥甲状腺剤（チラーヂン末®）

T_4 と T_3 の合剤である．臓器製剤のため，T_4 と T_3 の含有比が一定ではなく，体内で安定しにくい．一般的に 40〜60 mg が T_4 100 μg に相当するとされているが日常診療ではほとんど使われない．

3. 補充の際の注意点

Sheehan 症候群などで生じる汎下垂体機能低下症や Schmidt 症候群（橋本病と Addison 病の合併）などで副腎不全が合併している症例がある．このような症例では甲状腺機能低下によって副腎皮質ホルモン代謝が低下し副腎不全がわかりにくくなっている．先に甲状腺ホルモンを投与すると副腎皮質ホルモン代謝が改善し，副腎クリーゼを引き起こす可能性があることから甲状腺ホルモン剤の投与前に副腎皮質ホルモンを 1〜2 週間，十分投与を行う必要がある．

表Ⅳ-3 甲状腺ホルモン剤との併用に注意する薬剤

1. 甲状腺ホルモンの腸管からの吸収を阻害する薬剤
    スクラルファート(アルサルミン®)
    アルミニウム含有制酸薬(マーロックス®)
    鉄剤
    コレスチラミン(クエストラン®)
    マグネシウム製剤(酸化マグネシウムなど)
    亜鉛含有胃潰瘍治療薬(プロマック®)
    炭酸カルシウム(炭カル錠®,カルタン®)
    水酸化アルミゲル(アルミゲル®)
    ポリスチレンスルホン酸Na(ケイキサレート®)
2. 甲状腺ホルモンの代謝を増強する薬剤
    カルバマゼピン(テグレトール®)
    フェニトイン(アレビアチン®,ヒダントール®)
    リファンピシン(リファジン®,リマクタン®)
3. 甲状腺ホルモンとの併用で作用が増強する薬剤
    ワルファリンカリウム(ワーファリン®)
    交感神経刺激薬(エピネフリン,ノルエピネフリンなど)
4. 甲状腺ホルモンとの併用で作用が減弱する薬剤
    強心配糖体製剤(ジゴキシン,ジギトキシン)
    血糖降下薬(インスリン,経口糖尿病薬)
5. 甲状腺ホルモン合成分泌を抑制する薬剤
    ヨード含有製剤(イソジンガーグル,アンカロン,ヨウ化カリウム)
    糖質コルチコイド
    リチウム製剤(リーマス®)
6. T_4からT_3への変換を抑制する薬剤
    アミオダロン(アンカロン®)
    β遮断薬
    糖質コルチコイド

また,高齢者,心疾患既往患者では補充療法開始後に狭心症や心筋梗塞を誘発することがあるため,初期投与量を12.5～25μgと通常よりも少量から開始し,心電図,自覚症状に注意しながら漸増していく.

4. 併用に注意する薬剤

併用薬の中には甲状腺ホルモン剤の吸収へ影響する薬剤や,甲状腺ホルモン剤の補充により影響を受ける薬剤がある.表Ⅳ-3にこれらの薬剤をまとめておく[3].

(小菅由果)

文 献

1) David S, et al：Subclinical thyroid disease. Lancet, **379**：1142-1154, 2012
2) Lewis E, et al：Werner & Ingbar's the thyroid：a fundamental and clinical text 9ed, LWW, Philadelphia, 2005, 97-133
3) Lewis E, et al：Werner & Ingbar's the thyroid：a fundamental and clinical text 9ed, LWW, Philadelphia, 2005, 864-869

IV 橋本病を診る・治す

4 潜在性甲状腺機能低下症は治療すべきか

日常臨床でのポイント

① 潜在性甲状腺機能低下症は日常臨床で遭遇することが多い病態であるが，TSH が 10 μIU/ml を超える場合，挙児希望の女性では積極的に治療すべきである．
② 70〜80 歳以上の高齢者，心疾患のある潜在性甲状腺機能低下症では，基本的に治療せず，経過観察するのがよいと思われる．

I 潜在性甲状腺機能低下症の治療指針

当院においては潜在性甲状腺機能低下症（subclinical hypothyroidism；以下 S-Hypo）について，長期的に検討したデータはない．そこで過去の文献と 2008 年に日本甲状腺学会より発表された S-Hypo の治療手引きをあわせて，当院内でのおおよその指針を示す．

II S-Hypo と高齢者（心血管疾患への影響）

S-Hypo と心血管疾患の関連については，以前より多数の報告がある．S-Hypo では，血液粘稠度，総コレステロールが，対照に比べて上昇しており[1]，心血管疾患の増加に関与している可能性がある．一般的な心血管疾患への影響については，成書に譲り，S-Hypo の高齢者への治療について述べる．

15 の研究を対象にしたメタアナリシスでは，65 歳未満の S-Hypo を対象にした研究で甲状腺機能正常の対照群に比べて虚血性心疾患の頻度が高かったが，65 歳以上を対象とした研究では有意差を認めるものはなかった[2]．この理由として，若年では病態生理学的効果が強く現れる可能性，高齢者では甲状腺ホルモン以外の危険因子が相対的に多くなる可能性を挙げている．同様に，S-Hypo 患者において，年齢と冠動脈疾患のオッズ比が逆相関することを明快に図示した総説がある[3]（図IV-4）．これらのデータより，潜在性甲状腺機能低下症患者では，65〜70 歳を境に，治療方針を変える必要がある可能性が示唆される．また TSH の基準値は従来では成人ではすべて同じ値としていたが，当院からの報告では，当院を受診し，検査の結果で甲状腺疾患がないと判断された患者を対象に，年齢ごとの TSH の基準値を解析したところ，高齢者では TSH の基準値が若年者より高いことが判明した[4]．つまり高齢患者で TSH が軽度上昇していても，その患者にとっては基準値内である可能性があるということである．

日本甲状腺学会の治療手引きでも，80〜85 歳以上の高齢者については，一般的に non thyroidal illness をきたす頻度が高いこと，血中 TSH が高値である頻度は 20% 以上であること，甲状腺ホルモンの補充は QOL 改善が確立されていないことなどから，チラーヂン S® の補充については慎重にすべきであるとしている．

III 潜在性甲状腺機能低下症と妊娠

潜在性甲状腺機能低下症の患者では，卵巣機能不全の頻度がほかの不妊症の原因に比べて高頻度

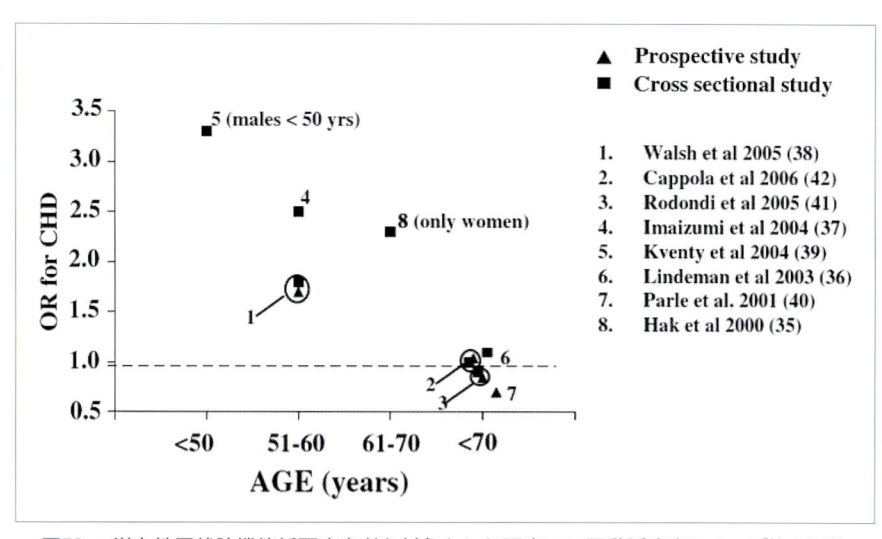

図Ⅳ-4 潜在性甲状腺機能低下症患者を対象とした研究での冠動脈疾患のオッズ比と平均年齢の相関

(文献3より)

であるとされている．Poppe らは総説の中で，不妊症における潜在性甲状腺機能低下症の頻度に関する報告をまとめているが，報告によって0.7～43％とばらつきがあり，この原因は，母集団，地理的な因子，調べた不妊症のタイプによるためであるとしているが，ほとんどの報告が対照をおいていないため，一定の見解には至っていない[5]．

近年，不妊症女性にチラーヂンS®を投与して，TSH を基準値内低めに保つと，妊娠の確率が上昇するという報告があったが，現状ではまだ結論は出ていないようであり，今後の症例の検討を要する．

Ⅳ 潜在性甲状腺機能低下症の転帰

潜在性甲状腺機能低下症患者を経過観察すると，当院のデータでは，8年後に24％の症例で甲状腺機能が低下していたが，それを予測することは不可能であり，TSH が $10\,\mu\mathrm{IU/m}l$ を超える症例では顕性甲状腺機能低下症への進展率が高く，抗体陽性の60歳以上の女性ではそれが顕著であることから，治療を考慮すべきとしているが，70歳を超える高齢者では，むしろ有害である可能性を示唆している[6]．

当院のデータでは，S-Hypo の慢性甲状腺炎患者において，約8年間の経過観察で3割程度の患者が甲状腺機能低下をきたしており，定期的に経過観察が必要であると思われた．

Biondi らは，総説の中で，TSH が $4.5\sim10\,\mu\mathrm{IU/}$ $\mathrm{m}l$ の患者については，エビデンスが不十分であるため，治療は不要であり，6～12か月おきに TSH 値を検査すればよいとしており，治療の手引きを示しており[7]（図Ⅳ-5），現状では当院の診療方針に最も近いと思われる．

Ⅴ むすび

潜在性甲状腺機能異常患者において，心血管疾患，代謝疾患，骨代謝への影響が指摘され，年齢，性別によっても異なった結果が報告されており，海外のガイドラインでもそれらを考慮したものとなっている．我が国でも日本甲状腺学会よりガイドラインが発表されているが，診療する医師の判断に委ねられる部分がかなり大きく，今後は患者の年齢，性別，背景疾患を考慮した治療が必要になると思われる．

(向笠浩司)

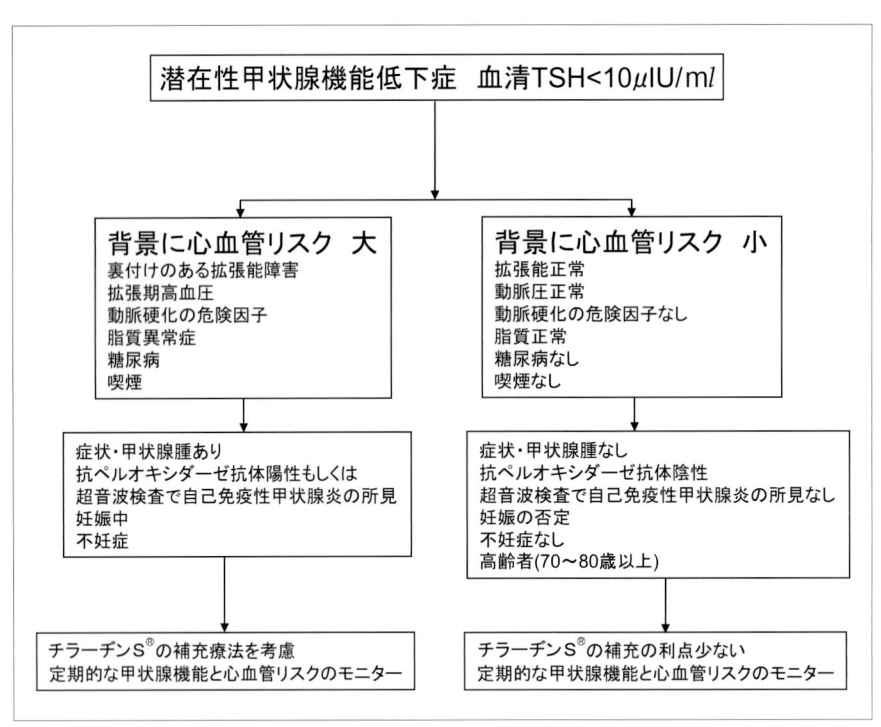

```
                潜在性甲状腺機能低下症  血清TSH<10μIU/ml
                                    │
                    ┌───────────────┴───────────────┐
                    ▼                               ▼
        ┌───────────────────────┐       ┌───────────────────────┐
        │ 背景に心血管リスク 大  │       │ 背景に心血管リスク 小  │
        │  裏付けのある拡張能障害 │       │  拡張能正常            │
        │  拡張期高血圧          │       │  動脈圧正常            │
        │  動脈硬化の危険因子    │       │  動脈硬化の危険因子なし│
        │  脂質異常症            │       │  脂質正常              │
        │  糖尿病                │       │  糖尿病なし            │
        │  喫煙                  │       │  喫煙なし              │
        └───────────┬───────────┘       └───────────┬───────────┘
                    ▼                               ▼
         症状・甲状腺腫あり              症状・甲状腺腫なし
         抗ペルオキシダーゼ抗体陽性もしくは  抗ペルオキシダーゼ抗体陰性
         超音波検査で自己免疫性甲状腺炎の所見 超音波検査で自己免疫性甲状腺炎の所見なし
         妊娠中                         妊娠の否定
         不妊症                         不妊症なし
                                        高齢者(70〜80歳以上)
                    ▼                               ▼
         チラーヂンS®の補充療法を考慮    チラーヂンS®の補充の利点少ない
         定期的な甲状腺機能と心血管リスクのモニター  定期的な甲状腺機能と心血管リスクのモニター
```

図Ⅳ-5 潜在性甲状腺機能低下症の治療の手引き

(文献7より改変)

文 献

1) Erdem TY, et al：Plasma viscosity, an early cardiovascular risk factor in women with subclinical hypothyroidism. Clin Hemorheol Microcirc, 38：219-225, 2008
2) Razvi S, et al：The Influence of Age on the Relationship between Subclinical Hypothyroidism and Ischemic Heart Disease：A Meta-Analysis. J Clin Endocrinol Metab, 2008
3) Mariotti S, et al：Cardiovascular risk in elderly hypothyroid patients. Thyroid, 17：1067-1073, 2007
4) Yoshihara A, et al：Reference limits for serum thyrotropin in a Japanese population. Endocr J, 58：585-588, 2011
5) Poppe K, et al：The role of thyroid autoimmunity in fertility and pregnancy. Nat Clin Pract Endocrinol Metab, 4：394-405, 2008
6) Peeters RP：Thyroid hormones and aging. Hormones (Athens), 7：28-35, 2008
7) Biondi B, et al：The clinical significance of subclinical thyroid dysfunction. Endocr Rev, 29：76-131, 2008

IV 橋本病を診る・治す

5 特殊例

日常臨床でのポイント

① 無痛性甲状腺炎による甲状腺中毒症には抗甲状腺剤は無効で禁忌である．
② 甲状腺中毒症の鑑別診断が重要である．
③ 発熱や甲状腺部の痛みを繰り返す場合は専門医へ紹介する．

I 無痛性甲状腺炎 (painless thyroiditis : PT)

1. 概念

何らかの誘因により甲状腺濾胞が破壊され甲状腺内に蓄積されていた甲状腺ホルモンが血中に漏出し一時的に甲状腺中毒症を呈し，その後機能低下症を経た後に甲状腺機能正常へと自然に軽快する疾患である（図IV-6）．ほとんどの症例は正常に戻るが，永続性機能低下症になる症例や[1] PT を反復する症例もあるため，一旦軽快しても経過観察が必要である．PT 発症の誘因は表IV-4 に示すが，明確な誘因が不明な場合が多い．橋本病やバセドウ病の寛解中など，自己免疫性甲状腺疾患を背景に発症する[2]．

2. 症状

症状は甲状腺中毒症の程度によって様々である．自覚症状がない場合から動悸などの中毒症状のため安静が必要な場合もある．一過性機能低下症期に低下症状を訴えることは少ない．

3. 診断

病初期には甲状腺ホルモン値は高値となり TSH は低くなる．ほとんどの症例では TSH 受容体抗体 (TRAb) や甲状腺刺激抗体 (TSAb) が正常であるため大多数の症例ではバセドウ病との鑑別診断に苦慮しないが，一時的に軽度高値を示すこともあるため，迷う場合には放射性ヨウ素摂取率

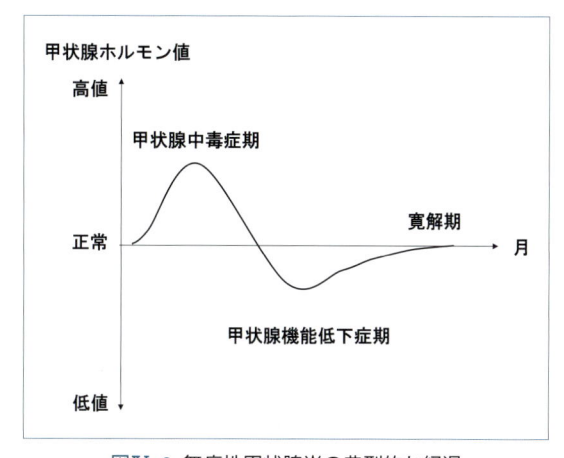

図IV-6 無痛性甲状腺炎の典型的な経過

表IV-4 無痛性甲状腺炎の誘因

無痛性甲状腺炎の誘因	
出産	
薬剤	インターフェロン
	アミオダロン
	インターロイキン-2
	リチウム
	分子標的治療薬（スニチニブなど）
	ゴナドトロピン放出ホルモン誘導体
Cushing 症候群術後	
ステロイドホルモン剤の急激な中止	

検査を行う．TSH が抑制された状態での放射性ヨウ素摂取率 24 時間値は低値を示す．甲状腺ホルモン値があまり高くない場合は，投薬なしで経過観察し，1 か月後にホルモン値が軽快傾向にあ

表Ⅳ-5 橋本病急性増悪と亜急性甲状腺炎の鑑別点

	橋本病急性増悪	亜急性甲状腺炎
発症時の甲状腺機能	低下～中毒症	通常中毒症
放射性ヨウ素摂取率	低～高	低
炎症症状前後の甲状腺腫の有無	あり	通常なし
発症時の甲状腺腫	硬，びまん性	硬，結節状～びまん性
クリーピング	なし	あり
抗 Tg 抗体／抗 TPO 抗体	高値	正常 or 一過性軽度高値
再燃	頻発	稀
永続性甲状腺機能低下症の可能性	頻発	稀
病理組織像	リンパ球浸潤，巨細胞，線維化，濾胞構造の消失	巨細胞，可逆性濾胞構造破壊
治療	NSAID，ステロイド，外科治療	NSAID，ステロイド
ステロイドへの反応	良好，減量で再燃	良好

るかどうか見極めてもよい．治療方針の決定のために正確な診断が必要である．

4. 治 療

PT は自然軽快する疾患なので治療は不要である．動悸が強い場合にはβブロッカー投与で対処する．重要な点は，無効かつ禁忌である抗甲状腺薬（antithyroid drug：ATD）を投与しないことである．

甲状腺機能低下症期には治療が不要なことが多いが，症状を自覚したり，永続性機能低下症のときには甲状腺ホルモン薬を投与する．

Ⅱ 橋本病急性増悪

1. 概 念

橋本病急性増悪は 1964 年に鈴木らが急性炎症症状を伴う慢性甲状腺炎 5 例を報告したのが最初であり[3]，その後国内外で類似の症例報告がある．

疾患の概念としては，① 橋本病の存在（多くは非常に高い抗甲状腺抗体），② 甲状腺の疼痛・圧痛，③ CRP 高値など血液検査の炎症所見，④ 長期にわたり疼痛・圧痛の反復が多く，⑤ 永続性甲状腺機能低下症となることが多い，といったところである[4]．しかし，その頻度が稀であり，いまだ橋本病急性増悪の診断基準がなく，病初期の診断確定が困難なことが多い．

2. 症 状

主な症状は甲状腺の疼痛と発熱である．しかし，疼痛も違和感程度から強い痛みを訴えることもあり，発熱も微熱から高熱までと多様である．疼痛がなく発熱のみ症状として訴えるような亜型も極稀にある[5]．

3. 診 断

発熱や甲状腺の疼痛・圧痛，CRP や赤沈の高値，非常に高い抗甲状腺抗体が特徴的であるが，診断基準はない．発症時の甲状腺機能は，低下～中毒症まで様々である．その後継続的，断続的にでも長期にわたり症状の再燃を何度も繰り返すようであれば，橋本病急性増悪としてよいだろう．

表Ⅳ-5 に亜急性甲状腺炎（subacute thyroiditis：SAT）との鑑別点を示す．SAT も抗甲状腺抗体が一時的に高値を示すことがあるが，病初期に甲状腺中毒症を示すことが多く，クリーピング現象を呈した後は再燃することは少ない．巨細胞はSAT の組織像の特徴とされるが，橋本病急性増悪でも認められ，鑑別点にはならない[6]．

4. 治 療

治療は発熱や痛みへの対症療法である．症状が軽度ならば非ステロイド系消炎鎮痛剤，強ければステロイド剤の内服治療を行う．しかし長期間ステロイド剤内服を中止できない場合には外科治療がよい．亜全摘では症状が再発の報告があり[7]，熟練した外科医による全摘が最良と考える[6]．^{131}I 内用療法を行った報告例もあるが治療後も症状が再燃しており[7]，組織像で濾胞構造が消失していたにも関わらず手術直前まで炎症症状が続いた症例もある[6]ため，^{131}I 内用療法がどの程度長期効果

があるかは今後症例を重ねる必要がある．

（大江秀美）

文献

1) 大江秀美ほか：無痛性甲状腺炎の転帰について．日本内分泌学会雑誌，81(1)：147，2005
2) Parker M, et al：Silent thyrotoxic thyroiditis in association with chronic adrenocortical insufficiency. Arch Intern Med, 140：1108-1109, 1980
3) 鈴木秀郎ほか：急性炎症症状を呈した慢性甲状腺炎の5症例について．内科，14(6)：1140-1146，1964
4) 大江秀美ほか：橋本病急性増悪102例の臨床的特徴と転帰について．日本内分泌学会雑誌，80(2)：313，2004
5) Kubota S, et al：Sustained fever resolved promptly after total thyroidectomy due to huge Hashimoto's fibrous thyroiditis. Endocrine, 31(1)：88-91, 2007
6) Ohye H, et al：Successful treatment for recurrent painful Hashimoto's thyroiditis by total thyroidectomy. Thyroid, 15(4)：340-345, 2005
7) Kon YC, et al：Painful Hashimoto's thyroiditis as an indication for thyroidectomy：Clinical characteristics and outcome in seven patients. J Clin Endocrinol Metab, 88：2667-2672, 2003

Column 9

チラーヂンS®との飲み合わせ

　チラーヂンS®は，血液中にある甲状腺ホルモンと同じ物です．したがって血液中に入ると健常人の甲状腺ホルモンと同様のため他剤との相互作用を考慮する必要はありません．そのため，一緒に併用して害になるような薬ではありません．

　しかし，チラーヂンS®は腸管より吸収されるため，吸収を妨げる薬には注意する必要があります（表）．これらの薬と併用する場合には4～5時間以上の間隔を空けると吸収障害が避けられます．

（伊藤病院　診療技術部薬剤室　室長　野中榮夫）

表　チラーヂンS®の吸収が阻害される薬剤

分類	商品名
陰イオン交換樹脂薬	クエストラン，コレバインなど
造血薬	スローフィー，テツクール，フェルム，フェロミアなど
水酸化アルミニウムを含む制酸薬	マーロックスなど
スクラルファートを含む胃薬	アルサルミン，スクラート胃腸薬など
亜塩を含む胃薬	プロマック
高リン血症治療薬	ホスレノール，レナジェル，フォスブロックなど

IV 橋本病を診る・治す

6 ヨウ素摂取が橋本病に及ぼす影響

日常臨床でのポイント

① 橋本病ではヨウ素過剰摂取にて甲状腺機能低下する可能性があるが，ヨウ素制限で甲状腺機能は改善することがある．
② 橋本病での食餌中ヨウ素の制限は，和食の摂取に影響が出るほど厳密になりすぎる必要はないと思われる．

I 日本人のヨウ素の摂取量

海に囲まれた日本は全国的にヨウ素摂取量が多い国である．厚生労働省によって推奨された摂取量は表IV-6のとおりであるが，当院入院患者を対象に，尿中ヨウ素量から1日のヨウ素摂取量を換算式にて検討した．ヨウ素摂取量は最高で1日350 μg程度であり，年齢が高いほど高値である傾向があった．過去数日間の食生活で影響を受けるため，これのみで日常のヨウ素摂取量を推測する

表IV-6 ヨウ素の食事摂取基準（μg/日）

性別	男性			女性		
年齢	推奨量(RDA)	目安量(AI)	耐容上限量(UL)	推奨量(RDA)	目安量(AI)	耐容上限量(UL)
0〜5（月）	—	100	250	—	100	250
6〜11（月）	—	130	250	—	130	250
1〜2（歳）	50	—	250	50	—	250
3〜5（歳）	60	—	350	60	—	350
6〜7（歳）	75	—	500	75	—	500
8〜9（歳）	90	—	500	90	—	500
10〜11（歳）	110	—	500	110	—	500
12〜14（歳）	130	—	1,300	130	—	1,300
15〜17（歳）	140	—	2,100	140	—	2,100
18〜29（歳）	130	—	2,200	130	—	2,200
30〜49（歳）	130	—	2,200	130	—	2,200
50〜69（歳）	130	—	2,200	130	—	2,200
70以上（歳）	130	—	2,200	130	—	2,200
妊婦（付加量）				+110	—	—
授乳婦（付加量）				+140	—	—

推奨量（RDA, recommended dietary allowance）
　ある性・年齢階級に属する人々のほとんど（97〜98%）が1日の必要量を満たすと推定される1日の摂取量．
目安量（AI, adequate intake）
　ある性・年齢階級に属する人々が，良好な栄養状態を維持するのに十分な量．
　（特定の集団において不足状態を示す人がほとんど観察されない量）
耐容上限量（UL, tolerable upper intake level）
　ある性・年齢階級に属するほとんどすべての人々が，過剰摂取による健康障害を起こすことのない栄養素摂取量の最大限の量．

（独立行政法人　国立健康・栄養研究所ホームページより）

絶対禁止	1. 昆布海藻類 　　昆布・わかめ・海苔・ひじき・もずく・テングサなど	
	2. 昆布加工品 　　とろろ昆布・昆布の佃煮・昆布入りの漬物・おつまみ昆布など	
	3. 昆布だし，昆布汁，複合調味料 　　昆布だし・昆布汁・だし入り味噌・だし入り醤油・だし入りソース・すし酢・ポン酢・めんつゆ 　　和風ドレッシング・合わせ調味料・だしの素など	
	4. 昆布エキス含有食品・飲料水 　　インスタント味噌汁・カップ麺・キムチ・昆布茶・十六茶・アクエリアスなど	
	5. ヨード添加食品 　　ヨード卵（ヨード卵以外は可）	
	6. その他（※外食では禁止　自炊の場合は原料に注意すれば可） 　　おでん・ラーメン・すし・和食・うどん・そば・黒こんにゃく	
制限 （1日1食 1人前程 度は可）	1. 魚貝類（たこ・イカも含む）およびその加工品（かまぼこなど）	
	2. 甲殻類（えび・かに・うに），魚卵（いくら・たらこ・数の子など）	
	3. テングサ加工品（寒天・ところてん・ようかん・ヨーグルトなど）	
	4. 栄養補助食品（サプリメント），成分不明（記載がない）の食品・飲料水	
摂取可能	1. だし汁 　　にぼし・鰹節・味の素・しいたけ・鶏がらスープ・コンソメ・ブイヨン・肉のだし汁	
	2. 調味料 　　昆布エキスの入っていない醤油・味噌・酢・ソース，みりん・マヨネーズ・ケチャップ・塩	
	3. 穀類 　　ご飯・昆布だし入りではない麺類・パン，スパゲティ・ピザ・カレーライスなどの洋食	
	4. 野菜・果物・豆類・肉類・イモ類・きのこ類	
	5. 飲み物 　　「昆布エキス」表示のない飲料水・コーヒー・ジュース・緑茶・ウーロン茶・牛乳	

	薬剤・医療品など
絶対禁止	1. 抗甲状腺薬・甲状腺薬 　　メルカゾール・チウラジール・プロパジール・チロナミン・チラーヂンS・チレオイド・甲状腺末 2. ヨードを含む薬 　　ヨード丸・ヨードチンキ・ルゴール・イソジンガーグル（うがい薬） 　　※風邪・その他で他院にかかる場合はヨードを含まない薬を処方してもらってください． 　　（薬局やドラッグストアなどで薬を購入する場合も同様です） 3. 海藻成分の入った医療品・医薬部外品など 　　パック・エステ・育毛剤・シャンプー・リンス・化粧品・ダイエット食品・漢方薬

図IV-7 当院でヨウ素制限食指導に用いるリーフレット

のは困難であるが，実際には推奨摂取量より多いと思われ，ヨウ素は充足されていることが多いと思われる．現代の日本においては，よほど偏った食生活をしない限り，ヨウ素欠乏という病態はほとんど存在し得ないとしてよい．

原子力発電所の事故による放射性ヨウ素の飛散により，甲状腺への放射性ヨウ素の取り込みの影響が懸念されているが，規則正しい食生活，特に日本食を取り入れて摂取している限り，甲状腺のヨウ素含有量が多く，また成人ではもともとヨウ素の取り込みが多くはないため，大量の放射性ヨウ素の取り込みはないのではないかと推測される

6. ヨウ素摂取が橋本病に及ぼす影響　125

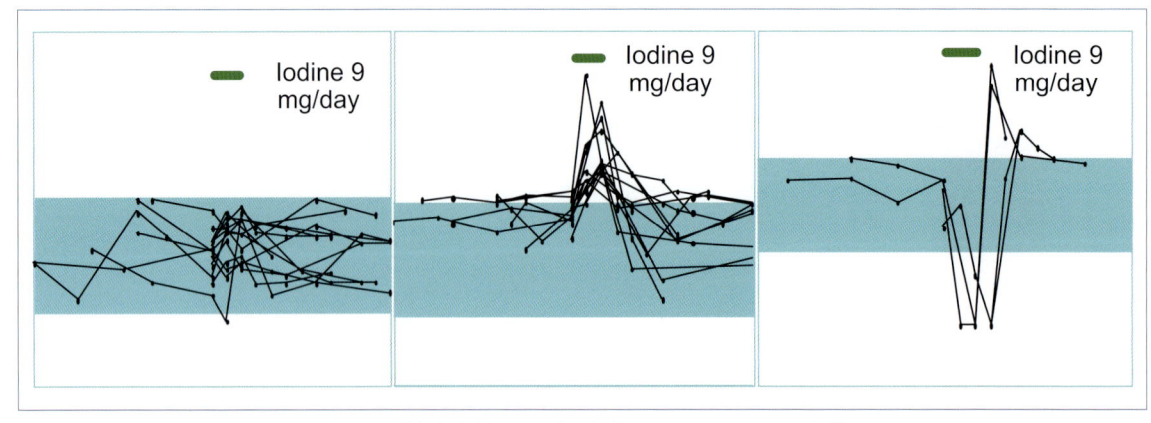

図Ⅳ-8 橋本病患者にヨウ素を投与したときのTSHの変動
水色の網掛けがTSHの基準値（0.2～4.5 μIU/ml）である．
（田名病院　阿部好文先生のご厚意による）

が，問題となるのは小児から青年の若年者である．若年者ではヨウ素に富む食事の摂取が少なく，甲状腺のヨウ素のストックが少なく，取り込みが多くなる可能性もあり，今後の検討が待たれる．

Ⅱ　食餌中のヨウ素含有量

基本的には海藻類からの摂取が多く，一般的に受け入れられているものである．しかしながら，実際には意外なものにヨウ素は含まれている．図Ⅳ-7は当院でヨウ素制限の食事指導を行う際に患者にお渡しするリーフレットの抜粋であるが，これらの品目を，放射性ヨード検査や甲状腺機能の確認のためにヨウ素の制限をするときに患者に摂取を控えてもらう（別稿コラム⑩ヨウ素制限食について128頁参照）．

Ⅲ　橋本病とヨウ素摂取

ヨウ素過剰地域での橋本病の発症頻度についての検討がある[1]．この報告によると，ヨウ素過剰摂取地域では，橋本病の発症頻度，潜在性甲状腺機能低下症の発症の頻度ともに，ヨウ素欠乏地域より高頻度であった．これらの一部は回復する可能性が示唆されており，全例が持続するものではないようである．ヨウ素が橋本病を誘発するメカニズムとしては，まだはっきり特定されていないが，動物実験において示されているものがある[2]．

橋本病患者がヨウ素を大量に摂取したときにどうなるかということを多数例で検討するのは困難であり，過去にもあまり報告はない．過去に当院で患者の同意を得たうえで33名の甲状腺機能正常の患者にヨウ素9 mgを60日間摂取してもらい，甲状腺機能の転帰を検討した貴重なデータがある．それによると，甲状腺機能は3名で亢進，15名で正常範囲内，15名では機能低下と様々であった（図Ⅳ-8）．もともとのTSHの値が高いほど，ヨウ素投与によりTSHが上昇しやすく，TSHが基準値内で高値である患者では，ヨウ素の大量負荷で一過性の甲状腺機能低下をきたす可能性があるという結果であった．

Ⅳ　診療の実際

初診時にTSHが上昇していた患者が受診した場合，これは橋本病の患者に限ったことではないが，TSHが10～20 μIU/ml以下であれば，ヨウ素の制限を勧めて1～2か月後に再検査を行う．再検査でTSHが10 μIU/ml以上であれば，甲状腺ホルモン製剤による補充の適応と思われる．

注意を要するのが産婦人科を並行して受診している患者である．不妊症などで子宮卵管造影を施行する場合，油性ヨウ素を含有した製剤を使用す

るため，数か月に渡って体内に残留することで，軽度の甲状腺機能低下をきたすことがある．また女性ホルモン製剤の投与を受けている患者では，甲状腺ホルモンの代謝が亢進し，軽度の甲状腺機能低下をきたす可能性がある．これらのケースでは，基本的に産婦人科治療の必要性を重視して，必要があれば甲状腺ホルモン製剤の補充を行う．

また日常の食事については，海藻を全く摂取しないようにしている患者を見受けることがあるが，もし厳密にヨウ素の制限をかけるとなると，和食の摂取は困難になってしまい，特に中高年以上の患者では，食事選択の幅を著しく狭めてしまうため，ヨウ素取り込み検査などの特殊な状態を除いて，過度のヨウ素制限は避けたほうがよいのではないかと考える．

(向笠浩司)

文 献

1) Teng W, et al：Effect of iodine intake on thyroid disease in China. N Engl J Med, **354**(26)：2783, 2006
2) Ruwhof C, et al：Iodine and thyroid autoimmune disease in animal models. Thyroid, **11**：427-436, 2001

Column ⑩

ヨウ素制限食について

ヨウ素とは何か？

　ヨウ素は成人で体内に 10～20 mg 程度含まれるミネラルで，甲状腺は血液の中からヨウ素を取り込み「甲状腺ホルモン」を作り出しています．ヨウ素はいろいろな食物に含まれていますが，特に昆布やわかめなどの海藻類・魚介類に豊富に含まれています．日本人は海産物の摂取が多く必要量を大きく上回っているため不足する心配はほとんどありません．

なぜヨウ素制限をするのか？

　食事から摂るヨウ素も放射性ヨウ素も同じように甲状腺に取り込まれます．そのため，核医学検査や ^{131}I 内用療法をする際には，放射性ヨウ素を有効に甲状腺に取り込ませる必要があるため，1～2 週間のヨウ素摂取の制限が必要となります．

ヨウ素制限食品について

　ヨウ素制限が必要な場合は，検査・治療により禁止・制限される食品が異なりますので，リーフレットを用いて食品の説明を行っております．食品は必ず原材料名を確認し，絶対禁止食品である海藻類が含まれるものを摂らないようにします．調理の際も，市販の複合調味料や顆粒だしに昆布エキスが含まれていることがあるため，原材料名を確認してから使用するようにしてください．

　鱈・鱈を使用した練り製品（かまぼこ・ちくわなど）はヨウ素が多く含まれるため，検査・治療により制限が必要になります．

　卵は摂取制限食品ではありませんが，鶏の餌に海藻粉末などを添加しヨウ素を高濃度に含ませたヨウ素強化卵もありますので，表示の確認をしてください．

　見落としやすい食品では外国産の食塩があります．世界ではヨウ素欠乏症という病気が多く発症しているため，食塩にヨウ素を添加してヨウ素欠乏を防いでいます．ヨウ素制限期間中は外国産の塩を使うことは避けましょう．何を食べてよいのかわからない・調味料が不明などでヨウ素制限が難しい場合は，ヨウ素制限食用のレトルト食品（ラティロイド®）がありますのでそちらを利用してもよいでしょう．

（伊藤病院　診療技術部臨床栄養室　主任　桑原典子）

IV 橋本病を診る・治す

7 良性・悪性腫瘍の合併頻度とその分類

日常臨床でのポイント

① 当院での研究において，慢性甲状腺炎患者のうち，乳頭癌を約50人に1人，悪性リンパ腫を約1,000人に1人の頻度で認めた．
② 橋本病に合併する良性腫瘍はほとんどが腺腫様病変だが，橋本病の甲状腺機能検査とともに，3～6か月おきに超音波検査のフォローアップを行い，悪性を疑わせるような変化があれば，超音波ガイド下穿刺吸引細胞診を行う．

I 橋本病と甲状腺腫瘍

バセドウ病での腫瘍の合併頻度を検討した報告は多数あるが，我が国において，橋本病患者を対象に多症例において，全例超音波検査を施行して確認したデータは少ない．当院を2006年に受診したバセドウ病1,652名，橋本病患者2,036名を対象に，超音波診断に基づいて腫瘍性疾患の合併頻度を検討した[1]．

その概略を表IV-7に示す（腺腫様病変は厳密には腫瘍ではないが（別稿V-1 甲状腺腫瘍の分類と頻度135頁～参照)，本稿では便宜上腫瘍性疾患のカテゴリーに入れて記載する）．

良性病変は橋本病患者3名に約1名の頻度で認められた．本稿には示さないが，女性では男性の約2倍の頻度であった．この理由ははっきりしていないが，腺腫様甲状腺腫や甲状腺乳頭癌ではエストロゲン受容体の発現が亢進しており[2]，女性ホルモンが関与している可能性がある．甲状腺乳頭癌の合併は橋本病患者約50人に1人程度の頻度であり，今回の検討ではバセドウ病より高頻度であった．一般的な甲状腺癌の頻度は女性では2～3.8人/10万人，男性では1.2～2.6人/10万人とされており[3]，当院が甲状腺疾患専門病院であるためのバイアスを考慮しても，かなり高頻度であるといえる．悪性リンパ腫は慢性甲状腺炎患者約1,000人に1人程度の頻度であった．一般的にバセドウ病に悪性リンパ腫が合併するのは稀であると思われる．

II 橋本病に合併した腫瘍性疾患の治療

1. 良性腫瘍

腺腫様甲状腺腫が多くを占めており，橋本病ではバセドウ病より高頻度に合併していたが，この

表IV-7 橋本病における腫瘍性病変の合併頻度

	バセドウ病(1652名)	橋本病(2036名)
腺腫様病変	273(16.5%)	579(28.4%)
乳頭癌	16(0.97%)	36(1.77%)
濾胞癌	1	0
濾胞腺腫	4	15
悪性リンパ腫	0	2

(文献1より改変)

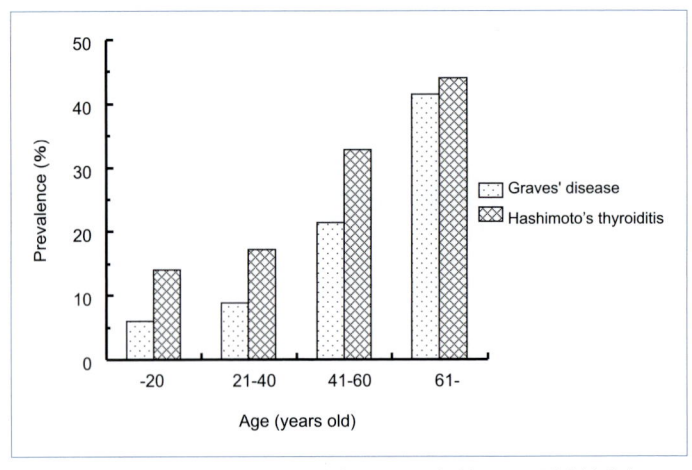

図Ⅳ-9 バセドウ病と慢性甲状腺炎における年齢ごとの腫瘍性疾患の合併頻度

原因は不明である．腺腫様病変は，超音波読影に習熟した医師，技師でも診断を誤ることはあるので，悪性を疑わせるような所見（別稿Ⅱ-2 超音波検査 26 頁〜参照）があれば，超音波ガイド下穿刺吸引細胞診を施行すべきである．また図Ⅳ-9 に示すとおり，腫瘍性病変はバセドウ病・慢性甲状腺炎ともに，年齢とともに合併頻度が増大していくが，橋本病ではバセドウ病より若年から腫瘍性病変を合併する頻度が高く，若年者でも経過中に甲状腺エコー検査は施行すべきである．良性腫瘍であると診断された場合は 3〜6 か月おきに超音波検査を施行して，経過観察することが多い．

2. 悪性腫瘍

超音波ガイド下穿刺吸引細胞診で診断がついたら，悪性リンパ腫以外は臨床的な病気に応じて，治療方針を患者と相談する（別稿Ⅳ-3 橋本病の治療 115 頁〜参照）．橋本病では，甲状腺腫の増大が出現した場合，超音波検査で低エコー域が出現した場合は悪性リンパ腫を併発している可能性を考えなければならない．そのため，定期的な超音波検査は非常に重要であり，当院でも患者が増大を自覚する前に，超音波検査で小さな悪性リンパ腫を発見することができた症例を経験している．悪性リンパ腫であった場合は，甲状腺生検を施行し，免疫染色，組織型を含めた確定診断がついた段階で治療方針を決定する（別稿Ⅴ-8 甲状腺原発悪性リンパ腫 176 頁〜参照）．

Ⅲ まとめ

以上，橋本病に腫瘍性病変が合併した場合の日常診療における注意点を述べた．橋本病の多くの症例で，腫瘍性疾患の合併を認めるため，初診時に甲状腺超音波検査を施行しておくことは，その後のフォローアップを行ううえでも重要であると思われる．

（向笠浩司）

文 献

1) Mukasa K, et al：Prevalence of Malignant Tumors and Adenomatous Lesions Detected by Ultrasonographic Screening in Patients with Autoimmune Thyroid Diseases. Thyroid, 21：37-41, 2011
2) Kawabata W, et al：Estrogen receptors (alpha and beta) and 17beta-hydroxysteroid dehydrogenase type 1 and 2 in thyroid disorders：possible in situ estrogen synthesis and actions. Mod Pathol, 16：437-444, 2003
3) Nagataki S, et al：Epidemiology and primary prevention of thyroid cancer. Thyroid, 12：889-896, 2002

Ⅳ 橋本病を診る・治す

8 他の自己免疫性疾患の合併について

日常臨床でのポイント

① 慢性甲状腺炎患者はシェーグレン症候群，関節リウマチを合併することがあるが，それほど頻度は高くない．
② シェーグレン症候群，関節リウマチ患者では，経過中に1回は慢性甲状腺炎のチェックをしておいたほうがよい．

　橋本病はリンパ球による自己免疫性甲状腺炎であるため，広義にとれば，自己免疫疾患に分類することができる．また，他の自己免疫疾患との合併が散見される疾患であり，診療にあたっては，他の自己免疫疾患の発見，治療を要することもある疾患である．

　残念ながら当院においては，橋本病においては，膠原病の合併をスクリーニングとしては行っておらず，過去にもそういった検討はしていない．そのため本稿では，文献的に慢性甲状腺炎と膠原病について概説する．

表Ⅳ-8 橋本病における自己抗体の保有率

Autoantibodies	Graves' disease (no.=234)	Hashimoto's thyroiditis (no.=130)	Healthy control (no.=50)
TRAb	209(89.3%)[b]	10(7.7%)[a,c]	0(0.0%)
Anti-Tg Ab	189(80.8%)[b]	126(96.9%)[b,c]	2(4.0%)
Anti-TPO Ab	191(81.6%)[b]	113(81.6%)[b]	1(2.0%)
Anti-GAD Ab	15(6.4%)	6(4.6%)	0(0.0%)
Anti-IA-2 Ab	10(4.3%)	5(3.8%)	0(0.0%)
Anti-AChR Ab	8(3.4%)	5(3.8%)	0(0.0%)
Anti-dsDNA Ab	1(0.4%)	3(2.3%)	0(0.0%)
Anti-Sm Ab	1(0.4%)	3(2.3%)	0(0.0%)
Anti-RNP Ab	1(0.4%)	1(0.8%)	0(0.0%)
Anti-ribosomal P Ab	0(0.0%)	0(0.0%)	0(0.0%)
Anti-SS-A Ab	9(3.8%)	4(3.1%)	0(0.0%)
Anti-Ro52 Ab	9(3.8%)	4(3.1%)	0(0.0%)
Anti-SS-B Ab	0(0.0%)	0(0.0%)	0(0.0%)

Ⅰ 合併する可能性のある疾患

1. シェーグレン症候群

　唾液腺の炎症により唾液分泌の低下をきたす疾患である．疾患特異抗体としては抗SS-A，抗SS-B抗体がある．橋本病に合併する疾患としては比較的頻度が高いが，過去の報告によると実際には抗体陽性率はそれほど高くはない[1]（表Ⅳ-8）が，シェーグレン症候群の約半数が抗TPO抗体を保有していたとの報告もある．そのため，シェーグレン症候群では自己免疫性甲状腺疾患のリスクが高いが，自己免疫性甲状腺疾患の中ではシェーグレン症候群のリスクは高くないとされている[2]．

2. 関節リウマチ

　関節リウマチの患者では変形性関節炎の患者に比べて，抗TPO抗体の陽性率が高く，甲状腺自己抗体の検索をするのがよいとしている．

　関節リウマチの患者の1, 2親等で自己免疫性甲状腺疾患が有意に増加しており，女性では男性の5倍以上多かったことが報告されている．

　また慢性甲状腺炎に関節リウマチが合併した場合，関節病変は軽度であることが多いとされる．

　活動性の若年性関節リウマチでは慢性甲状腺炎を合併することが多く，そのうち10～20％程度では甲状腺機能低下症を認めるという報告が多い[3]．

3. SLE

抗核抗体は慢性甲状腺炎でも20～30％程度は陽性になるが、自覚症状がないことがほとんどで、臨床的にSLEと診断される症例は比較的稀である。

4. 副腎疾患（ACTH単独欠損症，アジソン病）

アジソン病は慢性甲状腺炎と合併した場合Schmidt症候群と称される。全身倦怠感や低血糖、低ナトリウム血症を呈する。臨床的に問題となるのは、甲状腺機能低下症でチラーヂンS®の補充が必要な症例において、コルチゾール欠乏が強い状態で、コルチゾールを先に補充せずにレボチロキシンを補充すると、最悪の場合、副腎不全を引き起こし、副腎クリーゼとなる可能性があることである。したがって甲状腺機能低下症の患者では、副腎機能低下症の合併の有無を念頭においておく必要がある。また小児のアジソン病では抗TPO抗体を80％以上が保有していたとの報告がある。

5. 1型糖尿病

膵ランゲルハンス島に対する自己抗体が出現し、インスリン分泌が低下することにより、高血糖を発症する。日本人の1型糖尿病においては、抗Tg抗体44％、抗TPO抗体50％と高率に甲状腺自己抗体を保有していたとする報告があるが[1]、チェコスロバキアからの報告では抗体保有率が低く、人種差がある可能性が指摘されている。またTRAbも高値であったと報告されているが、バセドウ病の合併も臨床上しばしば経験する。

II 自己免疫疾患における合併率

関節リウマチの甲状腺自己免疫疾患への合併頻度の検討では、6～33.8％であり、女性に多いとされている。また自己免疫性甲状腺疾患を合併した関節リウマチ患者では甲状腺疾患を合併しない患者に比べて、病勢が緩やかであるとの報告がある[4]が、病態的にこれを説明するのは困難のようである。

Przygodzkaらは、55名のコントロールと100名の関節リウマチ患者（RA群）を対象に、甲状腺疾患の合併頻度を報告している[4]。それによるとコントロールで甲状腺疾患の頻度が7％であったのに対して、RA群では25％であった。慢性甲状腺炎についてはコントロール群での合併率が2％であったのに対して、RA群では6％であった。またNakamuraらはRA患者では抗Tg抗体、抗TPO抗体の陽性率が有意に高値であったと報告している[1]。

これらの報告では、免疫抑制剤で治療中の関節リウマチ患者も含まれていると考えられるため、未治療時では慢性甲状腺炎の合併頻度はさらに高いことが予想される。

III まとめ

慢性甲状腺炎は日常臨床で遭遇する機会が多い疾患であるが、症状が乏しいことが多いため、見過ごされることが多い。関節リウマチでは、合併頻度が高いとされており、経過中に一度は甲状腺機能のチェックをしておくことは重要と思われる。

（向笠浩司）

文献

1) Nakamura H, et al：Prevalence of interrelated autoantibodies in thyroid diseases and autoimmune disorders. J Endocrinol Invest, 31：861-865, 2008
2) Jenkins RC, et al：Disease associations with autoimmune thyroid disease. Thyroid, 12：977-988, 2002
3) Staykova ND：Rheumatoid arthritis and thyroid abnormalities. Folia Med(Plovdiv), 49：5-12, 2007
4) Przygodzka M, et al：Prevalence of thyroid diseases and antithyroid antibodies in women with rheumatoid arthritis. Pol Arch Med Wewn, 119：39-43, 2009

実地医家のための
甲状腺疾患診療の手引き
－伊藤病院・大須診療所式－

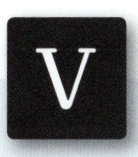

V

甲状腺腫瘍を診る・治す

V 甲状腺腫瘍を診る・治す

1 甲状腺腫瘍の分類と頻度

日常臨床でのポイント

① 甲状腺の腫瘍性疾患には，良性疾患である濾胞腺腫，腺腫様甲状腺腫と悪性疾患である分化癌（乳頭癌，濾胞癌），髄様癌，低分化癌，未分化癌，および悪性リンパ腫などがある．
② 頻度的に多いのは腺腫様甲状腺腫であり，悪性腫瘍で一番多いのは乳頭癌である．
③ ほとんどの甲状腺癌の予後は極めて良好である．死に至るのはほとんどが未分化癌などの進行症例である．

I はじめに

甲状腺結節は非常に多い．我が国で人間ドックの際，触診で甲状腺結節が見つかる頻度は1％近くと考えられているが，近年は甲状腺超音波検査や頸動脈エコーの普及によって，甲状腺結節が見つかる頻度は驚くほど高くなっている．志村ら[1]が2万人あまりの人間ドック受診者全員（年齢中央値50歳）に甲状腺超音波検査を行った結果は，腫瘍性病変が22.8％に認められた．欧米のいくつかの報告をまとめたものもほぼ同等で，超音波検査による甲状腺結節の頻度は50歳代で40％近くに達し，年齢が進むとさらに高くなる．これらの甲状腺結節の大部分は良性であるが，当然甲状腺癌も含まれる．したがって甲状腺結節の診療ポイントは，数多い結節の中から甲状腺癌を的確に見つけ出すことである．

甲状腺腫瘍は通常甲状腺結節として触知され，超音波検査および穿刺吸引細胞診により診断される．

良性疾患の主なものには，① 濾胞腺腫（follicular adenoma），② 腺腫様甲状腺腫（adenomatous goiter），③ 甲状腺嚢胞（cyst）がある（表V-1）．

濾胞腺腫は真の新生物だが，腺腫様甲状腺腫は

表V-1 甲状腺結節の組織学的分類

```
I．腫瘍性病変
    1．良性腫瘍
        濾胞腺腫
    2．悪性腫瘍
        乳頭癌
        濾胞癌
        低分化癌
        未分化癌
        髄様癌
        悪性リンパ腫
    3．その他の腫瘍・分類不能腫瘍
II．非腫瘍性病変
    1．腺腫様結節，腺腫様甲状腺腫
    2．アミロイド甲状腺腫
    3．嚢胞
```

（文献2より）

新生物ではなく，甲状腺が非腫瘍性，結節性増殖により腫大する多発性病変をいう（腫瘍様病変（tumor-like lesion））．病変が1個あるいはごく少数認められる場合は，腺腫様結節（adenomatous nodule）と呼ばれる．頻度としては腺腫様結節，あるいは腺腫様甲状腺腫が濾胞腺腫よりも高頻度である．臨床的に濾胞腺腫と腺腫様結節を鑑別することはかなり困難である．

甲状腺の真性嚢胞は稀で，ほとんどは腺腫様甲状腺腫か腺腫などに，変性，壊死あるいは出血などの随伴病変に生じた続発性嚢胞である．このようなものは臨床的には単に嚢胞として扱われる．

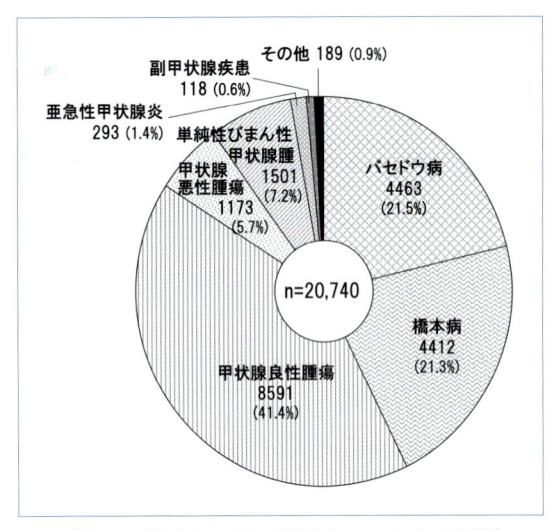

図V-1 伊藤病院の疾患別頻度（2010年 初診患者）

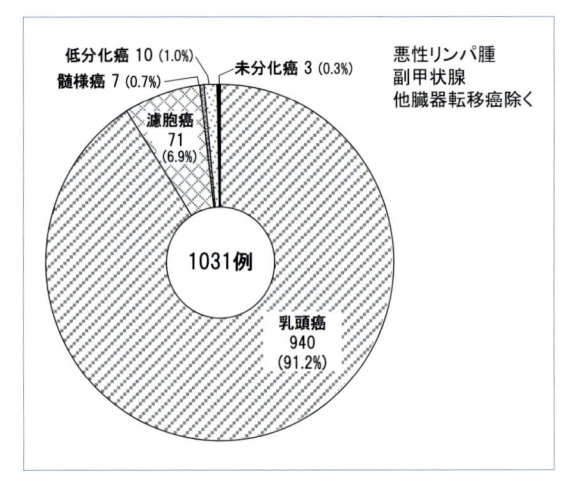

図V-2 伊藤病院の甲状腺悪性腫瘍の組織別頻度
（2011年 手術例）

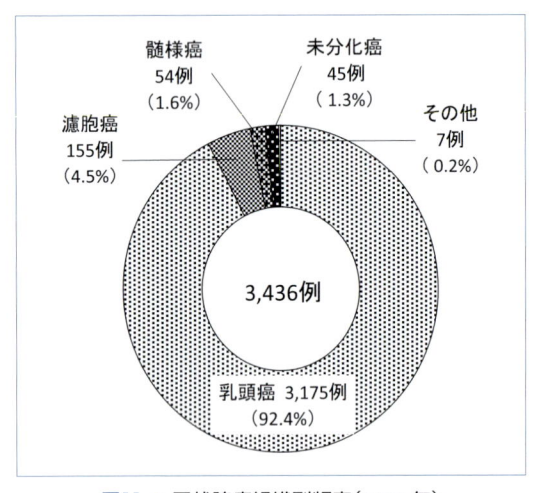

図V-3 甲状腺癌組織別頻度（2005年）
（文献3より作成）

甲状腺の悪性腫瘍の大半は癌である．その中でも乳頭癌が多数を占め，甲状腺悪性腫瘍全体の約90％を占めている．次に多いのが，濾胞癌で約5％を占めている．乳頭癌，濾胞癌をあわせて分化癌である．さらに髄様癌，未分化癌，そして癌ではないが，甲状腺原発の悪性リンパ腫がそれぞれ約1～2％程度を占めている．

伊藤病院を2010年に受診した甲状腺疾患患者20,740例のうち8,591例（41.4％）が初診時に良性甲状腺結節と診断され，また1,173例（5.7％）が甲状腺癌と診断された（図V-1．2）．また，甲状腺悪性腫瘍登録委員会の甲状腺癌組織別頻度（2005年）も同様であった（図V-3）．一方，2010年に伊藤病院で手術が行われた腫瘍病変1,745例の内訳を見ると，乳頭癌1,018例，濾胞癌86例，髄様癌12例，扁平上皮癌1例，低分化癌1例，未分化癌8例，腺腫様甲状腺腫419例，濾胞腺腫107例，硝子化索状腫瘍3例，悪性リンパ腫27例であった．手術例の半数以上が悪性疾患であった（表V-2）．他施設の甲状腺癌組織型別頻度（表V-3）もほぼ同様の結果である．

次に甲状腺腫瘍の一般的な頻度はどれくらいであろうか．浜田ら[7]は，甲状腺疾患のために紹介された患者や甲状腺疾患の疑いがあって受診した患者を除いた場合の一般外来受診者の中での甲状腺疾患患者の頻度を調べ，甲状腺癌0.4％，腺腫2.55％，腺腫様甲状腺腫1.61％であったと報告した．また，甲状腺腫触知の有無に問わずに，超音波によるマススクリーニングを行った場合の頻度を調べた貴田岡[8]の報告によると，腺腫様甲状腺腫14.1％，腫瘍（腺腫，癌）4.7％，嚢胞4.7％であった．同様に志村[9]は3,886人に甲状腺超音波検査を行い，そのうち747例（19.2％）に嚢胞を，754

表V-2 伊藤病院2010年甲状腺腫瘍手術症例

病理診断	n	%	男性	女性
乳頭癌	1,018	64.3	185	833
濾胞癌	86	5.1	30	56
髄様癌	12	0.7	3	9
扁平上皮癌	1	0.1	1	0
低分化癌	1	0.1	0	1
未分化癌	8	0.5	2	6
腺腫様甲状腺腫	419	24.9	59	360
濾胞腺腫	107	6.4	15	92
硝子化索状腫瘍	3	0.2	1	2
悪性リンパ腫	27	1.6	9	18
計	1,682	100	305	1,377

表V-3 甲状腺癌組織型別頻度（悪性リンパ腫は除く）

	乳頭癌	濾胞癌	髄様癌	未分化癌
甲状腺外科学会 (2004年)	2,678 (92.5%)	139 (4.8%)	38 (1.3%)	39 (1.3%)
癌研頭頸科 (1993～2006年)	812 (84.5%)	50 (5.2%)	24 (2.5%)	74 (7.7%)
アメリカ (1996年)	4,522 (81.0%)	788 (14.1%)	177 (3.2%)	96 (1.7%)
ドイツ (1996年)	1,685 (66.4%)	691 (27.2%)	70 (2.8%)	91 (3.6%)
伊藤病院 (2010年)	1,018 (90.6%)	86 (7.6%)	12 (1.1%)	8 (0.7%)

（文献4より改変）

表V-4 甲状腺腫瘍の一般的な頻度（%）

	甲状腺癌	腺腫	腺腫様甲状腺腫	囊胞
浜田ら[7]	0.4	2.55	1.61	—
貴田岡[8]	4.7	—	14.1	4.7
志村[9]	0.5	19.4	—	19.2

表V-5 甲状腺癌の頻度（%）

	甲状腺乳頭癌	腺腫	腺腫様甲状腺腫
武部ら[10]	1.3	—	—
Yamamotoら[11]	11.3	7.4	38.7

例（19.4%）に腫瘤を認め，最終的に21例（0.5%）に甲状腺癌が見つかったと報告している（表V-4）．

甲状腺癌の頻度に関しては，武部ら[10]は同じ超音波検診により，11,189人中140人（1.3%）（うち39例が10mm以下の微小癌）に乳頭癌が発見されたと報告した．このように超音波検査により腫瘍性病変や囊胞が検出される頻度は極めて高い．一方，剖検例における検討でYamamotoら[11]は408例中158例（38.7%）に腺腫様甲状腺腫を，30例（7.4%）に腺腫を，46例（11.3%）に甲状腺癌を発見したと報告している．剖検例において発見される甲状腺癌の頻度を調べた報告はほかにも多数あり，それらをまとめると，3.69～28.4%である．

このように剖検例における甲状腺癌の頻度は超音波により発見される頻度よりさらに高い（表V-5）．

II 甲状腺癌の罹患率

癌研究振興財団（癌の統計）によると甲状腺癌の年齢調整罹患率（2005年）は10万人あたり男性3.4人，女性10.8人，男女比1：3.5である．海外でも同様の罹患率が報告されている．年齢と罹患率との関係では，女性は30歳代から上昇し70歳代がピーク，男性は年齢とともに罹患率が上昇する．

III 甲状腺癌の死亡率

癌全体のうち甲状腺癌の占める割合は米国では男0.6%，女1.6%で甲状腺癌による死亡率すなわち全悪性腫瘍による死亡者に対する甲状腺癌による死亡者数の割合は男性0.16%，女性0.24%（日本では0.45%：男性0.23%，女性0.78%）である．このように悪性腫瘍の中でも甲状腺癌のために死亡する例は少なく，その予後は極めて良好である．人口100万人あたりの死亡頻度は米国では5～6人であり，罹患率に比べて著しく低い．死に至るのはほとんどが進行例か低分化癌・未分化癌の症例であり，三村ら[12]によると，肺転移などによる呼吸不全が原因であった例が全死亡例の43%を占める．また，死亡例の中では未分化癌の症例の頻度が34.9%と高い．

（馬越俊輔）

文献

1) 志村浩己, 宮崎朝子, 小林哲郎:甲状腺腫瘍の疫学(日本人における偶発腫瘍発見率, 罹患率, risk factor, 予後). 内分泌・糖尿病科, 29:179-185, 2009
2) 中村浩淑:甲状腺結節取り扱い診療ガイドライン. 日本甲状腺学会雑誌, 1(2):91-95, 2010
3) 甲状腺悪性腫瘍登録委員会:甲状腺悪性腫瘍登録集計(1997-2005), 第40回日本甲状腺外科学会抄録集巻末, 2007
4) 杉谷 巌ほか:甲状腺癌の診断に関する最新のデータ. 臨床外科, 62(11):47-53, 2007
5) Hundahl SA, Cady B, Cunningham MP, et al:Initial sesults from a prospective cohort study of 5583 cases of thyroid carcinoma treated in the United States during 1996-An American College of Surgeons commission on cancer patient care evaluation study. Cancer, 89:202-217, 2000
6) Holzer S, Reiners C, Mann K, et al:Patterns of care for patients with primary differentiated carcinoma of the thyroid gland treated in Germany during 1996. Cancer, 89:192-201, 2000
7) 浜田 昇:甲状腺疾患を見逃さないために;頻度と初診診療のこつ. Medical Practice, 13:1652-1659, 1996
8) 貴田岡正史:甲状腺疾患の超音波診断. よくわかる甲状腺疾患のすべて, 伴 良雄編, 永井書店, 大阪, 2003, 75-86
9) 志村浩己:甲状腺超音波検診による結節性甲状腺疾患および甲状腺機能異常のスクリーニング. 健康医学, 16:146-151, 2001
10) 武部晃司ほか:甲状腺超音波検診で発見される微小癌の問題点(innocent carcinomaの提唱). 内分泌外科, 14:181-184, 1997
11) Yamamoto Y, et al:Occult papillary carcinoma of the thyroid. A study of 408 autopsy cases. Cancer, 65:1173-1179, 1990
12) 三村 孝ほか:本邦臨床統計集(1)悪性新生物, 甲状腺癌. 日本臨床, 59:386-392, 2001

V 甲状腺腫瘍を診る・治す

2 甲状腺腫瘍の診断

日常臨床でのポイント

① 甲状腺結節の多くは良性であり治療を要しない一方で，残りの悪性を見逃さないよう検査・治療することが大切である．
② 細胞診は非常に有用である一方で，組織型により診断率が異なるため，細胞診の限界を認識して診療することが重要である．
③ 良悪性の鑑別を行うだけでなく，組織診断をつけてそれぞれに応じた治療を行う．

I 甲状腺結節の診断

甲状腺の結節性病変は一般人口の 4～7% に認められるといわれている．近年では検診などの機会の増加と超音波，CT，MRI などの目覚ましい進歩により，非知もしくは未認識の偶発腫瘍が発見されることも多い．

当院は甲状腺疾患専門病院であり，多くの場合，検診や医療機関での診察が当院受診のきっかけとなっている．甲状腺結節の初診時の主訴は，頸部腫瘤の自覚，検診での異常指摘，他疾患加療中の触診や画像での指摘などが挙げられる．検診では頸動脈エコーや PET-CT により発見されることも多く経験する．これらの普及により甲状腺結節が診断される機会はさらに増えることが予想される．

II 臨床診断のアルゴリズム

甲状腺結節の 90% は良性結節であり，大部分は治療を要しない．残りの悪性腫瘍を見逃さないようにし，適切な検査・治療を行うことが大切である．なお，甲状腺良性結節の中で最も多くみられる腺腫様甲状腺腫は過形成性病変であり，「腫瘍様病変」に分類されるが，本稿では「甲状腺腫瘍」にまとめて取り扱うこととする．

以下に，当院における甲状腺腫瘍の診断のアルゴリズムを示す（図V-4）．

診断は主に，触診，超音波検査，穿刺吸引細胞診を組み合わせて行う．超音波検査は低侵襲で被曝がなく，繰り返し施行することが可能であり非常に有用である．また，穿刺吸引細胞診は良悪性の鑑別と組織型の推定のために行う．

なお CT は，手術を行うことになった際の詳細な解剖学的情報を得るために有用であるが，診断目的の初期検査としては超音波検査には劣ることを認識しておく必要がある．また，MRI は進行癌の周囲臓器浸潤の評価に有効であるとされているが，初期診断には不向きである．

III 検査

診断に用いる検査の各論を簡単に述べる．超音波検査，穿刺吸引細胞診の詳細は別項II-2（26頁），II-5（47頁）を参照されたい．

1. 理学所見

診察ではまず触診を行う．患者の前方より，輪状軟骨の下から気管へゆっくりとなでるように両母指の腹でたどり，甲状腺の大きさや硬さ，腫瘤の有無をみる．腫瘤がある場合，嚥下運動も加え

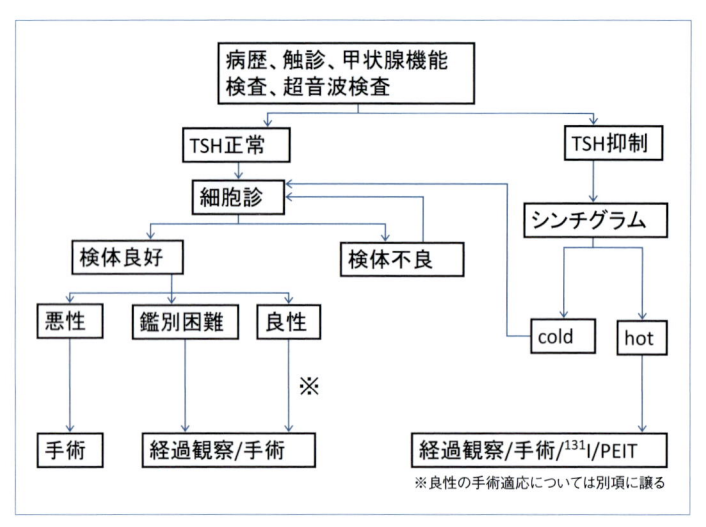

図V-4 甲状腺結節のアルゴリズム

て可動性の有無をみる．
　腺腫様甲状腺腫はときに巨大化し前縦隔にも腫大が及ぶことがあるため，多結節性の腫大を触知した場合は甲状腺の下縁を触れるか確認する．
　乳頭癌は典型的であれば硬く不整に触知する．1.5 cm以下の腫瘤は患者の体型や腫瘤の位置によっては触知し難い．濾胞癌は広範浸潤型であっても表面平滑なことが多く，また髄様癌は早期であれば境界明瞭で可動性良好であり，いずれも触診上良性結節と区別し難い．

2. 超音波検査

　超音波検査は低侵襲で被曝がなく，繰り返し施行することが可能であるため，甲状腺結節の診断に最も有用な検査である．超音波画像分解能の目覚ましい向上により，現在では2 mm程度の微小な病変も描出可能である．またエコーレベルのわずかな違いにて腫瘍内部の病理像の違いを描出可能となってきている．
　JABTSの超音波診断基準を下記に示す(表V-6)．乳頭癌は超音波所見が特徴的であることから診断がきわめて有用である．一方で，濾胞癌の超音波所見は特徴的なものが少なく，超音波診断は困難である．

3. 穿刺吸引細胞診

　良悪性の鑑別，組織型の推定を目的とする．
　当院における細胞診の適応を以下に示す．

> ① 乳頭癌をはじめとする悪性を疑う腫瘤は大きさによらず原則全例に行う．
> ② 良性を疑い経過観察する方針の結節は，ある程度の大きさ(3〜4 cm)以上であれば，一度は行う．
> ③ 悪性を疑うリンパ節腫大は，術式決定に関わる領域であれば触知／非触知に関わらず積極的に行う．

　微小乳頭癌の検出には非常に有用である．当院では1 cm以下の微小癌も積極的に手術を行っているため，細胞診の対象となる．一方で，1 cm以下の微小癌の中には長期経過観察が可能なものも含まれている可能性が示唆されつつあるため，これらを踏まえて診療を行う．また，触知可能な大きい結節でも，超音波にて腫瘍内部の悪性度が高いと推測される部位を選択的に穿刺することが可能であり，これにより診断能を高めている．
　細胞診は非常に有用である一方で，組織型により診断率が異なる．以下に当院で施行した細胞診の診断成績を示す(表V-7)．これらを踏まえて診

表V-6 甲状腺結節(腫瘤)超音波診断基準

	形状	境界の明瞭性・性状	内部エコー エコーレベル	内部エコー 均質性	微細高エコー	境界部低エコー帯
		<主>			<副>	
良性所見	整	明瞭平滑	高〜低	均質	(—)	整
悪性所見	不整	不明瞭粗雑	低	不均質	多発	不整／無し

(日本超音波医学会用語・診断基準委員会：超音波医 38：667-668，2011 より)

表V-7 甲状腺穿刺吸引細胞診の診断成績

判定区分	細胞診検査[*1] 症例数	細胞診検査[*1] %	病理組織検査[*2] 良性	病理組織検査[*2] 悪性	悪性(%)
悪 性	1,132	51.1%	3	1,129	99.7%
悪性の疑い	255	11.5%	17	238	93.3%
鑑別困難	321	14.5%	185	136	42.4%
良 性	501	22.6%	457	44	8.8%
検体不適正	6	0.3%	4	2	33.3%
総数	2,215[*3]	100.0%	666	1,549	69.9%

(2006年1月〜2008年12月)

[*1] 細胞診を複数回施行時：最も悪性度が高い判定を最終判定とした．
[*2] 病変が複数個所あるものは除外．
[*3] 細胞診を施行した11,826病変のうち手術で病理診断が確定した2,215例．

(文献3より)

断・治療すべきである．

4. その他

血液検査：サイログロブリンは，良性結節で上昇することが多く，癌予測因子とはなりえない．サイログロブリン 1,000 ng/m*l* 以上や，徐々に増加する場合は，臨床診断が良性でも手術を考慮する場合が多いが，明瞭な取り決めはない．また，分化癌における甲状腺全摘後の病勢を把握するための腫瘍マーカーとして有用である．

CT検査：良性腫瘍における縦隔内進展，悪性腫瘍における気管浸潤などの評価をする．

喉頭鏡検査：悪性腫瘍における，腫瘍の浸潤による反回神経麻痺の評価をする．

気管支鏡検査：悪性腫瘍の中でも特に進行癌における気管粘膜浸潤の評価をする．

IV まとめ

甲状腺結節の診断の流れをまとめた．悪性を見落とさないこと，組織ごとに診断能が異なることを踏まえて対応していくことが重要である．

(正木千恵)

文献

1) 甲状腺腫瘍診療ガイドライン2010年版，日本内分泌外科学会／日本甲状腺学会編，金原出版，東京，2010
2) 甲状腺超音波診断ガイドブック改訂第2版，日本乳腺甲状腺超音波診断会議／甲状腺用語診断基準委員会編，南江堂，東京，2012
3) 北川　亘：穿刺吸引細胞診検査．日本臨床増刊号，69 (Supple 2)：320-323，2011

Column ⓫

甲状腺微小癌は手術？　経過観察？

　甲状腺微小癌は病巣の最大径が10mm以下の甲状腺癌を言いますが，診断は超音波検査と超音波ガイド下穿刺吸引細胞診を施行することにより比較的容易です．病理組織はほとんどが乳頭癌です．

　最近の超音波検査などによる検診の普及と穿刺吸引細胞診など診断技術の進歩により，微小癌の発見される頻度が激増しています．微小癌をどう扱うかは専門医間でもいろいろ意見が分かれていて，施設間での対応も様々です．

　微小癌の多くは無症候性で生涯QOLを脅かすことは少ないため，周囲臓器に浸潤があったり，腫瘍が気管や反回神経の近傍にあるなど高リスク症例以外は手術をせず経過観察する施設もあります．

　伊藤病院では微小癌であっても頸部リンパ節転移が高率で，少数例ですが原発巣がそのままの大きさでも遠隔転移をきたし致死的となる症例を経験していること，患者様に経過観察での生命予後をいくらデータ上説明しても完全に不安がぬぐえない側面があることなどから基本的に手術を勧めております．また低リスク症例で文書でのインフォームド・コンセントが成立しているとはいえ，高リスク症例に移行した場合は患者様，担当医師双方に相当のストレスがかかると予想されます．

　手術は通常片葉切除術＋前頸部郭清術の縮小手術を施行しております．

　図に伊藤病院での甲状腺乳頭癌手術症例における微小癌の占める割合をお示ししました．

（伊藤病院　診療技術部　部長　北川　亘）

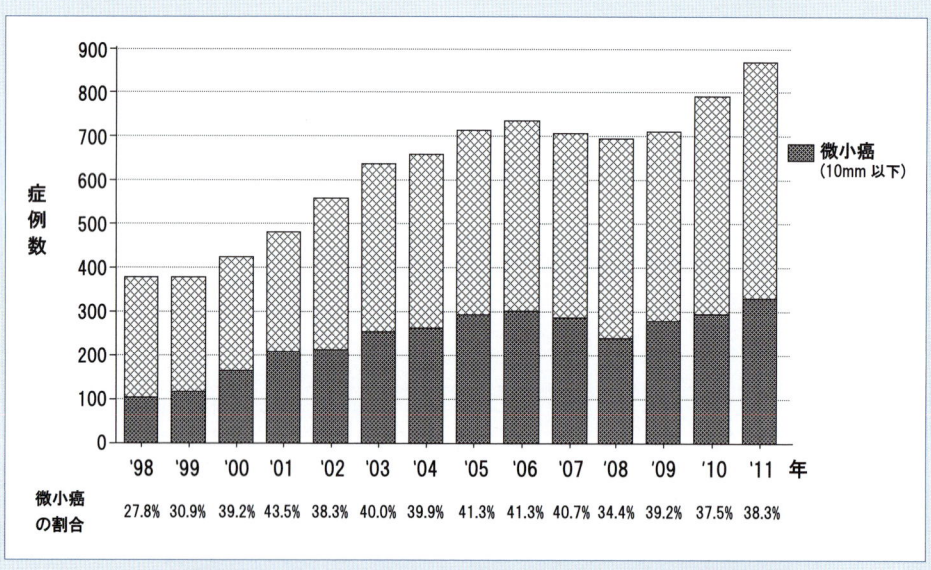

図　乳頭癌手術症例における微小癌の推移（1998〜2011年　伊藤病院症例）

年	'98	'99	'00	'01	'02	'03	'04	'05	'06	'07	'08	'09	'10	'11
微小癌の割合	27.8%	30.9%	39.2%	43.5%	38.3%	40.0%	39.9%	41.3%	41.3%	40.7%	34.4%	39.2%	37.5%	38.3%

V 甲状腺腫瘍を診る・治す

3 良性甲状腺腫瘍の手術適応

日常臨床でのポイント

① 主な手術適応は，腫瘍の増大傾向や腫瘍径が大きいもの，濾胞性腫瘍の疑いがあるものであった．
② 超音波で良性の画像を示す腫瘤であっても，経過観察中増大傾向や形態変化がみられれば細胞診の再検または手術を勧める．
③ 濾胞性腫瘍は，超音波画像，細胞診などを総合的に判断したうえで診断を目的とした手術を勧める．

I 良性甲状腺腫瘍の手術適応

甲状腺の良性腫瘍には，甲状腺ホルモンを産生する機能性腫瘍とホルモンを産生しない非機能性の腫瘍がある．この稿では超音波検査で明らかな悪性所見のみられない症例や，細胞診で良性，あるいは良悪性鑑別困難であった症例に対する手術適応について述べる．

1. 機能性甲状腺腫

甲状腺中毒症を呈し，超音波検査で濾胞性腫瘍や腺腫様甲状腺腫が描出され，カラードプラで血流増加が認められれば機能性甲状腺腫の可能性がある[1]．甲状腺中毒症を呈しているので，バセドウ病との鑑別のため甲状腺シンチグラフィ（多くの場合 ^{123}I や ^{99m}Tc）で機能性結節であることを確認する必要がある[2]．機能性の腫瘍は甲状腺ホルモンを産生するため，患者の TSH 分泌は抑制傾向にある．機能性甲状腺腫には単結節型：autonomously functioning thyroid nodule（AFTN）と多結節型：toxic multinodular goiter（TMNG）がある．軽度の機能亢進だからと手術をせず長年経過を追っていると，高齢になってから心機能障害を生じる可能性もあり手術で摘出することが望ましい[2]．

2. 非機能性甲状腺腫

一般的な非機能性良性甲状腺腫瘍の手術適応は，腫瘍による気管や食道の圧迫・偏位・狭窄，増大傾向，穿刺吸引を繰り返しても増大を繰り返す囊胞性病変，濾胞性腫瘍，腫瘍の縦隔内進展などである[2~4]．

II 当院における良性甲状腺腫の手術適応の実際

1. 手術症例の検討

2011 年 1 年間に当院で手術を施行した甲状腺腫瘍性疾患 1,599 例中，穿刺吸引細胞診あるいは超音波検査で術前明らかな悪性所見を得ていなかった症例は 506 例（男性 72 例，女性 434 例，平均 51.3 歳，バセドウ病合併症例を除く）で，そのうち当院で細胞診を施行した症例は 448 例（88.5％），前医で施行した症例は 29 例（5.7％）であった．また，細胞診を行わずに手術に至った症例は 28 例（5.5％）あった．当院では基本的に手術を行う患者全員に細胞診を施行しているが，ときに細胞診を行わずに，超音波検査での良性所見のみで手術に至る例も存在する．術前細胞診を行わなかった 28 例の中には，微小乳頭癌を合併している症例が 4 例，濾胞癌が 2 例，乳頭癌が 1 例含まれていた．

表V-8

細胞診＼組織診	Benign (AG)	Benign (FT)	Benign (その他)	Benign + mPTC	FC	FC + mPTC	PTC	PDTC	転移性甲状腺癌	Total
正常あるいは良性	262	33	7	13	12	1	4	22	2	329
鑑別困難	52	42	0	13	31	6	3	4	0	148
不適正	1	0	0	0	0	0	0	0	0	1
未施行	19	2	0	4	2	0	1	0	0	28

AG：腺腫様甲状腺腫　FT：濾胞腺腫　mPTC：微小甲状腺乳頭癌　FC：濾胞癌　PTC：乳頭癌　PDTC：甲状腺低分化癌

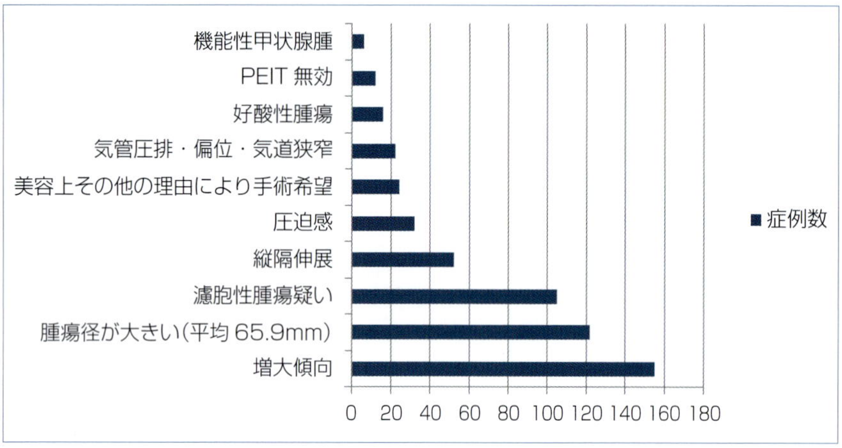

図V-5

細胞診の内訳および病理組織診断は，表V-8のごとくである．

また，これら症例の手術適応を図V-5に示す．

これら506例の初診から手術までの平均経過年数は4.9年（最長46年）であった．

506例中TSH抑制療法を試みている症例は128症例（25.3%）であったが，その平均年齢は49歳で，甲状腺機能亢進を呈さずTSH抑制療法を行っていない症例の平均年齢52歳に比べるとやや若かった（p＝0.022）．TSH抑制を行う際の初回投与量は，チラーヂンS® 25～50μg/日であり，1～2年TSH抑制を行っていても縮小効果がなかった腫瘍径の大きな症例（平均59.5mm）が手術となっている．

また抗サイログロブリン抗体陰性症例において，組織診で濾胞癌と診断された症例の術前血中サイログロブリンの値（平均795.1 ng/ml）は，組織診で濾胞腺腫と診断された症例のサイログロブリン値（平均874.6 ng/ml）と比べ，有意差はなかった（p＝0.36）．血中サイログロブリン値は濾胞癌と濾胞腺腫の鑑別には有用でなかった．

2. 初診患者の検討

2011年の当院初診患者のうち初診時超音波検査で良性と診断されたものが8,314例，このうち2,144例（25.8%）に細胞診を行っていた．これら初回細胞診を施行したもののうち，"良性"は1,804例（84.1%），"良悪鑑別困難"が148例（6.9%），"悪性の疑い"が32例（1.5%），"悪性"が177例（8.3%）であった．超音波画像で良性の像が得られた症例のうち8割以上が細胞診でも良性の診断であった．これらの中で腫瘍径が4cmを超えないもの，縦隔に伸展のないもの，圧迫感などの自覚症状のないもの，機能性でないもの，濾胞性腫瘍を疑わないものに関しては，定期的なフォローアップに留める傾向にあった．フォローアップ中において腫瘍径の増大傾向があるもの

や，腫瘍形態の変化を認めた場合は，再度細胞診を施行するかあるいは手術を勧めている．

（ヘイムス規予美）

文献

1) 北川　亘ほか：Plummer 病：甲状腺超音波検査．内分泌画像検査・診断マニュアル，成瀬光栄ほか編，診断と治療社，東京，2011，94-95
2) 鈴木眞一：2　疾患各論：甲状腺良性結節．内分泌外科標準テキスト，村井　勝ほか編，医学書院，東京，2006，47-52
3) McCoy KL, et al：The incidence of cancer and rate of false-negative cytology in thyroid nodules greater than or equal to 4 cm in size. Surgery, 142：837-844, 2007
4) Porterfield JR, et al：Reliability of benign fine needle aspiration cytology of large thyroid nodules. Surgery, 144：963-969, 2008

Column 12

伊藤病院の手術療法ガイドライン

2010 年に本邦で初めて甲状腺腫瘍診療ガイドラインが出版されました．伊藤病院では独自に手術療法ガイドラインを 2006 年 5 月（2010 年 1 月に改定）に制定し，これに沿って手術を行っております．

ここに主な例を示します．甲状腺乳頭癌で甲状腺全摘術を勧める条件としては，腫瘍径が 4 cm を超えるもの（＞T3），腫瘍が甲状腺被膜を越え胸骨甲状筋あるいは甲状腺周囲の脂肪組織以外の組織に浸潤のみられるもの（EX2），対側腺内転移，低分化癌疑い，所属リンパ節転移陽性（N1），遠隔転移陽性（M1）としています．

リンパ節郭清範囲に関しては，明らかなリンパ節転移がない（N0）症例は前頸部郭清術にとどめています．

濾胞性腫瘍では術前に確実に濾胞癌と診断される例を除いて片葉切除術を施行しています．病理組織診断が濾胞癌の場合，広汎浸潤型では残存甲状腺を全摘し放射性ヨウ素を用いてアブレーションを施行し，41 歳以上の微少浸潤型は残存甲状腺全摘後，全身シンチグラフィを撮影します．

また，大きく変わった点としてはバセドウ病の標準術式を甲状腺亜全摘術から全摘術に変更したことです．開院以来，術後の甲状腺機能の正常化を目指して亜全摘術を標準術式としてきました．しかし再発を避けるために残置量を少なくすると術後甲状腺機能低下例が増加したことや亜全摘術より全摘術のほうが術後の TBII の低下が速やかであること，薬の長期処方が可能となったことなど様々な理由から，2010 年 4 月からバセドウ病の患者様に対して決して再発することのない全摘術をお勧めしています．

（伊藤病院 診療技術部 部長　北川　亘）

V 甲状腺腫瘍を診る・治す

4 甲状腺濾胞性腫瘍について

日常臨床でのポイント

① 甲状腺濾胞性腫瘍は良性悪性の鑑別困難な腫瘍である．
② 濾胞性腫瘍を疑ったら当院では手術を勧めている．
③ 当院における甲状腺濾胞癌の治療選択を提示した．

I 甲状腺濾胞性腫瘍

　甲状腺濾胞腫瘍は濾胞上皮由来の腫瘍である．しかし，良性腫瘍である濾胞腺腫と濾胞癌の鑑別は困難である．悪性の基準は，組織学的には腫瘍細胞の被膜浸潤，脈管侵襲，甲状腺外への転移のいずれか一つを確認することであり，細胞の異型度は良悪性の区別に関与しない．そのため，甲状腺濾胞性腫瘍の術前診断は明らかな転移巣がない限り，悪性腫瘍である甲状腺濾胞癌を診断することは困難である．画像所見，細胞診所見を含めて，現状の診断では術前に濾胞癌と診断することが困難であるため，濾胞性腫瘍と疑ったら手術を行い，確定診断をつけることを当院での治療指針としている．

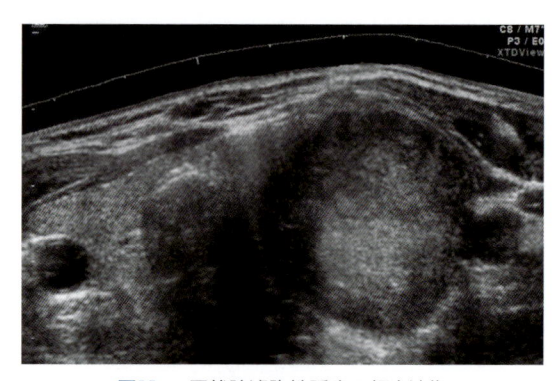

図V-6 甲状腺濾胞性腫瘍の超音波像

表V-9 甲状腺細胞診の判定

Reporting of thyroid aspiration cytology
1．検体不適切
2．良性非腫瘍性病変
3．濾胞性増殖病変
1）過形成ないし腺腫様甲状腺腫の疑い
2）濾胞性腫瘍
4．悪性の疑い
5．悪性

（Papanicolaou Society, 1996）

II 当院での診療の流れ

1. 超音波検査

　結節性甲状腺疾患に対して，初期診断に超音波検査（カラードプラを含む）を行う．結節性甲状腺腫では，腫瘍の大きさや数，辺縁や実質部の形状，内部エコーレベルの評価が重要になる．
　濾胞性腫瘍は円形あるいは楕円形で境界明瞭で内部エコーが比較的均一な超音波画像を呈する．石灰や囊胞変性などの二次性変化がしばしば認められる．濾胞癌の最終診断は摘出標本の病理組織診断で診断されるが，超音波画像で不正円形，内部エコーが不均一で，腫瘍辺縁に不整な低エコー帯があれば甲状腺濾胞癌が疑われる（図V-6）．辺縁の低エコー部位は腫瘍細胞密度が高いと考えられ，その部位より超音波ガイド下穿刺吸引細胞診を施行する．一部に被膜を越える腫瘍浸潤像が認められれば，濾胞癌を強く疑う．

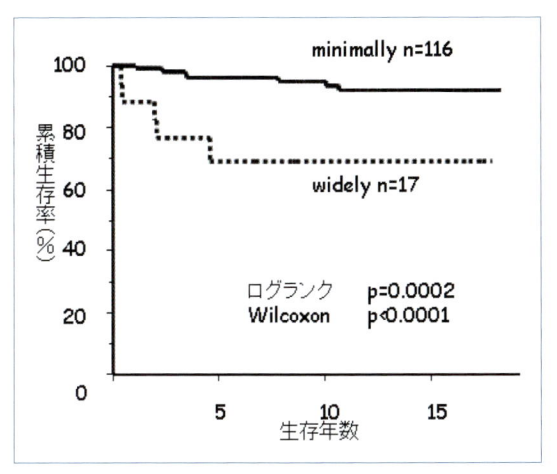

図V-7 甲状腺濾胞癌の浸潤様式と生命予後

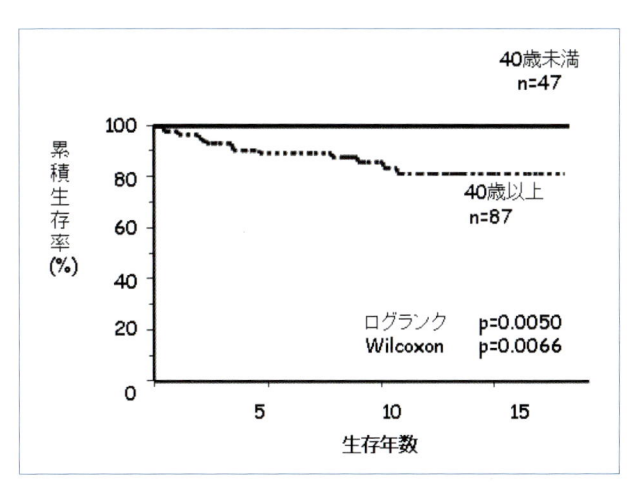

図V-8 初回手術時年齢と生命予後

2. 細胞診

超音波検査で甲状腺濾胞性腫瘍を疑った場合，超音波ガイド下穿刺吸引細胞診を行う．

甲状腺穿刺吸引細胞診の判定区分(甲状腺癌取扱い規約第6版)に加え，当院では濾胞性腫瘍を疑う場合，臨床上の鑑別困難の頻度を減ずるためパパニコロウ・ソサイエティのガイドラインを引用し，濾胞性腫瘍の良・悪性判別困難を follicular neoplasm を favor benign，borderline，favor malignant と細分化した3群を判定区分に用いている(表V-9)．

細胞学的に良・悪性の鑑別が困難である細胞診検体の区分は以下とする．

a) favor benign：細胞採取量は良性よりも多く重積集塊は少ない．濾胞構造は大〜中，核不同は軽度なもの．

b) borderline：a)より重積，配列不整，細胞間結合低下，核異型が目立つが，c)ほどではない．採取量が少なく判定に迷うものもここに分類する．

c) favor malignant：細胞採取量はかなり豊富で，コロイドが少ない．細胞集塊は重積，配列不正，結合性低下が高度．核不同，不整，異型が明らかなもの．

3. 病理組織診

甲状腺濾胞性腫瘍は診断が細胞形態よりも組織構築が重視されるという診断基準によって行われる．診断基準に客観性が低いため，病理医によって診断の相違が出る場合がある．

濾胞性腫瘍は通常単発性で，線維性被膜に被包され，腫瘍細胞はほぼ均一な大きさ，形を呈し，主として濾胞状増殖を示す．しかし，濾胞性腫瘍は均一な組織と考えられているが，実際は部位により構造や細胞形態に差異が認められる．腫瘍内部の不均一性は多くの例で観察される．細胞密度の高い部分，被膜近傍の細胞が浸潤能を規定していると予測される．甲状腺濾胞癌とする基準は，腫瘍細胞の被膜浸潤，脈管侵襲，甲状腺外への転移を確認することである．

III 当院における甲状腺濾胞癌の治療選択

初回治療時に遠隔転移のない甲状腺濾胞癌率は，年齢および浸潤様式によって有意差がみられる(図V-7，8)．

その結果をふまえ，現在の当院の濾胞癌に対する治療方針を図V-9のように示した．超音波検査，細胞診で濾胞性腫瘍と考えたら，手術適応とする．当院ではまず患側の甲状腺片葉切除を行う．病理検査後に濾胞癌と診断がされたら，広汎浸潤型には全例，41歳以上の微少浸潤型には残存甲状腺切除を勧める．全摘後に微少浸潤型は放射性ヨウ素による全身シンチを，広汎浸潤型はアブレー

ション治療をおのおの行う．遠隔転移がある症例に対しては放射性ヨウ素の内用療法を勧めたいが，治療可能施設は日本では数が少ない．

(矢野由希子)

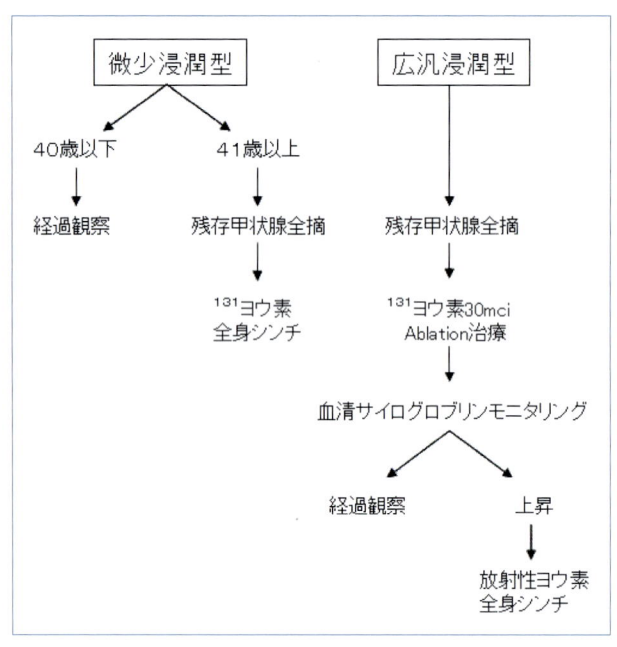

図V-9 濾胞癌の治療方針

文献

1) 北川　亘ほか：甲状腺腫瘍の画像診断．内分泌・糖尿病科，**28**(1)：17-22，2009
2) 藤澤俊道ほか：甲状腺濾胞性腫瘍の診断基準と診断精度―伊藤病院での検討―．J Jpn Soc Clin Cytol, **49**(1)：42-47, 2010
3) 亀山香織：甲状腺濾胞性腫瘍の病理学的特徴から見た臨床家への提言．ホルモンと臨床，**57**：106-111, 2008
4) 杉野公則：甲状腺濾胞性腫瘍の手術適応，術式，治療成績，予後因子．内分泌外科，**25**(1)：29-33, 2008

Column ⑬

リコンビナント TSH(rhTSH)

　英国および米国甲状腺学会から提唱されているガイドラインでは，甲状腺分化癌の標準的治療として甲状腺全摘後に放射性ヨウ素(^{131}I)でアブレーションを行うことを勧めています．また，経過観察の方法としてTSH抑制療法中およびTSH刺激下でのサイログロブリン測定，さらに全身シンチグラフィを挙げています．かつてTSH刺激は甲状腺ホルモンの中止による内因性のTSHを上昇させることでのみ可能でした．そのため甲状腺機能低下を引き起こし，検査後にサイロキシンを再開しても甲状腺機能の回復に時間がかかります．そのためQOLを低下させ，ときに心不全などの合併症や残存腫瘍の増大をきたす可能性が示唆されていました．rhTSH使用により，甲状腺機能低下を引き起こすことなく(甲状腺ホルモン薬を内服しながら)TSHの上昇を実現することが可能となり，甲状腺分化癌の術後の経過観察方法に大きな変革をもたらしました．

　rhTSHの有用性は以前より多く報告されています．

　詳細はよくまとまった総説が出されておりますので参照していただきたいと思います．海外では残存甲状腺組織のアブレーションにもrhTSHの使用が認可されましたが，遠隔転移を有する症例に対する^{131}I内用療法にはrhTSHの使用は認められていません．本年度，我が国においてもアブレーション時にrhTSHの使用が認可されました．

(伊藤病院 副院長　杉野公則)

V 甲状腺腫瘍を診る・治す

5 甲状腺悪性腫瘍の手術

日常臨床でのポイント

① 悪性リンパ腫を除き，甲状腺悪性腫瘍の治療の第一選択は手術である．
② ガイドラインに準じて組織型ごとに治療戦略をたてる．
③ 手術の適応と時期に関しては，組織型ごとに未解決の部分があり今後の研究が期待される．

I 甲状腺悪性腫瘍の組織型と頻度

甲状腺悪性腫瘍は組織学的に乳頭癌，濾胞癌，髄様癌，低分化癌，未分化癌，悪性リンパ腫に大別され，乳頭癌と濾胞癌はさらに特殊型に細分化される[1]（表V-10）．2004年の統計では組織型別罹患率は，乳頭癌92.5%，濾胞癌4.8%，髄様癌1.3%，未分化癌1.4%であった[2]．低分化癌に関しては2004年にWHOで提唱され，我が国でも2005年の甲状腺癌取扱い規約第6版から導入された比較的新しい疾患概念であるため，これを含めた罹患率についてはデータの蓄積が待たれる．2011年の伊藤病院の甲状腺癌手術症例1,031例の内訳では，乳頭癌は2004年の統計と同様に90%を超えていた（図V-10）．組織型の頻度については，ヨウ素摂取量によって相違がみられることが知られており，我が国のようにヨウ素摂取が充足された地域では乳頭癌の発生頻度が高く，ま

表V-10 甲状腺悪性腫瘍の組織学的分類

```
2．悪性腫瘍  Malignant tumors
   a．乳頭癌  Papillary carcinoma
     特殊型  Variants
       1）濾胞型乳頭癌  Papillary carcinoma, follicular variant
       2）被包型乳頭癌  Papillary carcinoma, encapsulated variant
       3）大濾胞型乳頭癌  Papillary carcinoma, macrofollicular variant
       4）好酸性（膨大）細胞型乳頭癌  Papillary carcinoma, oxyphilic cell variant
       5）びまん性硬化型乳頭癌  Papillary carcinoma, diffuse screlosing variant
       6）高細胞型乳頭癌  Papillary carcinoma, tall cell variant
       7）篩（モルラ）型乳頭癌  Papillary carcinoma, cribriform（morular）variant
     付）微小癌  Microcarcinoma
   b．濾胞癌  Follicular carcinoma
     浸潤様式から見た分類
       1）微少浸潤（被包）型濾胞癌  Follicular carcinoma, minimary invasive
       2）広範浸潤型濾胞癌  Follicular carcinoma, widely invasive
     特殊型  Variants
       1）好酸性細胞型濾胞癌  Follicular carcinoma, oxyphilic cell variant
       2）明細胞型濾胞癌  Follicular carcinoma, clear cell variant
   c．低分化癌  Poorly differentiated carcinoma
   d．未分化癌  Undifferentiated（anaplastic）carcinoma
   e．髄様癌（C細胞癌）  Medullary carcinoma
     付）混合性髄様・濾胞細胞癌  Mixed medullary and follicular cell carcinoma
   f．悪性リンパ腫  Malignant lymphoma
```

甲状腺癌取扱い規約（第6版 2005）甲状腺腫瘍の組織学的分類から一部抜粋

た逆にヨーロッパ・南米・アジア・アフリカの内陸などヨウ素摂取が不足した地域では，濾胞癌と未分化癌の頻度がヨウ素充足地域に比べ高くなる．

II 手術適応と術式の選択

　悪性リンパ腫を除き，甲状腺悪性腫瘍の治療の第一選択は手術である．手術は甲状腺切除(全摘，準全摘(上皮小体を温存するためにこれに接する甲状腺組織をわずかに残す)，亜全摘(甲状腺の約2/3以上を切除する)，片葉切除など)とリンパ節郭清(前頸部郭清(CND；central neck dissection)，保存的頸部郭清(MND；modified neck dissection)，縦隔郭清)に合併切除・再建が加わって構成される．図V-11にその一例を示す．

　術式の選択は，腫瘍径やリンパ節転移の有無，組織型，年齢などの因子により異なる．また，我が国と諸外国では，放射性ヨウ素の利用可能状況に相違があることなどから甲状腺の切除範囲が異なっている．我が国では腫瘍径が大きなもの，臨床的リンパ節転移陽性，甲状腺被膜外に浸潤がみられるもの，遠隔転移陽性といった進行癌や予後

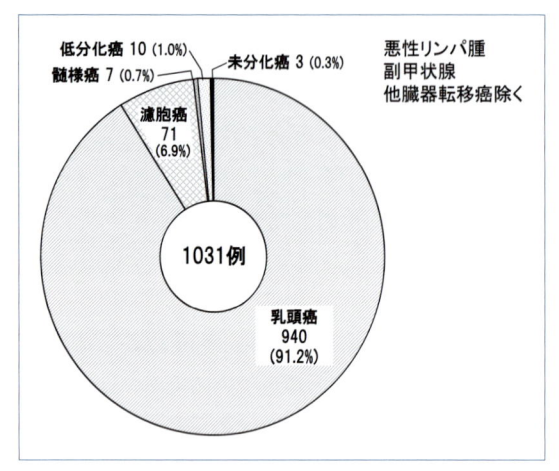

図V-10 伊藤病院における甲状腺癌の病理組織分布（2011年 手術例）

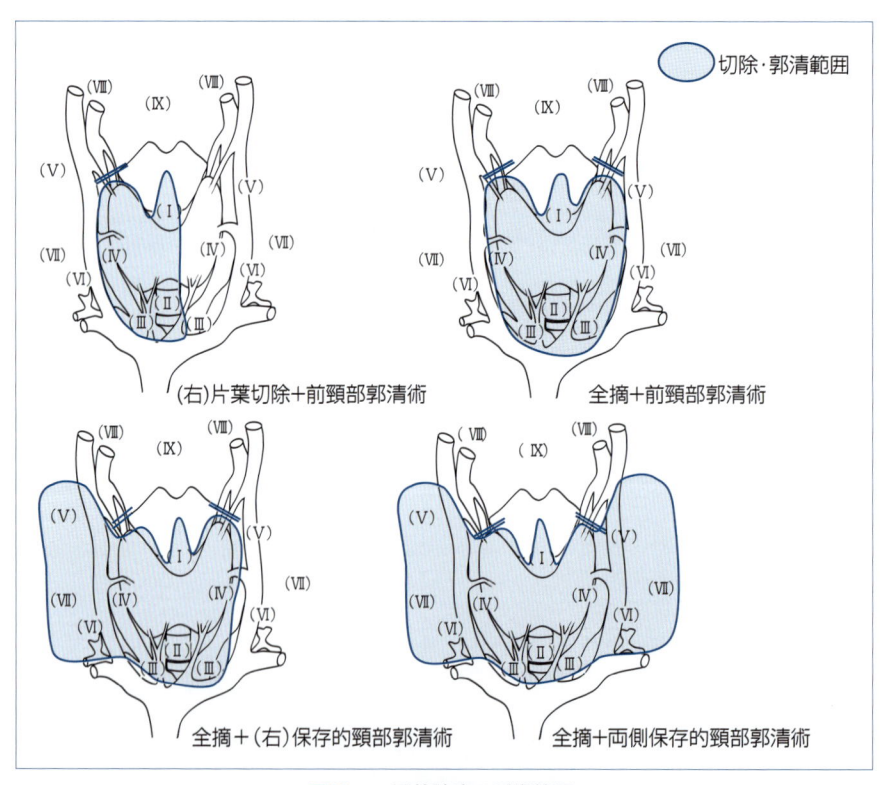

図V-11 甲状腺癌の手術範囲

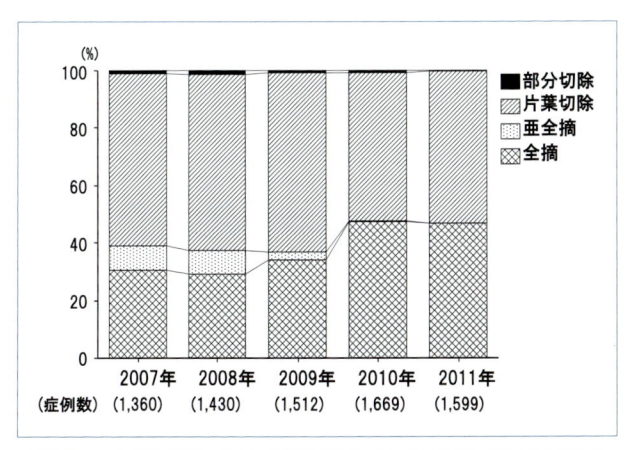

図V-12 伊藤病院における甲状腺悪性腫瘍の年次別術式の変遷

不良の癌以外では片葉切除が用いられるのに対して，諸外国では主に全摘が用いられることが多い．当院での近年の術式の変遷を提示する(図V-12)．

2010年に甲状腺腫瘍診療ガイドライン[3]が作成され，組織型ごとに診断と治療のアルゴリズムが提示された．伊藤病院での院内ガイドラインもほぼ甲状腺腫瘍診療ガイドラインに準じたものとなっているが，若干の相違もあるため，以下に組織型ごとのアルゴリズムの違いを述べ，伊藤病院での治療の選択方法を図示する(図V-13)．

乳頭癌では甲状腺内に限局する2cm以下の腫瘍でリンパ節，遠隔転移のないT1N0M0症例は片葉切除＋郭清，また腫瘍径が5cmを超えるものや，腫瘍が甲状腺被膜を越え胸骨甲状筋・脂肪組織以外の組織に浸潤のみられるもの(Ex2)，所属リンパ節転移陽性(N1)，遠隔転移陽性(M1)症例では全摘＋郭清が奨励され，残りはgray zoneとして選択の幅をもたせている．伊藤病院では腫瘍径が4cmを超えるもの(>T3)，対側腺内転移，低分化癌疑い，術前から甲状腺機能低下がある，抗サイログロブリン抗体強陽性，サイログロブリン高値，腺腫様甲状腺腫合併例も全摘を考慮する因子としている．またリンパ節郭清に関しては，以前は前頸部郭清に加え保存的頸部郭清を施行していたが，現在では保存的頸部郭清は細胞診など

で外側区域リンパ節への転移が確認された場合や画像上リンパ節転移が疑われる場合に選択される．

濾胞癌は術前検査で確定診断をつけることは困難であることから，ガイドラインでは濾胞性腫瘍として記載されている．甲状腺に濾胞性腫瘍が存在して遠隔転移を疑う所見が認められた場合には臨床的に濾胞癌と診断できるため，全摘後に[131]I内用療法やTSH抑制療法が考慮される．一方，遠隔転移がない場合には，片葉切除を行って病理学的に診断した後に，広汎浸潤型ならば補完全摘とアブレーション・TSH抑制療法が考慮される．伊藤病院では広汎浸潤型は補完全摘後にアブレーションを行い，微少浸潤型は41歳以上では補完全摘後に全身シンチを行うこととしている[4]．ただし年齢や[131]I内用療法の詳細に関しては，現在改訂を検討している．

髄様癌はRET遺伝子の検査により遺伝性か散発性かの評価をしたうえで，遺伝性の髄様癌では，褐色細胞腫を認めない場合は全摘＋郭清を，褐色細胞腫を認める場合はその治療を優先させた後に全摘＋郭清を施行する．散発性の髄様癌ではTNM分類や年齢，性別などの予後因子により片葉切除または全摘＋郭清を行う．伊藤病院では，甲状腺の切除範囲に関してはガイドラインと同様だが，郭清に関してはT1aN0症例では対側Ⅲを含む前頸部郭清を施行し，それ以外は保存的頸部郭清を施行することとしている．

未分化癌は，極めて予後不良な疾患であり，stage分類ではすべてstage Ⅵと規定される[1]．進行が早いうえ，診断時にはすでに局所進行癌であったり遠隔転移をきたしていることが多く，そのような場合1年以上の長期生存はほとんど得られないことから，予後が期待できない場合は気道や栄養経路の確保を行いbest supportive care；BSCに移行することが適切と考えられる．一方，腫瘍が甲状腺内にとどまっているstage ⅥA症例や，根治切除可能な一部の局所進行症例では，手術，放射線治療，化学療法などの集学的治療を行

5. 甲状腺悪性腫瘍の手術

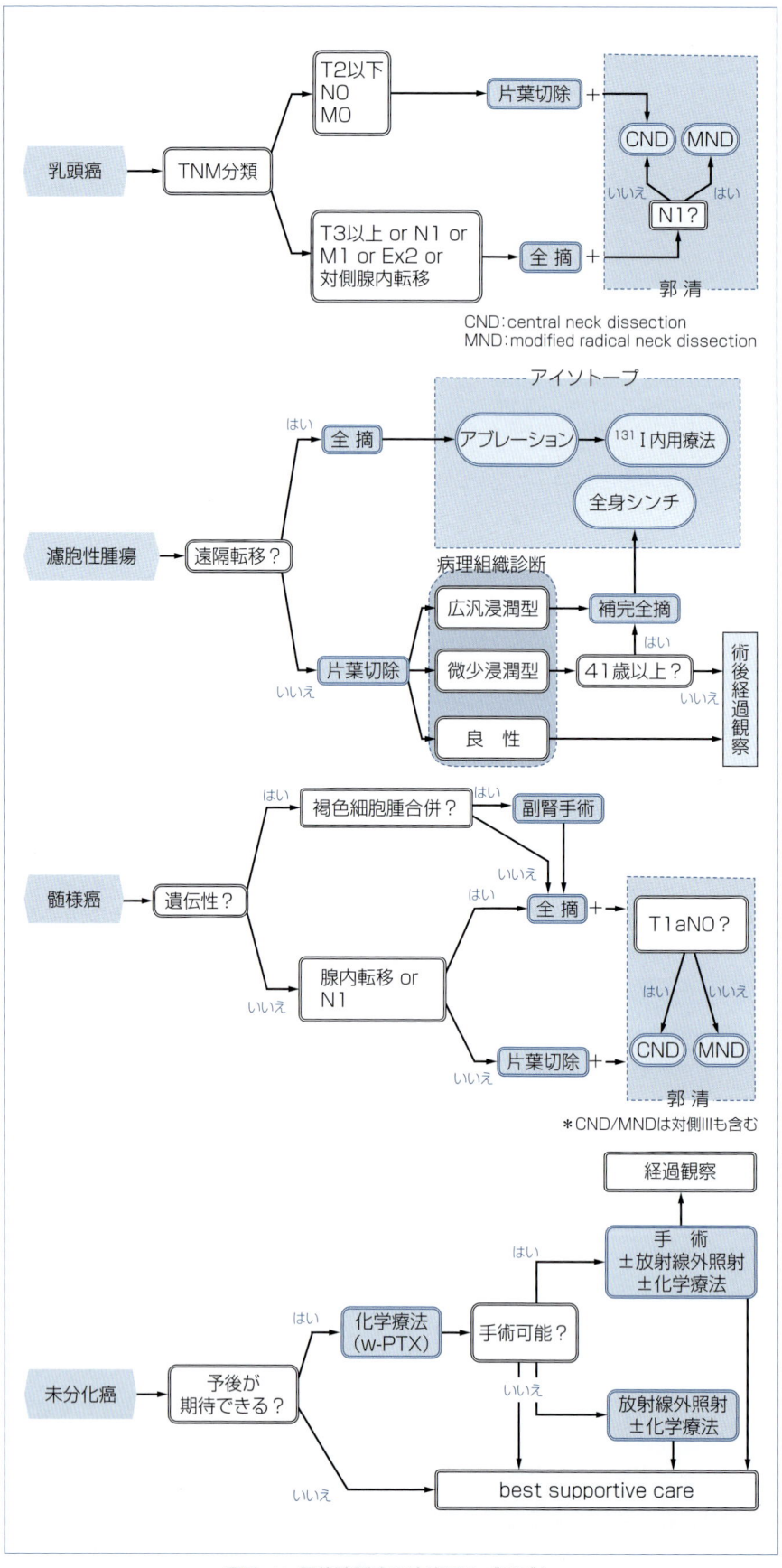

図V-13 甲状腺腫瘍の治療アルゴリズム

うことで生存期間の延長が得られる場合があるが，確立した治療レジメンは存在していない．長年にわたり予後の改善がみられないこの疾患に対して，近年未分化癌コンソーシアムが設立され，単剤では最も有効性が高いと考えられる weekly paclitaxel による化学療法の認容性，安全性に関する前向き研究が行われている．伊藤病院でも stage ⅣA および ⅣB では，w-PTX による術前外来化学療法後に手術を行い，引き続き放射線外照射±化学療法を行うこととしている．しかし，治療過程の中で病状の進行が認められることもしばしばあり，そのような場合には BSC も考慮する．stage ⅣC も同様の治療経過であるが，根治は見込めないため，治療によるメリットが少ないと判断した場合には積極的に BSC を考慮している．

低分化癌は 2004 年の WHO 分類で初めて乳頭癌や濾胞癌とは異なる組織型として定められ，我が国でも 2005 年の甲状腺癌取扱い規約第 6 版から独立した組織型として定義されるようになった．比較的新しい疾患概念であるため診断・治療のアルゴリズムを確立するのに十分なデータが存在していないが，伊藤病院では術前で低分化癌が疑われた場合には全摘＋リンパ節郭清を，また片葉切除後に低分化癌と診断された場合に補完全摘をした後にアブレーションを行うこととしている．

Ⅲ 合併症の頻度とその対策

甲状腺悪性腫瘍の手術における合併症には，①術後出血，②反回神経麻痺，③副甲状腺機能低下，④甲状腺機能低下，⑤上喉頭神経麻痺，⑥乳糜瘻などが挙げられる．以下にそれぞれの合併症の頻度とその対策について簡単に述べる．

甲状腺の術後出血による気道閉塞は致命傷となりうるため，再開創・止血術に踏み切るタイミングを適切に見極めることが重要である．術後出血による再手術の頻度は 1〜2％であり，そのほとんどは 24 時間以内に頸部腫脹が認められる（図Ⅴ-14）．

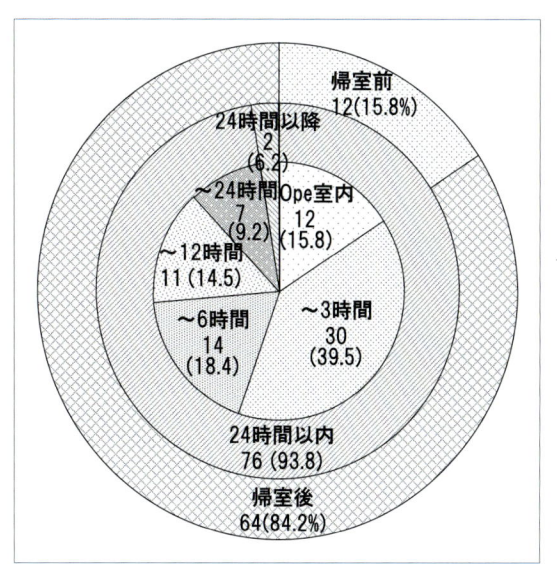

図Ⅴ-14 甲状腺癌術後腫脹出現までの時間

甲状腺癌での永続性反回神経麻痺の発生頻度は 0.5〜3.5％と報告されている．反回神経麻痺は声帯の運動障害による嗄声や誤嚥を引き起こす．手術操作による一時的な麻痺は 1〜6 か月以内に改善することがほとんどであるが，癌の浸潤などにより切除した場合には永続的な麻痺となる．この場合，神経吻合を行うことで嗄声の程度をある程度改善することができる（図Ⅴ-15）．また，両側の反回神経麻痺では，嗄声ばかりではなく呼吸困難を起こすことがあり，このような場合は気管切開を行い気道確保する必要がある．

副甲状腺は通常左右の上下極に 4 腺存在しており，カルシウム値の保持に関与している．悪性腫瘍の手術では，リンパ節郭清により下副甲状腺を温存することは難しいため，なるべく上副甲状腺を温存するように努める．温存できなかった副甲状腺は，細切して筋肉内に移植することで，永続的副甲状腺機能低下症の頻度を低下させることができる．甲状腺癌での副甲状腺機能低下症は 0〜4.6％と報告されており，ガイドラインでも 5％以下が望ましいとされている．

甲状腺手術における乳糜漏・乳糜胸は，頸部リンパ節郭清時の胸管損傷により起こる．頻度は

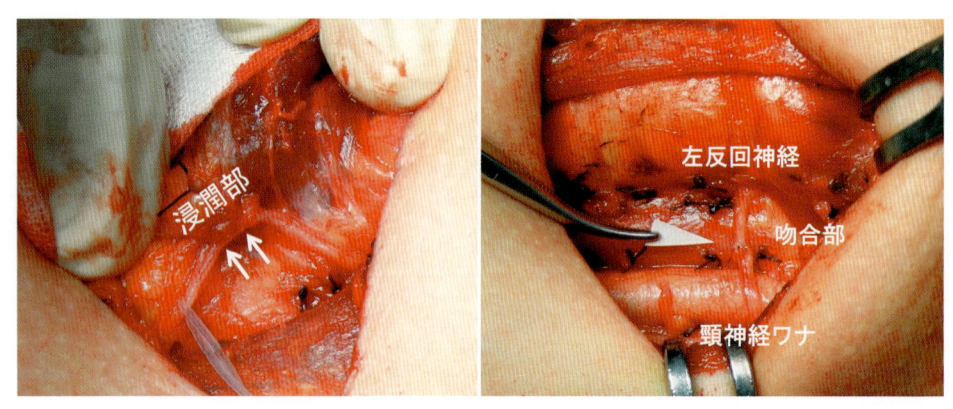

図V-15 頸神経ワナを用いた反回神経吻合

0.5〜3.3%で約75%は左頸部で発生する．脂肪制限による食事療法や絶食＋中心静脈栄養，ソマトスタチンなどの保存的治療により改善がみられない場合や排液量が多い場合，感染を伴う場合には手術適応となる．当院での2006〜2010年の5年間での発生率は0.2%（9/4,559例）で78%（7/9例）は左頸部郭清を行った症例であった．

そのほか，甲状腺切除に伴う甲状腺機能低下や上喉頭神経麻痺に伴う高音の発声障害，副神経・横隔神経の麻痺などとともに一般的な手術に伴う合併症（創痛，出血，感染，麻酔に伴う合併症など）が挙げられるが，これら合併症を可能な限り減らし安全な手術を心がけることが重要である．

〔菅沼伸康〕

文 献

1) 甲状腺癌取扱い規約第6版，甲状腺外科研究会編，金原出版，東京，2005
2) 岩崎博幸：甲状腺癌の疫学に関する最新のデータ．臨床外科，**62**(11)：39-46，2007
3) 甲状腺腫瘍診療ガイドライン2010年度版，日本内分泌外科学会／日本甲状腺外科学会編，金原出版，東京，2010
4) Sugino K, et al：Prognosis and prognostic factors for distant metastases and tumor mortality in follicular thyroid carcinoma. Thyroid, **21**(7)：751-757, 2011

Column ⑭
伊藤病院の手術室の紹介

　伊藤病院では年間1,900件以上の手術を行っております．12名のスタッフと，ヘルパー1名が業務しており，9時15分入室から手術終了がほぼ18時を越えるため，早番と遅番の勤務体制をとっております．1日の手術件数が10件と多く，患者様に接する時間も限られ，余裕をもち接することが難しい状況にあります．患者様に安心して手術を受けてもらうために，またよりよい看護を提供するため，受け持ち看護師が全症例に対して術前訪問を実施し写真を元に入室から退室までの説明を行っております．術後2～3日目には術後訪問を行い，術前から術後までの看護の振り返りを行っております．

　手術室では手術看護のほかに中材業務として，器械洗浄・器械の包装・滅菌を行い，外来と病棟への払い出しを行っており，手術室スタッフが外部の研修を受け，得た情報を取り入れ感染管理・安全管理に努めております．

　手術日以外に全員出勤日を月1回定め，業務カンファレンス・事故報告の分析・業者主催のME機器の勉強会・外部研修の発表会などを行い，業務改善に役立たせております．

　年1回患者満足度調査を実施し，患者様からいただいた声を大切に，看護の実践や環境の改善を行い患者サービスに繋げております．2011年にいただいた患者様の声と，それに対して行った改善や改善後の結果を1例ご紹介いたします．

　患者様の声：手術室入室時の雰囲気が寒々しく，ちょっと恐怖心がわいた．
　改善したこと：① 看護師のユニフォームを花柄の上着と数種類の色のパンツに変更
　　　　　　　　　② 壁に職員が撮影した四季折々の風景写真を掲示
　　　　　　　　　③ カーテンの色をグリーンからピンクに変更
　改善後の患者様の声：手術当日の手術室の緊張感の中にも温かく明るい雰囲気．感動したのはハワイアン調の手術着でした．これから大きな手術を受けるとは思えないほど，緊張感はなくリラックスしている間に麻酔による心地よい眠りに入ることができました．

　このように患者様の声を元に，手術を機械的にこなしていくだけではなく，患者様と向き合い手術前から始まる手術看護を実践し，チームで働いている医師やスタッフ同志のコミュニケーションを大事にし，患者様に安心かつ安全な手術を受けていただけるよう取り組んでおります．

（伊藤病院 看護部手術室 師長　山﨑ひろ子）

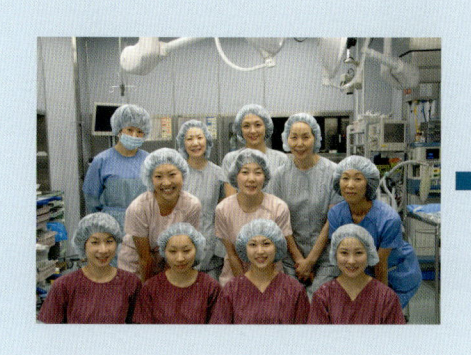

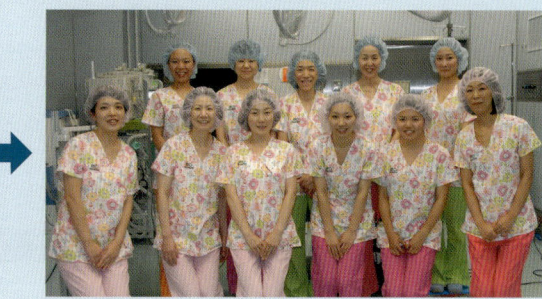

V 甲状腺腫瘍を診る・治す

6 甲状腺乳頭癌について

日常臨床でのポイント

① 頸部腫瘤のほかは自覚症状に乏しいが，触診，超音波(エコー)検査，穿刺吸引細胞診でほとんどの甲状腺乳頭癌の診断が可能である．比較的高率にリンパ節転移と甲状腺内転移を伴う．
② 治療の第一選択は手術であるが，手術方法とその後の治療方針は日本と諸外国では異なる．病巣の進展範囲を正確に診断し，病状に応じた甲状腺切除とリンパ節郭清を行う．
③ 予後への危険因子として年齢，腫瘍径，被膜外浸潤，リンパ節転移，遠隔転移などが挙げられるが，総じて甲状腺乳頭癌の予後は良好で，疾患特異的生存率も高い．

I 診 断

1. ポイント

頸部腫瘤のほかは自覚症状に乏しく，検診などで発見されることが多い．

甲状腺原発の悪性腫瘍では最も頻度の高い腫瘍で，甲状腺癌の約90％を占める．特に日本では諸外国に比較して乳頭癌の占める割合が高い．

性比は約1：6で女性に多い(図V-16)．

好発年齢は30〜60歳代であるが，若年者から高齢者まで各年齢層にみられる．

触診，超音波検査，穿刺吸引細胞診でほとんどの甲状腺乳頭癌の診断が可能である．

比較的高率(約60〜80％)にリンパ節転移や甲状腺内転移を伴う．中には進行するものがあり，気管，食道など周囲臓器に浸潤することがある．

2. 触 診

典型的なものでは表面は不整，硬く，ときに可動性の制限がみられる．圧痛はない．また転移リンパ節を触知することがある．

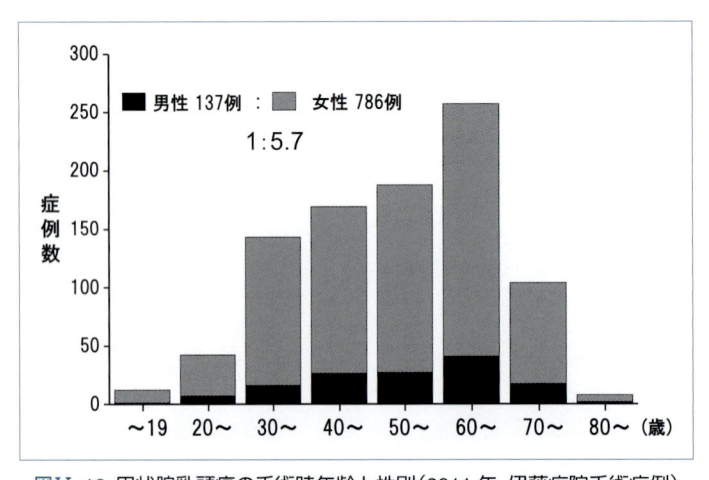

図V-16 甲状腺乳頭癌の手術時年齢と性別(2011年 伊藤病院手術症例)

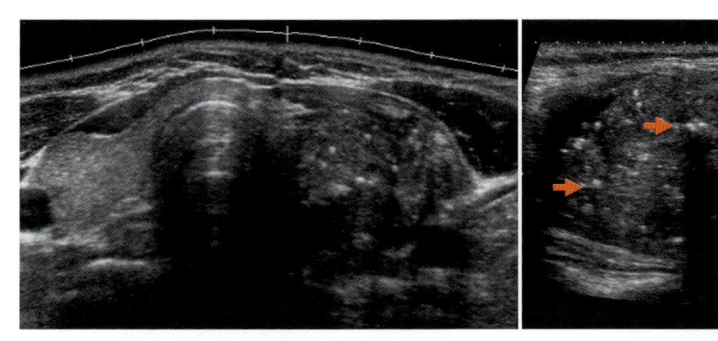

a：横断像　　　　　　　　　　b：縦断像

図V-17 甲状腺乳頭癌の超音波像

腫瘍の形状は不整，内部エコーは不均一で低い．腫瘍内部に微細な石灰化による散在性の高エコー域（砂粒状石灰化像：矢印）を示す．辺縁エコーは粗雑で不鮮明．

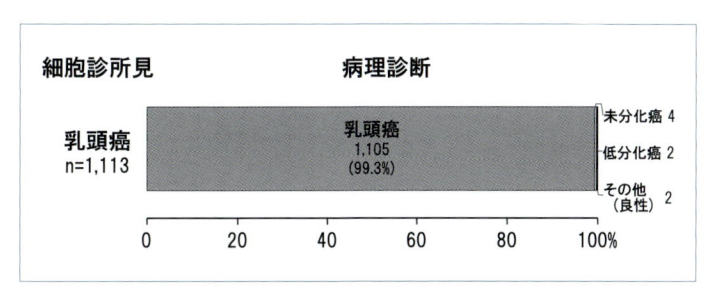

図V-18 甲状腺乳頭癌の細胞診所見と病理診断の一致率
（2006年～2008年 伊藤病院症例）

3. 超音波検査

乳頭癌の画像診断としては，必須の検査といえる．

腫瘍の形状は不整，内部エコーは不均一で低い．しばしば腫瘍内部に微細な石灰化による散在性の高エコー域（砂粒状石灰化像）を示す．辺縁エコーは粗雑で不鮮明であり，被膜浸潤像を示すことがある（図V-17）．

4. 穿刺吸引細胞診（ABC；aspiration biopsy cytology）

乳頭癌で穿刺吸引細胞診の果たす役割は極めて大きい．細胞の特徴から正確な診断が可能で，正診率は99％以上に上る（図V-18）．核所見の特徴は①すりガラス状核：ground glass nuclei，②核内細胞質封入体：intranuclear cytoplasmic inclusion，③核溝：nuclear groove，④核の重積：overlapping nucleiの4つが一般的である[1]（図V-19）．

5. 病巣の進展範囲の診断

① 超音波検査と穿刺吸引細胞診で乳頭癌の原発巣の質的診断を行うだけでなく，甲状腺内，周囲リンパ節への病変の進展範囲を診断することも重要となる．腺内転移やリンパ節転移の有無により，手術に際しての甲状腺の切除範囲やリンパ節の郭清範囲が決まる．腺内転移巣やリンパ節転移巣についても穿刺吸引細胞診で診断をつけておくことが望ましい．リンパ節転移巣に対しては穿刺吸引細胞診の穿刺液のサイログロブリン（Tg）測定を行うことも転移の有無の診断に有用となる．

② 周囲臓器への浸潤や遠隔転移を知るために，CT，核医学的検査，食道造影，気管支ファイバー，血清学的腫瘍マーカーなどを選択して行う．

CTでは周辺臓器，組織への浸潤の有無や程度をみる（図V-20）．リンパ節転移はときに頸部だ

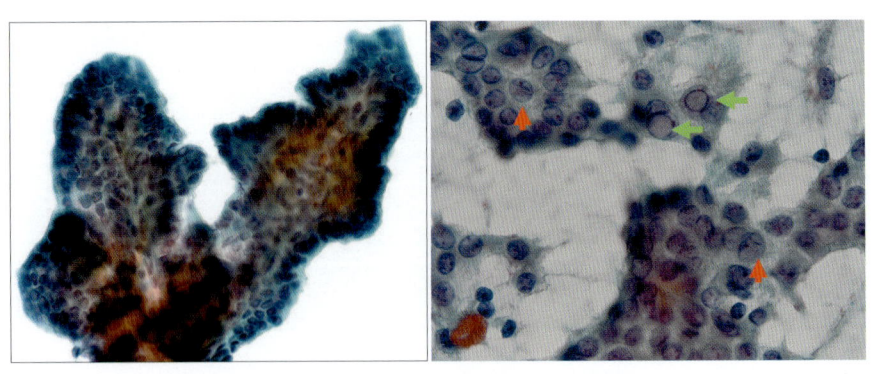

図V-19 甲状腺乳頭癌の穿刺吸引細胞診所見　　　　　　　　　　　　　　　　　　　a｜b

a：弱拡大
　採取細胞量は豊富で，腫瘍細胞が乳頭状に出現している．
b：強拡大
　核内細胞質封入体(緑色矢印)，核溝(赤色矢印)など，甲状腺乳頭癌細胞の核に特徴的な所見を示す．

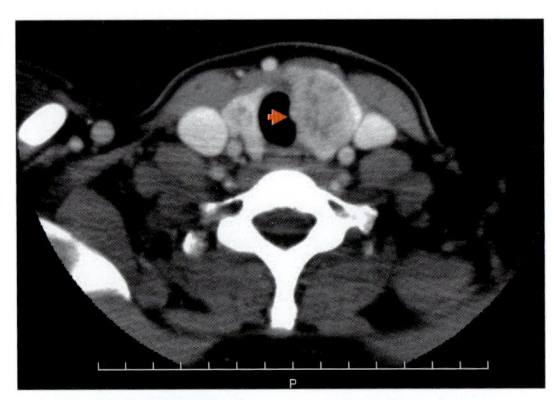

図V-20 甲状腺乳頭癌の気管浸潤(頸部造影CT)
気管内腔に突出する腫瘍像を認める．

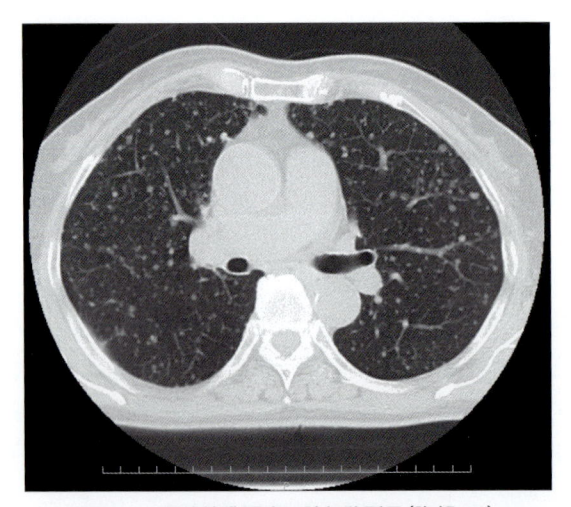

図V-21 甲状腺乳頭癌の肺転移所見(胸部CT)
両肺に粟粒性の多発陰影を認める．

表V-11 諸外国と当院のガイドラインの比較

		諸外国	当院
切除範囲	片葉切除	≦1 cm, N0, Ex0, M0：片葉のみ（ETAは全例：全摘）	下記以外
	全摘	上記以外	Ex2, N1, M1, 対側転移, T3, Poorly
リンパ節郭清	CND	全例（BTAは高リスクのみ）	N0
	MND	N1	N1
後療法	RIアブレーション	＞T：1～1.5 cm	Ex2, N1, M1, Poorly
	TSH抑制療法	全例	Ex2, N1, M1, Poorly
	外照射療法	非治癒切除, RI無効, 局所再発	非治癒切除, RI無効, 局所再発

ETA：European Thyroid Association
BTA：British Thyroid Association
Poorly：低分化癌

けでなく縦隔にも及ぶことがある．また遠隔転移部位としては肺転移が最も多いので，乳頭癌の診断後には胸部CTで転移の有無をみることが重要となる．肺転移像は微細な粟粒性陰影として認められることが多いが，粗大な結節性陰影を呈する場合もある（図V-21）．

放射性ヨウ素による核医学的検査は原則的には甲状腺全摘後に行う．食道造影，気管支ファイバーは甲状腺に隣接する食道や気管への浸潤の有無が疑われるときに施行する．

血清学的腫瘍マーカーであるサイログロブリン（Tg）は甲状腺腫瘍の質的診断には有用ではないが，遠隔転移を有すると高値を示す．しかし抗サイログロブリン抗体（TgAb）陽性の場合，Tg値は信頼できないことがあるので注意を要する．

II 治療

1. ポイント

治療の第一選択は手術である．

手術方法とその後の治療方針は日本と諸外国では異なる．これは甲状腺分化癌（乳頭癌および濾胞癌）に有用な放射性ヨウ素（131I）の利用可能な施設が日本では限られているという事情による．諸外国は甲状腺全摘術を施行後に131Iでアブレーションを行う治療が基本である．一方，本邦では術前に原発巣およびリンパ節転移の広がりを画像診断などで確認したうえで，可及的に甲状腺を温存する術式（片葉切除術や亜全摘術）が採用されることが多く，術後の131Iによるアブレーションはほとんど行われていない．

甲状腺腫瘍，特に乳頭癌は非常に多い内分泌疾患であり，上記の理由からその取り扱いは専門家の間でも必ずしも一定ではない．このため日本国内においても施設間により異なる．

欧米では甲状腺腫瘍に対するガイドラインが存在し日常診療に定着している．本邦でも日本内分泌外科学会と日本甲状腺外科学会から2010年に初めて甲状腺腫瘍診療ガイドラインが刊行され[2]，今後の治療の指針となると考えられる．

また，直径1 cm以下の微小乳頭癌については，国内の諸施設で対応が異なる．伊藤病院（以下，当院）では手術を基本方針としている[3]が，転移や浸潤の徴候のない微小乳頭癌は十分なインフォームドコンセント（IC）を得て経過観察をしている施設もあり，今後も微小乳頭癌の治療については検討が続くと考えられる．

当院では幸いにも131I内用療法を行える利点を活かし，当院の事情に応じた治療ガイドラインを作成して治療を行っている（表V-11）．

遠隔転移例では転移部位に131Iの取り込みがあれば，放射性ヨウ素内用療法を考慮する．

2. 手術療法

当院では原発巣が4 cm以下で片葉に限局し，術前検査で転移リンパ節が明らかでない場合には峡部を含む片葉切除術と前頸部郭清術（対側IIIを除く）を行っている．

甲状腺全摘術の適応は腺外浸潤がある場合（Ex2），転移リンパ節を認める場合（N1），遠隔転

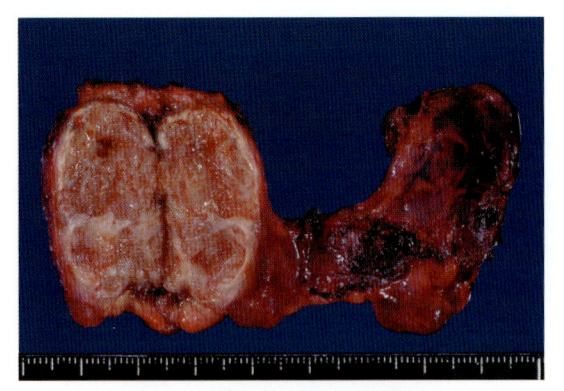

図Ⅴ-22 甲状腺乳頭癌の肉眼所見
超音波像を示した症例（図Ⅴ-17）の摘出標本（背側面から）．腫瘍は左葉全体を占め，不整形で硬い．割面は充実性で一部石灰化を伴う．厚い被膜は一部不明瞭で，浸潤性増殖を示唆する．

移がある場合（M1），低分化癌（Poorly）が疑われる場合，対側腺内転移を認める場合，原発巣が4 cmを超える場合（T3）としている．内深頸リンパ節に転移を認める場合にはこの領域を郭清する（表Ⅴ-11）．

また甲状腺乳頭癌の肉眼所見（図Ⅴ-22）と組織所見を併せて示す（図Ⅴ-23）．

3. 甲状腺全摘後のアブレーションとその後のfollow up

腺外浸潤がある場合，転移リンパ節を認める場合，遠隔転移がある場合，低分化癌が疑われる場合で甲状腺全摘術を施行した後は，積極的に30 mCiの放射性ヨウ素を使用して甲状腺床（甲状腺付着部に残る肉眼的に見えない甲状腺細胞）や残

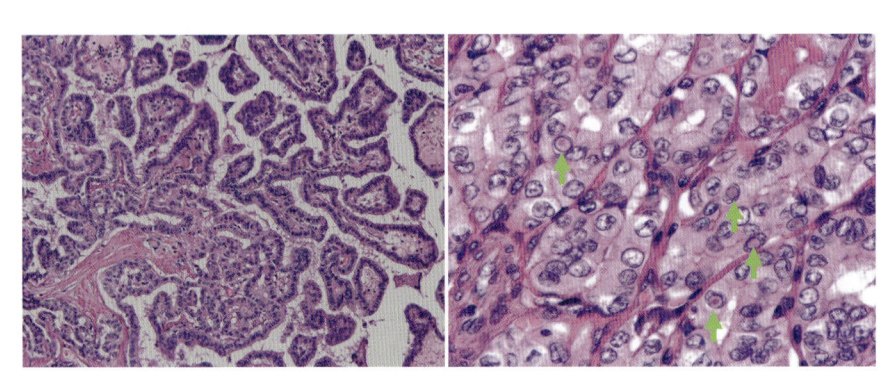

a：弱拡大　　　　　　　　　　b：強拡大

図Ⅴ-23 甲状腺乳頭癌の組織所見
乳頭状の増殖パターンを示し（a），核にはすりガラス状核，核内細胞質封入体（矢印）など乳頭癌に特徴的な所見を認める（b）．

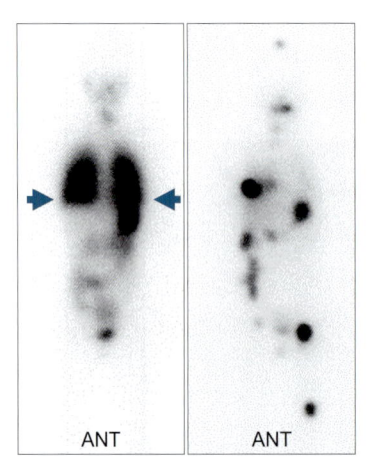

図Ⅴ-24
^{131}I全身シンチグラフィ
a：肺転移症例
　両肺に広汎な^{131}Iの集積を認める（矢印）．
b：骨転移症例
　多発性骨転移巣（頭蓋骨・肋骨・胸腰椎・骨盤骨・両側大腿骨など）に^{131}Iの集積を認める．

表Ⅴ-12 甲状腺分化癌(乳頭癌・濾胞癌)のTNM分類(第6版)

TNM Stage	＜45歳未満＞	＜45歳以上＞
Stage Ⅰ	AnyTAnyNM0	T1N0M0
Stage Ⅱ	AnyTAnyNM1	T2N0M0
Stage Ⅲ	—	T3N0M0 or T1-3N1aM0
Stage ⅣA	—	T1-3N1bM0 or T4aAnyNM0
Stage ⅣB	—	T4bAnyNM0
Stage ⅣC	—	AnyTAnyNM1
Tumor stage	Nodal stage	Metastasis stage
T1：≦2 cm	N0：no node metastasis	M0：no distant metastasis
T2：2 cm＜, ≦4 cm	N1a：central node metastasis	M1：distant metastasis
T3：4 cm＜, minimal extension	N1b：lateral node metastasis	
T4a：extended invasion		
T4b：unresectable invasion		

存乳頭癌細胞のアブレーション(破壊)を行う(表Ⅴ-11).最近では遠隔転移がある場合を除いては,外来での施行も可能となっている.

アブレーションの施行後は,6か月後を目安に外来で遺伝子組換えヒト甲状腺刺激ホルモン製剤(rhTSH)刺激下でTg測定,全身シンチグラム(whole body scan；WBS)を施行することを推奨している.^{131}Iの取り込みが残っており,Tgも上昇している場合には,再度アブレーションを考慮する.

遠隔転移例では転移部位に取り込みがあれば,次からは^{131}I内用療法を考慮する(図Ⅴ-24).また,その他の全摘症例でも術後Tgが陰性化しない場合には,WBSを行うことを推奨している.

4. 甲状腺刺激ホルモン(TSH)抑制療法

甲状腺分化癌はTSH依存性腫瘍と考えられているため,術後に甲状腺ホルモンを十分量投与することにより,脳下垂体からのTSH分泌を抑制することで再発を予防する治療法である.当院では手術で腺外浸潤を認めた場合(EX2),転移リンパ節を認めた場合(N1),遠隔転移がある場合(M1),低分化癌(Poorly)などには服用する甲状腺ホルモンの量を調節し,TSH抑制療法の適応としている(表Ⅴ-11).低分化癌は「高分化型の濾胞癌ないし乳頭癌と未分化癌との中間的な形態像および生物学的態度を示す濾胞上皮由来の悪性腫瘍」と定義され,2004年のWHO分類で濾胞癌や乳頭癌から独立した腫瘍組織型と定められた比較的新しい概念であるため,現在は高危険度の分化癌に準拠し,TSH抑制療法の適応としている.

5. 遠隔転移部位の治療

1) ^{131}I内用療法

遠隔転移巣を対象とした治療であり,特に肺転移巣に対してはよい適応となる(図Ⅴ-24).治療前に甲状腺全摘が施行されていること,残存甲状腺組織がアブレーションで破壊されていること,転移巣に放射性ヨウ素の取り込みが認められることが必要となる.若年者では高齢者に比べ,放射性ヨウ素の取り込みが認められることが多い.

2) 骨転移の治療

骨転移巣は腫瘍体積が大きく,^{131}I内用療法単独では効果が得にくいことが多い.このため手術適応を考慮することが望ましい.特に脊椎や頭蓋骨への転移は,腫瘍の圧迫や病的骨折で神経損傷をきたすと生活の質を大きく損なうことになるので,整形外科や脳神経外科との連携が重要となる.

3) 外照射療法

甲状腺分化癌は放射線感受性が低い.乳頭癌では外科的切除が困難で,^{131}I内用療法の効果も期待できない場合に検討される治療である.骨転移による疼痛緩和や手術時の出血抑制に有効なことがあるが,同一部位への照射許容線量は限られているため,施行の時期については慎重な考慮が必要となる.

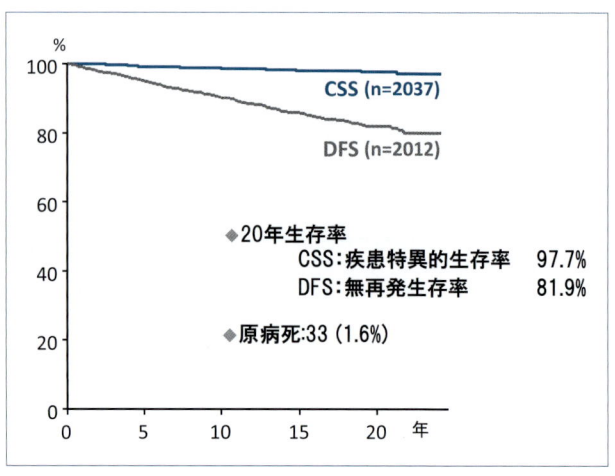

図V-25 甲状腺乳頭癌の生存率
（1986～1995年 伊藤病院症例）

III 予後

　予後に関する危険因子として年齢，腫瘍径，被膜外浸潤，リンパ節転移，遠隔転移などが挙げられる．これらの因子を考慮した，妥当性と利便性に優れたリスク分類としてTNM分類が推奨されている．TNMは2002年に第6版に改訂され[4]（表V-12），本邦の甲状腺癌取扱い規約も第6版に改訂されている[5]．疾患特異的生存に関わる高危険度群と低危険度群を，リスク分類で評価をしたうえで乳頭癌の治療は行われているが，総じて甲状腺乳頭癌の予後は良好であり，疾患特異的生存率としては，97%以上の20年生存率が見込まれる（図V-25）．

（長濱充二）

文　献

1) 加藤良平：1. 乳頭癌. 腫瘍病理鑑別診断アトラス　甲状腺癌, 坂本穆彦ほか編, 文光堂, 東京, 2011, 16-29
2) 甲状腺腫瘍診療ガイドライン, 日本内分泌外科学会, 日本甲状腺外科学会編, 金原出版, 東京, 2010
3) 伊藤公一：甲状腺微小癌の全身転移例の臨床的・病理学的特徴. ホルモンと臨床, 57：132-144, 2009
4) Sobin LH, et al：TNM classification of malignant tumors 6th ed, Wiley-Liss, New York, 2002
5) 甲状腺癌取扱い規約第6版, 甲状腺外科研究会編, 金原出版, 東京, 2005

V 甲状腺腫瘍を診る・治す

7 その他の甲状腺癌について
1）濾胞癌

日常臨床でのポイント

① 甲状腺濾胞癌の発生頻度は全甲状腺癌の約5％である．
② 甲状腺癌の診断は触診，超音波検査および穿刺吸引細胞診にてほぼ術前診断可能であるが，甲状腺濾胞癌に関してはいまだ確実な術前診断方法がないのが現状である．
③ 良性の甲状腺結節として外来で follow-up しているうちに遠隔転移をきっかけに濾胞癌を診断するケースもあり，結節性甲状腺腫の患者を診療するうえで濾胞癌も念頭におくことが肝要である．

I はじめに

甲状腺癌のうち，外科医を悩ます疾患は未分化癌と濾胞癌である．未分化癌の診断は比較的容易であるが有効な治療法が少なくまた不幸な転帰をとる．一方濾胞癌の多くは予後が比較的良好であるが，リンパ節への転移が少ないかわりに肺や骨などに転移することがあり，さらに術前診断が難しい．そのため，良性腫瘍と思って経過をみていて遠隔転移が明らかとなってから濾胞癌と診断されたという症例もある．しかしながら術前に濾胞癌を確実に診断する決定的な手法は残念ながらあまりみられない．本稿では当院で行っている濾胞癌の診断および治療を述べたい．

II 診断

すでに遠隔転移を伴っている症例を除けば，術前に濾胞癌を診断することは大変困難である．結節が大きいないしは経過観察中に大きくなってくる場合や血中サイログロブリン値が徐々に増加してくる場合，細胞診検査などで少しでも濾胞癌が疑われる場合は手術を勧めている．

1. 超音波検査

不正円形で内部エコーは不均一であることが多く，腫瘍境界部の不正な低エコー帯があれば濾胞癌が疑われる（図V-26-a）．広汎浸潤性濾胞癌では周囲への浸潤像を認めることがある．

2. カラードプラ法

腫瘍内部に豊富な血流が認められることが多い．腫瘍内の血流速度や血流分布の違いにおいて，血流速度解析から pulsatility index（PI）や resistance index（RI）が高値を示す傾向がある（図V-26-b）．また濾胞癌のほうが腫瘍内部に向かって貫通するような分布が多くみられる[1]．

3. 穿刺吸引細胞診検査

濾胞癌では細胞数は多数採取され，小型の細胞集団が散在し，重積傾向を示し，配列や極性の乱れがあり，核異型が強い[2]．

4. 血液学的検査

血中サイログロブリン値が高い症例が多いが鑑別診断には有用ではない．ただ手術を考慮する一つの目安としている．

III 治療方針～術後濾胞癌と診断されたら～

甲状腺濾胞癌に対しての治療方針の原則は，術前に遠隔転移があり確実に診断がついている場合は，放射性ヨウ素（^{131}I）による内照射療法のために甲状腺全摘術が適応となる．ただし通常術前に濾

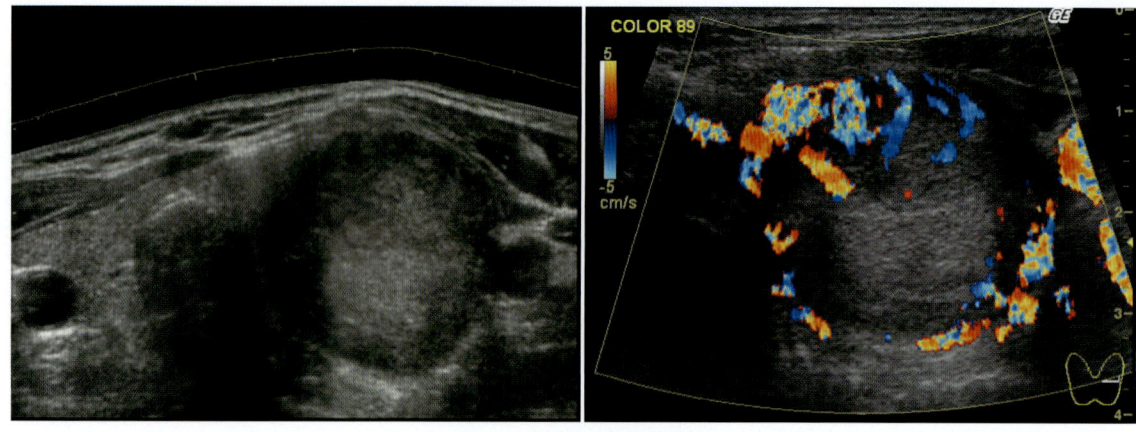

図V-26 濾胞癌の超音波像　　　　　　　　　　　　　　　　　　　　　a｜b

a：Bモード（横断像）
　甲状腺左葉に内部エコー不均一な腫瘍が認められる．腫瘍境界部に不正な低エコー帯が認められる．
b：カラードプラ
　腫瘍内部に血流が豊富に描出される．PI（pulsatility index）値1.92，RI（resistance index）値1.00であった．

胞癌と診断することは困難であることから，初回手術における甲状腺切除範囲はまず片葉切除を行っている．リンパ節転移は乳頭癌よりはるかに少ないので，頸部リンパ節郭清はリンパ節転移が疑われる場合を除いて省いている．

当院で1989～1997年の間に経験した濾胞癌症例は134例あり，そのうち遠隔転移を認めたものが23例（17.6％）であった．術前より遠隔転移を認めた13例を除いた121例中，術後経過中に遠隔転移を認めたものは10例（8.3％）であった[5]．他の報告でも10～15％とされている．これらの結果は，術前遠隔転移のない濾胞癌の90％前後は遠隔転移なく過ごすことになる．ただ術後濾胞癌と判断した症例すべてに残存甲状腺全摘を施行することは全例永続的甲状腺機能低下症となることからためらわれる．我々の検討では，遠隔転移率は40歳未満0％，40歳以上では26.3％であった．また浸潤様式[*1]別では微少浸潤型では15.5％に対し，広汎浸潤型では30.0％に認めた．血管侵襲や被膜浸潤の程度が強いものほど遠隔転移を多く認めたものの有意差はなかった[5]．よって40歳以上や，広汎浸潤型などの症例には残存甲状腺全摘術を勧めている．図V-27に当院の治療方針を示す．

1. 広汎浸潤型（widely invasive type）
高率に遠隔転移を起こす可能性があり，速やかに残存甲状腺全摘を行い，[131]Iによる遠隔転移の有無の検索およびアブレーション（甲状腺の破壊）を行う．

2. 微少浸潤型（minimally invasive type）
① 40歳未満の場合：血中サイログロブリン値[*2]を測定しながら経過観察とする．
② 40歳以上の場合：残存甲状腺全摘（補完全摘術）後，[131]Iによる全身シンチを行う．

[*1] WHOの国際分類[3]をうけ我が国の甲状腺癌取扱い規約[4]で定めている組織分類では，濾胞癌をその浸潤様式により微少浸潤型濾胞癌（minimally invasive）と広汎浸潤型濾胞癌（widely invasive）に分けている．腫瘍細胞の被膜浸潤・脈管浸潤像を組織診断の基準としている．

[*2] 血清サイログロブリンは甲状腺全摘を行った場合のみ腫瘍マーカーとして使えるが，片葉切除後でもその推移を追うことにより上昇してくるならば遠隔転移を疑って検索する必要がある．

IV　予後〜遠隔転移を認めたら〜

甲状腺片葉切除後でも遠隔転移をきたすと，抗サイログロブリン抗体がない場合，血中サイログ

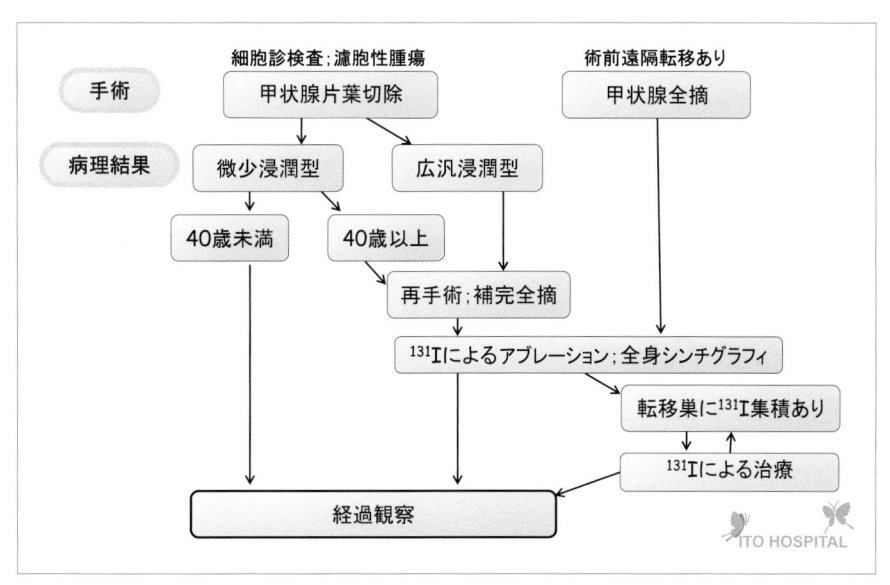

図V-27 伊藤病院における濾胞性腫瘍の治療方針

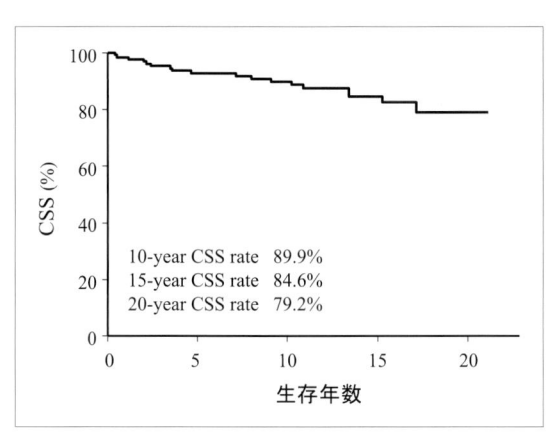

図V-28 甲状腺濾胞癌の累積生存率
10年生存率89.9%, 15年生存率84.6%であった.

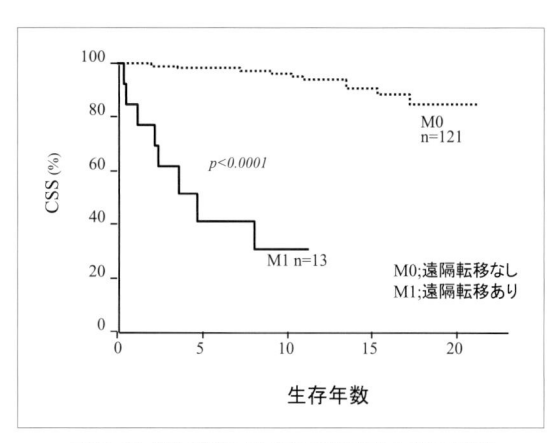

図V-29 遠隔転移の有無での累積生存率の比較
遠隔転移を認めない症例では原病死例は認めず, 遠隔転移症例では10年生存率60.1%, 15年生存率47.4%であった.

ロブリンは徐々に上昇してくるため, 定期的な採血検査は必要である. 私たちの症例において, 遠隔転移を認めた症例の50%以上に骨転移を認めた. 脊椎に転移すると麻痺が生じる可能性があるため^{131}I内用療法に先立ち腫瘍切除・固定を行う場合がある. 骨転移症例は肺転移症例と比較すると予後が悪く, 早期に発見し早期に治療を行う必要がある.

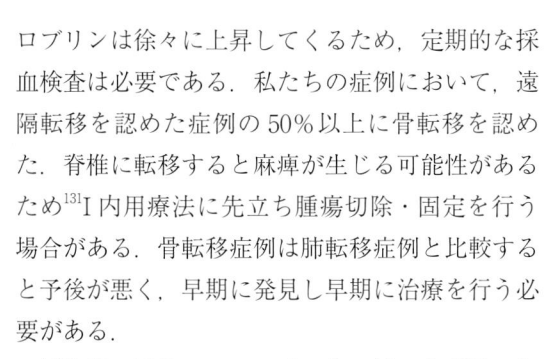

濾胞癌の予後については, 先に述べた当院で初回手術を施行した甲状腺濾胞癌134例(男性31例, 女性103例, 平均観察期間10年)では, 原病死例は13例(9.7%)であった. 累積生存率は10年生存率89.9%, 15年生存率84.6%であった(図V-28). 遠隔転移は33例(24.6%)に認めた. 初診時遠隔転移を認めたものが13例(9.7%)で, 術後経過中に遠隔転移が明らかとなったものが20例(14.9%)である. 遠隔転移の有無による累積生存率を図V-29に示す. 死亡例は全例遠隔転移例であった. 特に骨転移症例の予後は不良である.

(大桑恵子)

7. その他の甲状腺癌について 1) 濾胞癌

文 献

1) 福成信博:color-Doppler法を用いた甲状腺濾胞癌の診断. 臨床検査, 43(9):1032-1035, 1999
2) 鳥屋城男:甲状腺結節の細胞診による診断と限界. KARKINOS, 6:383, 1993
3) DeLellis RA et al:Pathology and Genetics. Tumours of Endocrine Organs. IARC Press, Lyon, 2004
4) 甲状腺癌取扱い規約第6版, 甲状腺外科研究会編, 金原出版, 東京, 2005
5) 杉野公則:甲状腺濾胞性腫瘍の手術適応, 術式, 治療成績, 予後因子. Endocrine Surgery, 25(1):29-33, 2008

Column 15

^{131}I 内用療法(RI 大量療法)

　甲状腺分化癌に対する入院治療の一つに, 「^{131}I 内用療法」があります. 以前は伊藤病院では「RI 大量療法」と呼んでいました. 核医学会の用語統一の方針に従い, 現在はこのような呼称となっています.

　甲状腺は無機ヨードを原料として, 甲状腺ホルモンと呼ばれる身体の新陳代謝を高める物質を産生する臓器です. 無機ヨードは甲状腺細胞に取り込まれ, 甲状腺ホルモン(T_3, T_4)が合成されます.

　甲状腺細胞を発生起源とする甲状腺乳頭癌や甲状腺濾胞癌などの甲状腺分化癌は正常甲状腺細胞と同様に, 無機ヨードを取り込む力が残っている場合があります. その性質を利用し, 病巣に放射性ヨウ素(^{131}I)を取り込ませ, β線という放射線を癌細胞の内側から照射し, 癌細胞そのものを消滅させるのがこの治療の原理です.

　効率のよい治療のためには, より多くの放射性ヨウ素を病巣に取り込ませることが肝要です. 治療の4週間前より内服薬チラーヂンS®(T_4製剤)を中止します. T_4製剤は代謝が遅く, 内服中止後もその効果が残る可能性があるため, 十分早めの中止が必須となります. その間の機能低下症状緩和目的には, 代謝の早いT_3製剤の2週間内服に変更して対処します. T_3製剤中止後からヨウ素制限を1〜2週間行います. 治療当日の体は, 甲状腺ホルモンとその原料のヨウ素が枯渇した状態になっているため, 放射性ヨウ素の消化管からの吸収, また血中から腫瘍への取り込み効率が上がり, より多くの放射性ヨウ素を病巣に取り込ませることが可能となります.

　治療自体は放射性ヨウ素カプセルを服用した時点で終了です. 48〜72時間後に全身シンチグラフィを撮像することで, 治療だけでなく転移病巣や再発病巣の広がりが診断できます. 内服した放射性ヨウ素はほとんどが尿と便から排泄されます. 治療後は患者様の体内に残っている放射能が厚生労働省の指針の通りまで低下していることを確認できれば退院できます.

　痛みを伴わない, 体への負担が少ない治療方法です. しかし, チラーヂンS®を休薬することによる甲状腺機能低下症の諸症状(全身倦怠, 眠気, 冷えなど)が治療の前後2週間位に渡って現れることがあります. また, 放射性ヨウ素が取り込まれない甲状腺癌の患者様では, 効果が期待できないこともご理解いただかなければなりません.

(伊藤病院 診療部外科 医長　渋谷　洋)

V 甲状腺腫瘍を診る・治す

7 その他の甲状腺癌について 2）髄様癌

日常臨床でのポイント

① 甲状腺髄様癌の発生頻度は全甲状腺癌の約1～2％である．
② カルシトニンを分泌するため，診断のためのよいマーカーとなる．
③ 発症病型には散発型と遺伝型があり，遺伝性髄様癌は多発性内分泌腺腫症（multiple endocrine neoplasia；MEN）2型の主要疾患の一つである．

I はじめに

甲状腺髄様癌はC細胞由来の癌であり，カルシトニンとcarcinoembryonic antigen（CEA）を産生する．この腫瘍は甲状腺悪性腫瘍の約1～2％と稀ではあるが，ほかの甲状腺癌とは発生が異なるため，得意な臨床像を有し，ほかの分化癌より予後が悪い．よって診断・治療には注意が必要である．

伊藤病院では，1978～1998年までの20年間で84症例（散発性68症例，遺伝性16症例）に対して初回手術を行っている（表V-13）．

II 特徴

第一の特徴は，甲状腺濾胞癌が甲状腺傍濾胞細胞（C細胞）に起源を有することから，甲状腺側葉の上1/3の部分に好発する．またカルシトニンやCEA産生分泌腫瘍であり，これらが鋭敏な腫瘍マーカーとして，家系内でのスクリーニングやほかの甲状腺癌との鑑別診断，さらには治療効果判定などに役立つ．

第二の特徴として，散発型と遺伝型の2つの発症病型があり，遺伝型が多発性内分泌腺腫症（MEN）2型の主要疾患の一つを構成していることである．約1/3の症例は遺伝性である．遺伝性髄様癌には，多発内分泌腺腫瘍症（MEN）2A型や

表V-13 伊藤病院における甲状腺癌症例の組織型別分類
（1978～1998年の20年間に初回手術を行った症例）

	症例数（％）
乳頭癌	4,212（86.7）
濾胞癌	508（10.4）
髄様癌	84（1.7）
未分化癌	57（1.2）
合計	4,863

表V-14 甲状腺髄様癌の病型分類と構成病変と頻度

1. 多発性内分泌腺腫瘍症2A型（MEN2A）	（％）
甲状腺髄様癌	100
副腎褐色細胞腫	80
副甲状腺過形成	20
2. 多発性内分泌腺腫瘍症2B型（MEN2B）	
甲状腺髄様癌	100
副腎褐色細胞腫	60
粘膜神経腫	100
Marfan様体型	60
大腸憩室	30
巨大結腸	70
3. 家族性甲状腺髄様癌	
4. 散発性甲状腺髄様癌	

2B型および家族性甲状腺髄様癌（familialmedullary thyroid carcinoma；FMTC）がある．それぞれの病型と構成疾患を表V-14に示す．

第三の特徴は，RET癌遺伝子（RET proto-oncogene）の異常と疾患の関係が確認され[1]，遺伝子診断が導入されてきたことである．

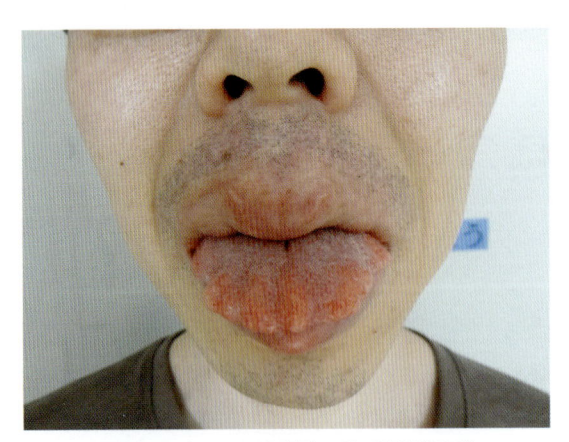

図V-30 MEN2B型症例の舌口腔粘膜症状

表V-15 MEN2で用いられる遺伝子検査

病名	検出される変異部位	変異検出率
MEN2A	exon 10, 11, 13, 14, 15	95%
FMTC		88%
MEN2B	exon 15, 16,	95%

治療はいずれも手術が第一選択であるが，それぞれに違いがあるため術前に病型を明らかにしておかなければならない．

Ⅲ 診断・画像上の特徴

1. 頸部軟線X線撮影・超音波検査

髄様癌は比較的境界が明瞭な充実性の腫瘍であることが多いので，触診ではしばしば良性の甲状腺腫瘍と誤診されやすい．軟線X線撮影では，やや粗大で点状の石灰化陰影が認められることが多い．超音波検査では，比較的境界が明瞭な充実性の低エコー性の病変として描出されることが多いが，特異的な所見はなく，超音波像から診断することは困難である．

2. 採血検査（カルシトニン・CEA検査）

血中カルシトニン・CEAは極めて鋭敏かつ特異性に富んだ腫瘍マーカーである．血清カルシトニン値高値が判明すれば確定診断がつく．さらにカルシウム負荷試験などを行えば確実である．免疫組織学的にもカルシトニンはすべての症例で同定されている．ただ，CEAについては，髄様癌患者の90％以上で血中CEA値が陽性化するが，その他の多くの悪性腫瘍でも陽性化するなど，診断特異度の問題がある．

3. 穿刺吸引細胞診

髄様癌では，細胞質は広く多形性で，核は大小不同でクロマチンが増量し，粗顆粒状でごつごつした様相で不均一に分布している．核小体の肥大化もみられ，免疫組織学的に癌細胞でカルシトニンを同定すれば確実となる．

4. ¹²³I-MIBGシンチグラフィ

髄様癌では¹²³I-MIBGシンチグラフィで取り込みを認めることがある．また，髄様癌の転移部位の検索や多発性内分泌腺腫症の検索などに用いられる．

5. 遺伝子検査（RET遺伝子）

甲状腺髄様癌の診断が確定すれば，散発型と遺伝型との鑑別が必要である．詳細な家族歴の調査が基本となるが，褐色細胞腫，副甲状腺機能亢進症および身体所見（舌・口腔粘膜）などのチェックも必要である（図V-30）．ただしMENにおける褐色細胞腫や副甲状腺機能亢進症の発症は遅れることが多いため，家族歴の不明な髄様癌症例では慎重に診断しなければならない．

大部分の遺伝性髄様癌患者では，生殖細胞系列ごとに定まったRETプロトオンコジーンの変異があることが判明している[2]．MEN2A型とFMTCは，RET遺伝子のexon10, 11, 13, 14, 15に，MEN2B型はexon15, 16の変異が同定されている（表V-15）．

Ⅳ 治療

ほかの甲状腺分化癌の治療と同様に散発性，遺伝性に限らず手術が第一選択である．遺伝性髄様癌の場合は，腫瘍が一側性であったとしても甲状腺全摘術が必須となる．一方散発性髄様癌では，甲状腺の広がりに応じて，片葉切除から全摘術までの範囲を選択している．リンパ節の郭清範囲については，気管両側周囲・患側側頸部の保存的頸部郭清術が基本である．

V　インフォームドコンセントについて

　散発性髄様癌の場合には，手術による単独治療で良好な予後が期待できるので，インフォームドコンセントの現場で大きな苦労はない．

　慎重に対処しなければならないのは，RET遺伝子診断で遺伝子異常が判明した場合である．海外の専門医間ではカルシトニン試験の結果を待たずに甲状腺全摘術を施行するべきだという意見が主流である[3]．できれば6歳未満での手術が有用であるといわれている．一方，日本ではたとえ保因者とわかってもカルシトニン試験の結果を確かめてから甲状腺全摘術を行っても遅くないという意見が少なくない．

　遺伝子診断による発症前診断が可能になった現在，その対応は容易ではないが，倫理面でも十分に配慮した医療体制の確立が必要となってきた．

本症に対する適切な診療が導かれるために，我が国における遺伝子検査や予防的甲状腺全摘術を含む診断・治療のプロセスがますます確立されることが必要である[4]．

（大桑恵子）

文　献

1) Mathew CG, et al：A linkage genetic marker for multiple endocrine neoplasia type 2A on chromosome 10. Nature, **328**：527-528, 1987
2) Mulligan LM, et al：Germ-line mutations of the RET proto-oncogene in multiple endocrine neoplasia type 2A. Nature, **363**：458-460, 1993
3) Wells SA, et al：Predictive DNA testing and prophylactic thyroidectomy in patients at risk for multiple endocrine neoplasia type 2A. Ann Surgery, **220**：237, 1978
4) 小原孝男：甲状腺髄様癌の診断と治療．日本内科学会誌，**86**：1202, 1997

V 甲状腺腫瘍を診る・治す

7 その他の甲状腺癌について
3) 低分化癌

日常臨床でのポイント

① 低分化癌は乳頭癌，濾胞癌，未分化癌と並んで独立した組織型として WHO 分類では新たに設けられ，我が国の甲状腺癌取扱い規約でもそれに準拠した形になっている．
② 低分化癌は予後良好な甲状腺乳頭癌および濾胞癌と，予後不良な未分化癌との中間的な形態像および予後を示す．

I 概念

　低分化癌とは高分化型乳頭癌ないし高分化型濾胞癌と未分化癌との中間的な形態像および生物学的態度を占める濾胞上皮由来の悪性腫瘍をいう．低分化癌は 1980 年代に坂本ら[1]や Carcangiu ら[2]によって提唱された概念で，2004 年の WHO 分類では低分化癌が濾胞癌や乳頭癌から独立した腫瘍組織型として挙げられ，それに伴い 2005 年我が国の甲状腺癌取扱い規約でもそれに準拠した形になっている．低分化癌を構成する所見には索状（trabecular），充実性（solid），島状（insular）の 3 つの増殖形式があり，これらは低分化成分といわれる．坂本らが取り上げた硬性（scirrhous）は付随的な所見と理解される．WHO 分類では低分化成分が腫瘍の大部分（majority）を占めるものとされているが，甲状腺癌取扱い規約では低分化成分が一部でもあれば低分化癌に分類され，大きな隔たりがある．低分化癌の診断基準の世界的な統一を目的として 2007 年にトリノ会議が行われ，上記所見以外に乳頭癌の核所見を認めないこと，脳回状の核型，または核分裂像，核壊死像を認めることが低分化癌の診断基準として追加され[3]，この基準では乳頭癌の充実亜型（solid variant of papillary carcinoma）と充実性増殖を示す濾胞癌が除外される．

1. 診断

　診断方法は甲状腺腫瘍と同様に，触診，頸部超音波検査，CT などを行う．低分化癌を術前に診断するには穿刺吸引細胞診が有効とされるが，多くの症例では術前に甲状腺乳頭癌もしくは濾胞癌と診断され，術後の病理組織学的検査にて低分化癌と診断される．

2. 治療

　基本的には術前に甲状腺乳頭癌もしくは濾胞癌と診断された場合，それらの手術に準ずる．術前に低分化癌と診断された場合は甲状腺全摘術を勧める．術後病理組織検査で低分化癌と診断された場合，補完全摘を行い，^{131}I 内用療法を行うことが望まれる．局所制御目的で放射線外照射を行う場合もある．化学療法についての報告は少なく，現在までに有効な薬剤はない．術後補助療法が予後を改善するかどうかについては明らかではない．

3. 予後

　低分化癌（乳頭癌型）の術後 10 年再発率は取扱い規約で 23％，WHO 分類で 47％，トリノ会議で 75％であり，疾患関連死亡率はそれぞれ 6％，20％，40％であり，低分化癌（濾胞癌型）についてはそれぞれ 57％，29％であり，高分化癌に比して有意に予後不良であったと報告されている[5]．

表V-16 低分化癌と臨床病理学的因子との関係

		低分化癌	
		取扱い規約(n=80)	WHO分類(n=45)
性別	男性/女性	31/49	16/29
年齢(歳)	>55/≦55	44/36	26/19
腫瘍径	>4 cm/≦4 cm	51/29	32/13
手術根治性	なし/あり	5/75	4/41
pEx	pEx2/pEx0 or 1	63/17	32/13
N分類	N1/N0	60/20	16/29
M分類	M1/M0	24/56	18/27
組織型	濾胞癌/乳頭癌	27/53	32/13
術式	葉切・亜全摘/全摘	11/69	5/40
^{131}I内用療法	あり/なし	52/28	29/16
外照射	あり/なし	7/73	7/38
化学療法	あり/なし	3/77	2/43

pEx:甲状腺腫瘍の組織学的腺外浸潤, N:リンパ節転移, M:遠隔転移

表V-17 予後因子の単変量および多変量解析

	単変量解析	多変量解析	ハザード比
pEx2	0.0009	0.0248	5.03
手術根治性	0.0066	0.1613	1.96
組織型(乳頭癌型)	0.0367	0.2390	1.39

4. 自験例の検討

2005年〜2011年までに当院で初回甲状腺手術を施行した甲状腺癌5,701例の中で,甲状腺癌取扱い規約による低分化癌は80例(1.4%),WHO分類では45例(0.8%)であった.男性31例,女性49例,平均年齢は55.7歳.組織型は乳頭癌型27例(34%),濾胞癌型53例(66%)であり,臨床病理学的特徴を表V-16に示す.当院における低分化癌の標準治療方針は甲状腺全摘術およびアブレーションを行い,血中サイログロブリン値をモニターし,上昇時には^{131}I内用療法を施行することとしている.補完全摘24例を含む69例(86%)に全摘術を行い,そのうち51例(74%)にアブレーションを施行した.遠隔転移巣への放射線ヨウ素の取り込みがみられたのは15例中11例(73%)であった.平均観察期間25か月で,原病死2例(2.5%),死因は全身転移による多臓器不全であった.遠隔転移は24例(初診時17例,術後7例)に認め,根治術を施行した75例のうち11例(15%)に局所再発を認めた.

予後因子については単変量解析ではpEx2,頸部非根治性,乳頭癌型であり,多変量解析ではpEx2のみであった(表V-17).再発に関わる因子については単変量解析ではpEx2,頸部非根治性であったが,多変量解析では有意差はなかった.低分化癌では腺外浸潤が予後不良因子であり,根治術を目指すことが予後の改善につながると考えられた.^{131}I内用療法が予後を改善することは示されなかったものの,低分化癌でも遠隔転移巣に集積を認め,^{131}I内用療法が奏功した症例もあり,アブレーションを含む^{131}I内用療法を積極的に施行していくべきと考えられた.自験例では観察期間が短く,今後長期的な追跡調査が必要である.

II おわりに

低分化癌の定義と臨床的診断意義については議論の余地が多い.分化癌に比べると再発率や死亡率が高く,未分化癌へ移行する症例もあるため注意深い観察が必要である.

(赤石純子)

文献

1) Sakamoto A, et al: Poorly differentiated carcinoma of the thyroid. A clinicopathologic entity for a high-risk group of papillary and follicular carcinomas. Cancer, 52(10): 1849-1855, 1983
2) Carcangiu ML, et al: Poorly differentiated ("insular") thyroid carcinoma. Am J Surg Pathol, 8(9): 655-668, 1984
3) Volante M, et al: Poorly differentiated thyroid carcinoma: the Turin proposal for the use of uniform diagnostic criteria and an algorithmic diagnostic approach. Am J Surg Pathol, 31(8): 1256-1264, 2007
4) Ito Y, et al: Prevalence and prognostic significance of poor differentiation and tall cell variant in papillary carcinoma in Japan. World J Surg, 32(7): 1535-1543, 2008
5) Ito Y, et al: Prognosis and prognostic factors of follicular carcinoma in Japan: importance of postoperative pathological examination. World J Surg, 31(7): 1417-1424, 2007

V 甲状腺腫瘍を診る・治す

7 その他の甲状腺癌について
4）未分化癌

日常臨床でのポイント

① 甲状腺悪性腫瘍の1～2％．多くは高齢者に発生し，分化癌の合併ないし既往を認める．
② 前頸部に急速に増大する腫瘤を訴えて来院されたら，未分化癌を疑う．前頸部腫瘤以外に疼痛，発熱，嗄声，嚥下障害，呼吸困難などを訴えて受診することもある．
③ 甲状腺癌の中でも悪性度が高く，極めて予後不良な疾患である．手術・放射線・化学療法を組み合わせた集学的治療が試みられているが，過去の報告でも生存期間の中央値は2～10か月である．どの治療法を選択するか，ないしは緩和ケアを主眼におくか，治療方針を速やかに決める必要がある．

I 未分化癌の概要

未分化癌は極めて進行が速く，ほぼ100％が不幸な転帰をとる疾患である．高度の構造異型，細胞異型を示す濾胞上皮由来の悪性腫瘍である．未分化癌の一部に乳頭癌，濾胞癌ないし低分化癌が認められる例が多いが，これは未分化癌がこれらを先行病変として発生して未分化転化したと称される．未分化癌に分化癌が混在ないし併存している場合は未分化癌として分類される．未分化転化の発症メカニズムについては分子生物学的にはp53，beta-catenin，RAS，BRAF，MIB-1などの遺伝子変異の関与が報告されているが，解明には至っていない．

II 診断

急速に前頸部腫瘤が増大し，しばしば壊死や出血，炎症反応を伴う．初診時に著明な局所浸潤や遠隔転移を示すことが多い．未分化癌が疑われたら迅速な診断，病巣の拡がりの把握が必要である．

1. 超音波検査

辺縁不整，内部エコー不均一な低エコー像を呈

表V-18 甲状腺未分化癌のStage分類（UICC, 6th edition）

Stage	T	N	M
IVA	T4a	any N	M0
IVB	T4b	any N	M0
IVC	any T	any N	M1

All anaplastic thyroid carcinoma are considered T4
T4a：tumor(any size)limited to the thyroid
T4b：tumor(any size)extends beyond the thyroid capslue

する．しばしば卵殻状石灰化を認める．多くは初診時に前頸筋，胸鎖乳突筋，気管，食道，反回神経，内頸静脈，総頸動脈などの周囲臓器への浸潤を伴う．頸部リンパ節転移によるリンパ節腫大を伴うことが多い．

2. CT，MRI検査

局所浸潤や遠隔転移の有無など病巣の拡がりを把握するうえで欠かせない検査である．

3. 核医学検査（ガリウムシンチグラフィ，PET-FDG検査）

病巣の進展度の検索や遠隔転移の有無には有用である．

4. 超音波ガイド下穿刺吸引細胞診

超音波ガイド下に腫瘍の壊死部分を避けて充実部を狙う．ただし細胞診だけでは悪性リンパ腫や

表V-19 甲状腺未分化癌の治療成績

報告年	報告	症例数	手術(%)	放射線(%)	化学療法(%)	生存期間中央値(月)	生存率(%)6か月	生存率(%)1年
2001	Sugitani I[1]	44	45	NR	NR	NR	33.0	16.0
2005	Kebebew E[2]	516	64	63	NR	3.0	31.6	19.3
2010	自験例[3]	100	70	78	28	3.9	40.4	21.3

NR：記載なし

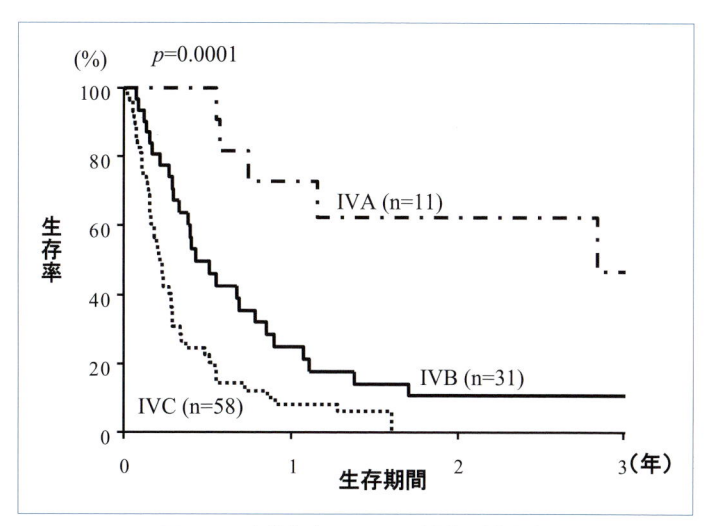

図V-31 未分化癌のステージ分類別生存率

低分化癌との鑑別が難しいこともあり，確定診断を得るために組織生検を行う場合もある．

III ステージ分類と予後

UICCのTNMステージ分類を示す（表V-18）．甲状腺未分化癌の診断が得られた時点で病期はStage IVとなる．表V-19に最近の報告[1),2)]と自験例[3)]の治療成績をまとめた．未分化癌は一部の例外を除いて長期の生存は望めず，1年以内に死亡する．1993年～2009年に筆者らの施設で経験した初発の未分化癌100症例の1年生存率はStage IVA，72.7%，Stage IVB，24.8%，Stage IVC，8.2%であり（図V-31），ステージ分類が予後判定に有用である．また年齢，腫瘍径，急性増悪所見，末梢白血球数などが臨床的に有用な予後因子と報告されており[1)]，自験例における多変量解析では診断時の年齢（70歳以上），末梢白血球数，腺外浸潤，遠隔転移が予後因子であった[3)]．

IV 治療

現在までに有効な治療法は確立されていないが，手術・放射線・化学療法を組み合わせた集学的治療が試みられている．根治的治療を望むことが難しい疾患のため，病状の進行具合によっては早期に緩和ケアの導入を考慮すべきである．

1. 手術

未分化癌に対する手術療法の果たす役割は大きいものの，時期や方法には議論が多い．図V-32に示すように自験例では手術施行例が手術非施行例に比べ，有意に予後が良好であり，根治的に切除することが予後の改善につながると考えられる[3),4)]．限局性のStage IVA症例では積極的に手術療法を考慮すべきである．隣接臓器に浸潤しているStage IVBやIVC症例では拡大手術や減量手術が予後を改善するという根拠はなく，むしろ術後のQOLを低下させることも多い．術後のQOL

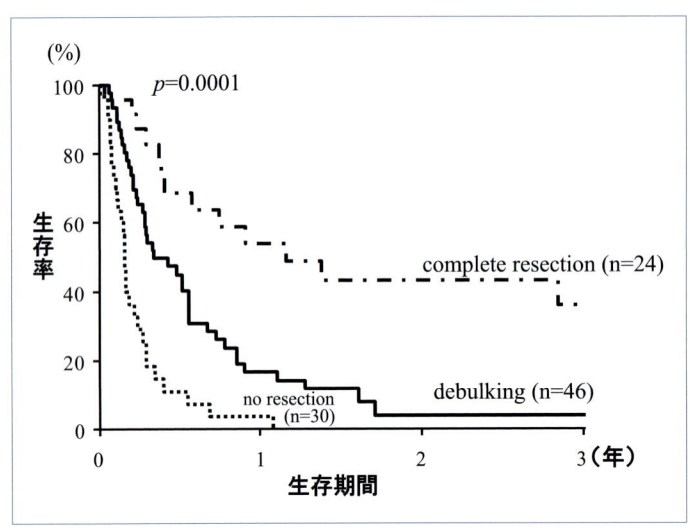

図V-32 未分化癌の手術別生存率

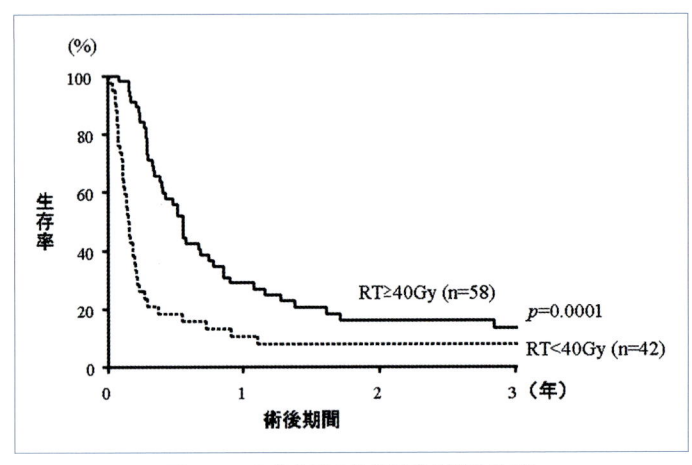

図V-33 未分化癌の放射線治療別生存率

を考慮したうえで手術の方針を立てることが勧められる．

2. 放射線療法

根治手術がなしえた未分化癌に術後補助療法として放射線外照射療法を加えることで長期生存が得られる可能性がある．術後放射線療法の有効性を示す報告が多く[1〜4]，自験例においても 40 Gy 以上照射例では，40 Gy 未満照射例に比べて有意に予後良好であった（図V-33）．

3. 化学療法

未分化癌に有効性を示す薬剤の報告は少ない．従来塩酸ドキソルビシン（DXR），シスプラチン（CDDP）などが単独あるいは併用で使用されていたが，その後 EAP（エトポシド（VP-16），DXR，CDDP），EP（EAP から DXR を除外），カルボプラチン（CBDCA）＋パクリタキセル（PTX）などの薬剤が使用され，近年では術前後の補助化学療法として PTX の有効性を示す報告がされている[5]．高齢者の多い未分化癌でも比較的副作用が少なく外来で行えるため，当院でも術前化学療法として weekly PTX を導入し，奏功例を認めている．

V おわりに

　甲状腺未分化癌は短期間で急速な死の転帰をたどるため，十分な前向き研究を行うことが困難であり，推奨できる標準治療はない．最終的判断は各症例の社会的背景，合併症など個別に検討したうえで主治医が下すべきものである．我が国でも全国規模での未分化癌に対する前向き臨床研究が始まり，今後新たな治療開発に期待したい．

（赤石純子）

文献

1) Sugitani I, et al：Prognostic factors and therapeutic strategy for anaplastic carcinoma of the thyroid. World J Surg, 25：617-622, 2001
2) Kebebew E, et al：Anaplastic thyroid carcinoma. Treatment outcome and prognostic factors. Cancer, 103：1330-1335, 2005
3) Akaishi J, et al：Prognostic factors and treatment outcomes of 100 cases of anaplastic thyroid carcinoma. Thyroid, 21(11)：1183-1189, 2010
4) Sugino K, et al：The important role of operations in the management of anaplastic thyroid carcinoma. Surgery, 131：245-248, 2002
5) Higashiyama T, et al：Induction chemotherapy with weekly paclitaxel administration for anaplastic thyroid carcinoma. Thyroid, 20：7-14, 2010

Column 16

甲状腺癌の^{131}Iによる外来アブレーション

　『アブレーション』とは，甲状腺癌の全摘術後にわずかに残存する甲状腺組織を放射性ヨウ素（^{131}I ヨウ化ナトリウムカプセル）で破壊する治療法です．

　甲状腺組織や甲状腺由来の癌細胞はヨウ素を取り込む性質があるため，頸部リンパ節への転移が顕著な症例や，気管や食道など周囲の臓器に浸潤しているような場合はアブレーションを行うことが望ましいとされています．また，残存甲状腺を破壊することで再発防止や血清サイログロブリン値を再発の指標として利用できるメリットもあります．

　伊藤病院では 1956 年よりバセドウ病や甲状腺癌の遠隔転移に対し^{131}I内用療法を行っていますが，外来での投与量は 500 MBq までと制限され，それ以上の投与が必要な場合には放射線治療病室への収容が義務付けられています．当院の治療病室は 7 床（癌治療 2 床，バセドウ病 5 床）ありますが，全国でも 160 床程度しか稼動していないことから治療待機時間が長いことも問題となっていました．

　2010 年 11 月に厚生労働省医政局指導課長通知により残存甲状腺破壊を目的として^{131}Iを投与する場合にのみ外来での投与量が 1,110 MBq まで使用可能となり，当院も 2011 年 9 月より外来アブレーションを開始しています．

　この治療は，遠隔転移のない，分化型甲状腺癌で，同居の家族の協力，家族に妊婦・子供がいない，治療後 3 日間の休職などの要件を満たした場合に可能となります．また，施設の排水・排気設備の処理能力やしゃへい能力が適合していることや，日本核医学会が主催する適正使用に関する講習会を医師と放射線技師が受講していることなどが必要となります．

　実際にはどの医療機関の放射線施設でも簡単に^{131}Iの予定使用数量を増やせるわけではありませんが，今後さらに外来アブレーションの理解が広まり，より多くの施設で行われることが望まれています．

（伊藤病院 診療技術部放射線検査室 室長　辻　仁）

V 甲状腺腫瘍を診る・治す

8 甲状腺原発悪性リンパ腫

日常臨床でのポイント

① 橋本病を背景に中高年女性に好発する非常に稀な悪性腫瘍である．
② 局所症状・超音波検査所見・穿刺吸引細胞診で疑い生検により診断を確定する．
③ 限局期では適切に治療すれば予後良好な一方で，見逃せば呼吸障害を示すまで増大すること，進行期では依然予後不良であることからその可能性を心にとめる必要がある．

I 概念

甲状腺原発悪性リンパ腫(primary thyroid lymphoma；PTL)は節外性悪性リンパ腫の1〜7％，甲状腺悪性腫瘍の1〜5％と稀である．男女比は1：3〜4で平均年齢は60歳代で中高年女性に好発する．橋本病が背景となる場合が多く90％に橋本病の合併を認め，橋本病での発症危険度は一般人口に比し70〜80倍とされる．発症機序として自己免疫異常に起因するリンパ球浸潤と慢性リンパ球刺激による形質転換により悪性化クローン細胞の増殖が惹起されるとの説がある．しかし，1万人の橋本病患者あたり年間で1〜16人がPTLを発症するにすぎない(図V-34)．膨大な橋本病のごく一部にしか発症しない理由や中高年に好発する以外に橋本病におけるリスク因子は明らかではない．

II 診断

増大傾向を示す頸部腫大を主訴に受診した場合や橋本病の経過観察中に，甲状腺エコーで低エコー腫瘤像が判明した場合，穿刺吸引細胞診で疑い生検によって診断を確定する．

1. 主要症状と身体所見

局所症状が重要でほとんどの症例で頸部腫大を

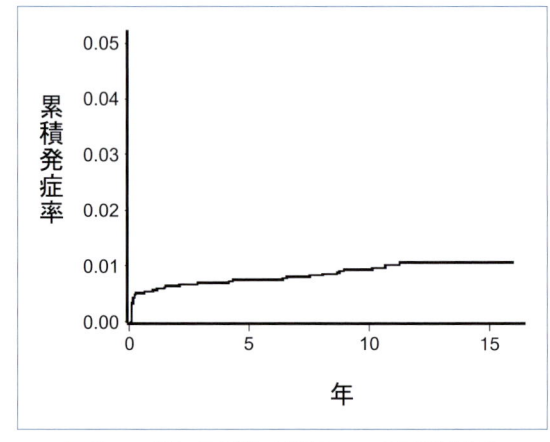

図V-34 橋本病患者におけるPTLの累積発症率

認め30〜70％で増大を伴う．周囲への圧排症状(嗄声・呼吸苦・嚥下困難)を20〜30％で認め，全身性のB症状(発熱・盗汗・体重減少)は5％以下である．

2. 一般検査

血沈亢進やLDH・sIL-2R上昇を認める．

3. 内分泌学的検査

特異的所見はなく橋本病に特有な抗甲状腺抗体を確認する．診断時の甲状腺機能は多くの場合は正常で約10〜40％で機能低下症を伴う．

表V-20 病期分類

IE	甲状腺に限局した病変があるもの
IIE	甲状腺に限局した病変と横隔膜の頭側のリンパ節に病変があるもの
IIIE	甲状腺に限局した病変と横隔膜の両側のリンパ節または脾臓に病変があるもの
IVE	甲状腺に加えてリンパ節以外の臓器に病変があるものと分類される.

4. 画像検査

1) 超音波検査

内部低エコーを呈する腫瘤像を示す. 典型的な片葉の低エコー腫瘤のほか, 両側性病変では橋本病との鑑別は極めて困難であること, 境界不整な場合は甲状腺癌が疑われる場合があること, 画像検査の普及によって無症状で小さな結節状の低エコーを指摘される症例が増加していることに注意する.

2) CT

正確な病期分類, リンパ節病変の評価に必須である.

3) ガリウムシンチグラフィ, FDG-PET

CTに加えガリウムシンチグラフィまたはFDG-PET検査を行い, 病期を分類する.

5. 病理学的検査

1) 穿刺吸引細胞診

著明な核小体, 核形不整をもつ異型リンパ球が特徴的である.

2) 甲状腺生検

疑いも含めると細胞診で90％近く診断できるが, 低悪性度の場合は判定不能例が多くなること, 病理分類により治療方針が異なることから生検が望ましい. フローサイトメトリーや, 橋本病の反応性病変と鑑別が困難な場合, 免疫グロブリン重鎖の再構成を参考にmonoclonalityを評価する.

3) 骨髄穿刺（または生検）

病期分類のために行う.

III 病理, 病期分類

病理分類はB細胞性非ホジキンリンパ腫がほとんどで低悪性（indolent lymphoma）の粘膜関連リンパ組織（mucosa-associated lymphoid tissue；MALT）リンパ腫, 中等悪性（aggressive lympho-

表V-21 RCHOP療法プロトコール

薬剤	投与量	投与日 1 2 3 4 5 6
Rituximab	375 mg/m²	↓
CPA	750 mg/m²	↓
ADR	50 mg/m²	↓
VCR	1.4 mg/m² (max 2.0 mg/Body)	↓
PSL	100 mg/day	↓ ↓ ↓ ↓ ↓

CPA：cyclophosphamide
ADR：doxorubicin
VCR：vincristine
PSL：prednisolone

ma）のびまん性大細胞型B細胞リンパ腫（diffuse large B-cell lymphoma；DLBCL）および両者の混合型に大別される. 頻度はMALTリンパ腫が20～50％, DLBCLおよび混合型が50～80％とされる. その他のリンパ腫は稀であり特殊な例として別個に取り扱う. 病期分類（表V-20）はIE期が30～50％, IIE期が40～60％と限局期がほとんどを占めIIIE・IVE期は5％程度である.

IV 治療

病理および病期分類に基づき治療方針を決定する. 限局期では, 低悪性のMALTリンパ腫ではIE・IIE期とも36Grayの放射線療法単独療法を, 中等悪性のDLBCLおよび混合型では放射線と化学療法の併用療法を行う. CD20(L26)抗原陽性を確認しCHOP療法にキメラ型CD20モノクローナル抗体であるリツキシマブを併用する（RCHOP療法）. 通常3週間ごと3コースのCHOP（RCHOP）療法（表V-21）の後に40Gyを照射する. 高齢者においては化学療法の減量や姑息的治療を考慮するなど症例ごとの治療方針の検討も必要である.

進行期のIIIE・IVE期ではRCHOP療法を6～8コース行うが, 病変が甲状腺原発であるか転移性

病変かの判定が困難な場合もあり全身性病変として血液内科に委ねるほうがよい．

外科治療の主な役割は診断(生検)であるが，局所圧排症状が強い場合，甲状腺癌との鑑別困難な場合，病変が小さく生検範囲の決定が困難な場合，高齢・合併疾患などでその後の化学療法の施行が困難な場合に，甲状腺片葉切除術や全摘出術を考慮する．

V 予後

限局期では5年全生存率は概ね80％以上が期待できる(図V-35)．一方，進行期では5年全生存率は30〜40％程度と依然不良である．病理分類別では5年全生存率はMALTリンパ腫90％，DLBCLおよび混合型では81％，無イベント生存率はMALTリンパ腫89％，DLBCLおよび混合型では73％と，MALTリンパ腫では予後良好である．前述はリツキシマブ導入以前の成績でリツキシマブ導入後の予後改善が期待される．年齢，aggressive lymphoma, 10 cm以上の巨大病変，腫瘍増大・圧排症状，病期ⅡE以上，縦郭リンパ節腫大，international prognostic index，血沈値などが予後因子として報告されている．

VI 経過観察

当院で経験した再発症例の再発までの期間は中央値19か月(範囲3〜117か月)で半数は2年以内の再発であり，また7割は遠隔部位病変を伴っていた．経過観察の際，特に2年間は全身検索も行う．

(渡邊奈津子)

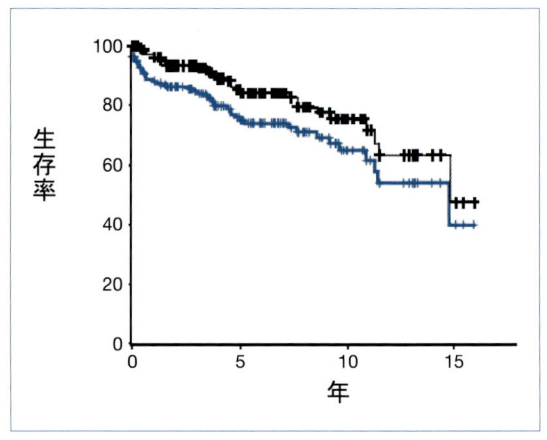

図V-35 限局期PTLの生存率
黒線：全生存率，青線：無病生存率

文献

1) Watanabe N, et al：Clinicopathological features of 171 cases of primary thyroid lymphoma：a long-term study involving 24 553 patients with Hashimoto's disease. British Journal of Haematology, 153：236-243, 2011
2) 渡邊奈津子ほか：RCHOP療法は限局期甲状腺原発びまん性大細胞型B細胞性リンパ腫の予後を改善する．内分泌学会雑誌，87：276, 2011
3) 渡邊奈津子：甲状腺悪性リンパ腫とは？ 外来でどうみる甲状腺疾患 jmed mook 17, 深田修司編，日本医事新報社，東京，2011, 180-181
4) Derringer GA, et al：Malignant lymphoma of the thyroid gland：a clinico-pathologic study of 108 cases. Am J Surg Pathololol, 24：623-639, 2000

実地医家のための
甲状腺疾患診療の手引き
－伊藤病院・大須診療所式－

VI

その他の甲状腺疾患

Ⅵ その他の甲状腺疾患

1 亜急性甲状腺炎

日常臨床でのポイント

① 発熱, 上気道炎症状, さらに頸部痛……圧痛を伴う硬い甲状腺腫を認めたら亜急性甲状腺炎を疑う.
② 亜急性甲状腺炎と診断したら, ステロイド治療の開始の検討をする.
③「一度よくなったのですが, 反対側が痛くて, 熱も出てきました」……クリーピング(creeping)現象

Ⅰ 概念

亜急性甲状腺炎は, どんな人でも発症する可能性がある疾患である. 感冒やウイルス感染に引き続き頸部痛, 発熱, 甲状腺腫大を認める. 触診で甲状腺腫大部に一致した圧痛を認め, 超音波検査では, 同部位の低エコー所見を認める. このような場合に,「亜急性甲状腺炎」を疑うことが重要である. 片側の痛みから始まり, 反対側まで痛みが広がるクリーピング現象を生じることがある.

感冒症状と重なるため, 抗生剤の内服などを行っても, 前頸部の痛みが改善せずに, 38～39℃台の発熱が持続する. 最近はインターネットで症状を調べて, 甲状腺疾患を疑って病院を受診する場合もある.

Ⅱ 診断

表Ⅵ-1 に日本甲状腺学会の甲状腺疾患診断ガイドライン 2010 による亜急性甲状腺炎の診断基準を示す. 甲状腺機能亢進症の程度は様々であるが, 破壊性甲状腺炎を認めるため, 機能亢進症を示すことが多い. 検査データとしては, 炎症反応

表Ⅵ-1 亜急性甲状腺炎(急性期)の診断ガイドライン

```
a) 臨床所見
有痛性甲状腺腫
b) 検査所見
 1. CRP または赤沈高値
 2. 遊離 T4 高値, TSH 低値(0.1μU/ml 以下)
 3. 甲状腺超音波検査で疼痛部に一致した低エコー域
 1) 亜急性甲状腺炎
a)および b)の全てを有するもの
 2) 亜急性甲状腺炎の疑い
a)と b)の 1 および 2
除外規定
橋本病の急性増悪, 囊胞への出血, 急性化膿性甲状腺炎, 未分化癌
【付記】
 1. 上気道感染症状の前駆症状をしばしば伴い, 高熱をみることも稀でない.
 2. 甲状腺の疼痛はしばしば反対側にも移動する.
 3. 抗甲状腺自己抗体は高感度法で測定すると未治療時から陽性になることもある.
 4. 細胞診で多核巨細胞を認めるが, 腫瘍細胞や橋本病に特異的な所見を認めない.
 5. 急性期は放射性ヨード(またはテクネシウム)甲状腺摂取率の低下を認める.
```
甲状腺疾患診断ガイドライン 2010　日本甲状腺学会より抜粋

表Ⅵ-2 対象

性	男女比	1：6.3
年齢	中央値（range）	47歳（23～82歳）
観察期間	中央値（range）	6か月（0～59か月）
来院までの期間	中央値（range）	19日（0～87日）
ステロイド使用有・無		有 495例（80.8％），無 118例（19.2％）
甲状腺乳頭癌合併		7例（1.1％）
SAT既往有		19例（3.1％）
初診時検査 FT3	中央値（range）	7.1 pg/m/（0.9～32.5 pg/m/）
FT4	中央値（range）	2.71 ng/d/（0.22～7.77 ng/d/）
CRP	中央値（range）	2.53 mg/d/（0.10～16.42 mg/d/）
ESR	中央値（range）	73 mm/min（3～137 mm/min）
TgAb	中央値（range）	19.3 IU/m/（10～4000 IU/m/＊）
TPOAb	中央値（range）	8.0 IU/m/（5～600 IU/m/＊＊）

＊エクルーシス試薬 Anti-Tg　測定範囲 10～4000
＊＊エクルーシス試薬 Anti-TPO　測定範囲 5～600
医学と薬学 55：775～782, 2006

表Ⅵ-3 亜急性甲状腺炎初発症状（％）

甲状腺腫	75.9
発熱	63.9
倦怠感	51.8
動悸	39.8
発汗過多	34.9
息切れ	24.1
体重減少	22.9
口渇	22.9
頸部痛	21.7

陽性（CRP陽性，赤沈亢進）を認め，白血球数は軽度上昇する．TRAbは稀に陽性を示すことがあるが，多くの症例では陰性であり[1]，陽性の症例についても，経過観察にて陰性化することが多い．

2006年6月～2009年12月までに当院で亜急性甲状腺炎と診断された838例のうち，発症後3か月以内に受診され，初診時に無治療またはNSAIDsのみ内服の614例での臨床的特徴，抗甲状腺抗体価の推移について検討した．対象は表Ⅵ-2に示す．男女比は1対6.3，年齢は中央値47歳（範囲23～82歳）．来院までの期間の中央値は19日であり，甲状腺機能の中央値も FT3 7.1 pg/m/, FT4 2.71 ng/d/ と機能亢進症を示すが，受診までの範囲が0～87日と様々であるため，甲状腺機能についても，FT3 0.9～32.5 pg/m/, FT4 0.22～7.77 ng/d/ と甲状腺機能の程度には差があることが示された．抗甲状腺抗体については，抗Tg抗体陽性例が143例（23.5％），陰性例が465例（76.9％），抗TPO抗体陽性例が26例（4.3％），陰性例が582例（95.7％）であった．その後，抗体価を経過観察した症例のうちの半数は陰性化した．抗Tg抗体と抗TPO抗体共に陽性であったのは，17例（2.8％）であった．抗体価の両者陽性例では，両者陰性例と比較して，その後の経過で甲状腺機能低下症を示しやすく，抗体陽性が持続する例では，その後も経過観察が必要と考えられる．

2009年9月～2010年1月までに当院を受診し，亜急性甲状腺炎と診断された83名に対して，初発時の自覚症状について，質問表を用いてアンケートを行った．男女比は，1対7，年齢48.5±10.1歳．甲状腺機能は，FT3 7.1 pg/d/（範囲0.7～23.9 pg/d/），FT4 2.8 ng/d/（範囲0.46～7.77 ng/d/），TSH 0.8 μIU/m/（範囲0.3～1.4 μIU/m/）．既報[2]と変わらず初発症状としては，甲状腺腫，発熱，頸部痛を多く認め，甲状腺中毒症状である倦怠感，動悸，発汗過多，息切れ，体重減少なども認めた（表Ⅵ-3）．症例数は多くなかったが，耳後方や肩の痛みなどを訴える症例もあった．バセドウ病では，年齢層によっては体重増加を示すこともあるが，亜急性甲状腺炎では，症状が急激に起こるため，体重増加を訴える症例はなかった．

Ⅲ 治療

亜急性甲状腺炎と診断された場合は，ステロイド治療の禁忌がなければ，速やかにステロイドの内服を開始する．通常はプレドニゾロン15～20 mgの内服から開始し，1～2週間で5 mgずつプレドニゾロンを減量し，10 mg以降は4週間ごとに5 mg減量して中止する．減量が早いと再燃することがある．再燃した場合には，再度増量して炎症が治まってから再度減量する．また，内服治療とともに運動は避けて，できる限り安静を保つように指導する．

診断時の超音波検査所見では，著明な低エコーを示し境界不明瞭で，まだら状を示すことが多い．炎症が落ち着くと，甲状腺の腫大は改善し，甲状腺の硬さも改善する．炎症の改善後に超音波検査を施行すると，正常な甲状腺の所見に回復するが，結節を合併している場合もある．表VI-2に示すように1.1%に甲状腺乳頭癌の合併を認めた．症状の軽快後に，超音波検査を行うことは必要である．

亜急性甲状腺炎後は，甲状腺機能異常を示さず，正常に回復することがほとんどである．再発は，3.1%（表VI-2）で認めるが，頻度は非常に低い[3]．

IV 鑑別疾患

甲状腺がびまん性に硬く腫大し，圧痛を認める場合の鑑別疾患としては，橋本病の急性増悪，急性化膿性甲状腺炎（別稿VI-2 化膿性甲状腺炎184頁～参照），甲状腺未分化癌（別稿V-7 その他の甲状腺癌について163頁～参照）などがある．橋本病急性増悪では，抗Tg抗体・抗TPO抗体が強陽性を示し，ステロイド治療を行うが，減量が困難になる難治例が多く，手術や^{131}I内用療法が行われることもある．橋本病に亜急性甲状腺炎を合併した場合との鑑別は困難であるが，抗Tg抗体・抗TPO抗体強陽性例では，ステロイド減量をより慎重に行い，抗体価が陰性化していくかの経過観察が必要になると考える．

(鈴木美穂)

文 献

1) Jeaduk Yoshimura Noh, et al：Evaluation of a new rapid and fully automated electirichemiluminescence immunoassay for thyrotropin receptor autoantibodies. Thyroid, 18(11)：1157-1164, 2008
2) 飯高 誠ほか：亜急性甲状腺炎. 日本臨床, 59(増刊号8)，76-80，2001
3) Iitaka M, et al：Incidence of subacute thyroiditis recurrences after a prolonged latency：24-yew survey. J Clin Endocrinol Metab, 81(2)：466-469, 1996

VI その他の甲状腺疾患

2 化膿性甲状腺炎

日常臨床でのポイント

① 化膿性甲状腺炎の原因疾患のほとんどは，先天性の下咽頭梨状窩瘻で，左側に多い．
② 破壊性甲状腺炎を呈するケースもあり，亜急性甲状腺炎と誤診し，ステロイド剤の投与を行わないように注意する．
③ 膿瘍形成に対する長期的抗生剤投与，再燃例に対する反復的抗生剤投与は臨床経過を複雑にする場合もあり，切開排膿後の待機的根治術を標準治療と考える．

I 病因

　化膿性甲状腺炎は甲状腺の細菌感染であり，頸部膿瘍と破壊性甲状腺炎の複合的病相を呈す．もともと甲状腺は感染に対して非常に抵抗力のある臓器である．その理由として，① 豊富な血流とリンパ管網，② 貯蔵する豊富なヨウ素の殺菌作用，③ 複数の膜構造によって，ほかの頸部周囲臓器から解剖学的に分離されていること，などが挙げられている．

　HIV 感染患者，AIDS 患者，免疫抑制剤を使用する臓器移植患者などの免疫抑制下の患者では，甲状腺の感染は，より起こりやすく，慢性化，潜在化しやすいとされる．結節に対する穿刺吸引細胞診，魚骨などの咽頭・食道外傷，抜歯や尿路感染による敗血症などでも甲状腺の細菌感染は起こりえるが，頻度は少ない．

　典型的な急性化膿性甲状腺炎の原因としては，下咽頭梨状窩瘻を感染経路，原因疾患とすることがほとんどである[1,2]．瘻孔は分岐，毛細化し，顕微鏡的にも甲状腺上極近くで甲状腺内に停止していることが確認できるが，臨床的には，甲状腺周囲を主座とする膿瘍形成がほとんどであり，peri-thyroidal infection and inflammation が波及した，thyroiditis であると考えたほうが理解しやすい．甲状腺内に限局した膿瘍は，梨状窩瘻以外の原因をむしろ疑う．

表VI-4 化膿性甲状腺炎の臨床所見

性別	男性	32/60（53%）	女性	28/60（47%）
左右	左側	45/60（75%）	右側	15/60（25%）
初回／再燃	初回	45/60（75%）	再燃	15/60（25%）
初発年齢（歳）	中央値	18（range，3～75；n=60）		
頸部痛	あり	54/55（98%）	なし	1/55（1.8%）
発熱	あり	38/51（75%）	なし	13/51（25%）
TSH 抑制	あり	17/47（36%）	なし	30/47（64%）
WBC 上昇（>1万/μl）	あり	31/51（61%）	なし	20/51（39%）
CRP 陽性	あり	39/49（80%）	なし	10/49（20%）
抗生剤前投与	あり	21/57（37%）	なし	36/57（63%）
ステロイド前投与	あり	16/57（28%）	なし	41/57（72%）

（伊藤病院における60例）

II 臨床所見

　伊藤病院の60例の臨床所見を表VI-4 に示す．45例が初発，15例が再発例であった．初回発症年齢の中央値は18歳（range，3～75歳）であった．先天性の瘻孔が原因ではあるが，高齢者での初発例も散見した．性差は認めなかった．過去の報告では，90%以上が左側であると報告されているが，当院のケースでは，左側は75%に留まり，25%の

右側症例を認めた．発症のごく初期では，咽頭痛や，頸部違和感のみであることも多いが，典型例では，頸部痛(自発痛，圧痛)，発熱を認め，頸部腫脹，発赤を生じる(図Ⅵ-1)．血液検査では，白血球，CRP(mg/dl)の上昇を認め，CRP が 10 以上のケースも少なくない．培養検査で同定される起炎菌は Streptococcus を中心とする口腔内常在菌が多いが，嫌気性菌も同定される．破壊性甲状腺炎を起こし，甲状腺機能亢進症，高サイログロブリン血症を呈することもあるが，頻度として多

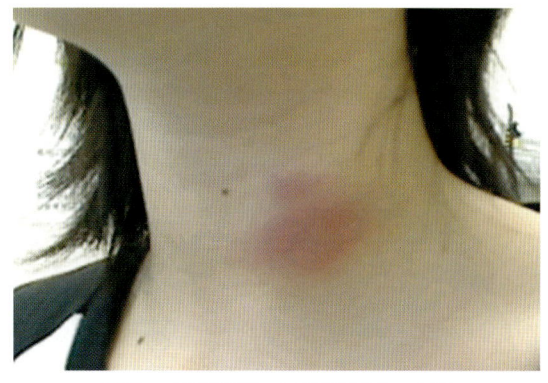

図Ⅵ-1 頸部膿瘍による頸部発赤，腫脹

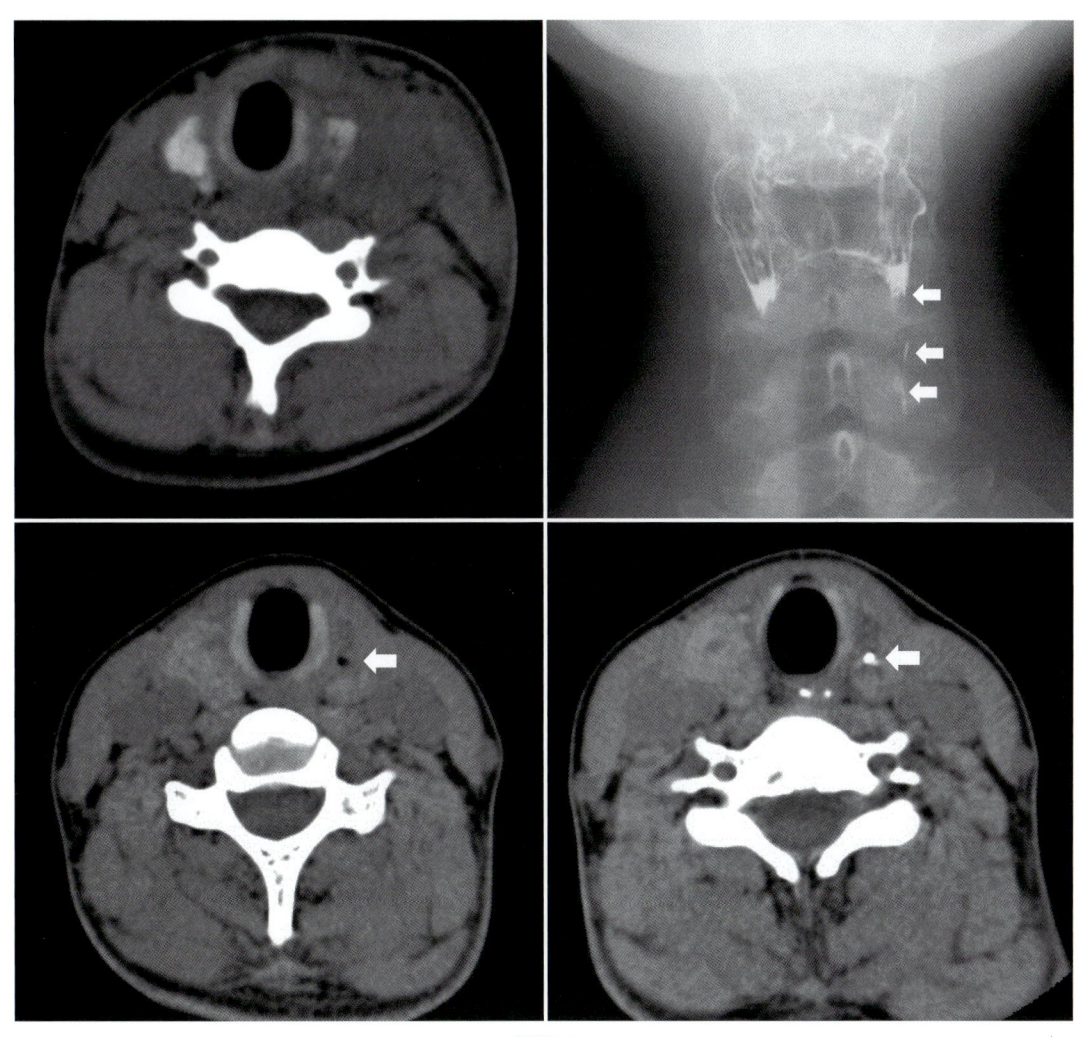

図Ⅵ-2

a：左頸部膿瘍，破壊性甲状腺炎による甲状腺左葉のヨード取り込み低下
b：咽頭造影で左梨状窩より下降する瘻孔を描出
c：咽頭加圧下に撮影された単純 CT で，左梨状窩に air density area 描出（炎症消退後）
d：咽頭造影後の CT で瘻孔に造影剤の遺残あり（炎症消退後）

a | b
c | d

2. 化膿性甲状腺炎

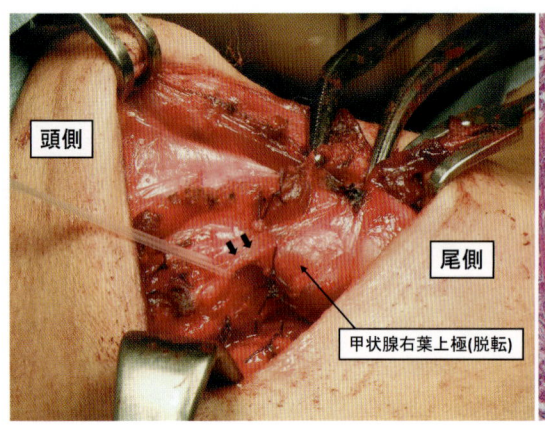

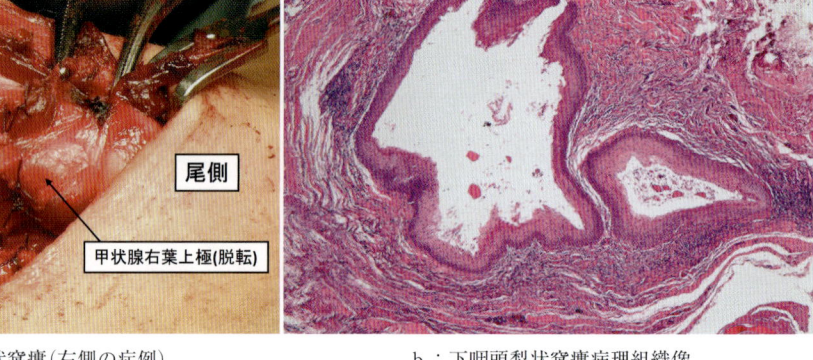

a：下咽頭梨状窩瘻（右側の症例）　　　　　　　　b：下咽頭梨状窩瘻病理組織像

図Ⅵ-3

くはない．ただし，このようなケースでは，亜急性甲状腺炎との鑑別が困難なケースもあり，来院前にステロイド剤の内服が処方されている場合もある．実際，28％の症例で，ステロイド剤の前投与が行われていた．化膿性炎症であるので，ステロイド剤は本来禁忌となる．

Ⅲ 画像所見

未治療の典型例では，頸部膿瘍を，超音波検査，CT検査で確認できる（図Ⅵ-2-a）．炎症の最中には，咽頭造影を施行しても，瘻孔の造影を確認できないことも多く，炎症消退後に，梨状窩より下降する瘻孔を確認する（図Ⅵ-2-b）．咽頭加圧のもとにCTを撮影すると，air densityの瘻孔を同定できることもある．咽頭造影後にCTを撮影すれば，造影剤の梨状窩への貯留を同定できる（図Ⅵ-2-c，d）．ただし，安静時では梨状窩が虚脱しているため，咽頭造影での撮影のタイミングや，CT撮影時の咽頭加圧などには工夫が必要である[3]．

Ⅳ 治療

膿瘍形成に対しては，切開，ドレナージをまず行う．根治術は，輪状軟骨レベルでの横切開で行うことをふまえ，可能であれば根治術の皮膚切開を意識した部位で切開し，ペンローズドレーンを滲出液がなくなるまで留置する．炎症が改善してから3か月をめどに根治術を予定する．軽症例では抗生剤投与での保存的加療も功を奏することもあるが，いたずらに抗生剤治療を長期に継続することは，臨床像を複雑化する可能性がある．

根治術の要点は，瘻孔を高位結紮し，感染経路を遮断することである[4]．輪状軟骨レベル患側での皮膚切開を置く．癒着の程度により，lateral approach, median approachを選択するが，大差はない．甲状腺上極を処理し，甲状腺を脱転し，瘻孔を探索することになる（図Ⅵ-3-a，b）．炎症後の癒着の中で瘻孔を発見することは，しばしば困難を伴うが，甲状軟骨，輪状軟骨の接合部をメルクマールに，反回神経損傷を回避しつつ，下咽頭収縮筋を貫通する瘻孔を検索する．瘻孔の太さは様々で，ときに非常に脆弱であるので，剥離操作には細心の注意を要する．下咽頭収縮筋の切開を加え，結紮が下咽頭収縮筋よりも口側で行われるようにすると，短い瘻孔が遺残したとしても，再発はないと考えられている．瘻孔は，終止する部位の甲状腺の一部をつけて切除しているが，高位結紮が適切に行われてさえいれば，末梢瘻孔の遺残があったとしても理屈上再発はしないと考えられる．瘻孔はときに，甲状腺外でも分岐し，複雑瘻孔を呈しているように見えることもあるが，下咽頭収縮筋を貫通してくる中枢側の遮断が肝要

であることはいうまでもない．比較的稀な疾患であることもあり，甲状腺手術に慣れた外科医にとっても，難易度の高い手術である．

根治術後の瘻孔遺残，再燃例などの難治例では，口腔内アプローチによる，トリクロロアセテートを用いた梨状窩の化学焼灼術も選択肢になりうるが，まだ一般的でない[5]．

(宇留野　隆)

文　献

1) Takai SI, et al：Internal fistula as a route of infection in acute suppurative thyroiditis. Lancet, **1**(8119)：751-752, 1979
2) Miyauchi A, et al：Piriform sinus fistula. A route of infection in acute suppurative thyroiditis. Arch Surg, **116**(1)：66-69, 1981
3) Miyauchi A, et al：Computed tomography scan under a trumpet maneuver to demonstrate piriform sinus fistulae in patients with acute suppurative thyroiditis. Thyroid, **15**(12)：1409-1413, 2005.
4) Nonomura N, et al：Surgical approach to pyriform sinus fistula. Am J Otolaryngol, **14**(2)：111-115, 1993
5) Kim KH et al：Pyriform sinus fistula：management with chemocauterization of the internal opening. Ann Otol Rhinol Laryngol, **109**(5)：452-456, 2000

VI その他の甲状腺疾患

3 TSH不適切分泌症候群（SITSH）

日常臨床でのポイント

① SITSHとはFT$_3$，FT$_4$高値にもかかわらず，TSHが抑制されていない状態．
② 真のSITSHと偽のSITSHを区別する必要がある．
③ RTHに対し抗甲状腺薬治療，甲状腺切除術，^{131}I内用療法はしない．

I SITSHの概念

SITSHは，遊離サイロキシン（FT$_4$），遊離トリヨードサイロニン（FT$_3$）が高値にもかかわらず，TSHが正常～高値を示す状態である．この状態の代表的原因疾患として，甲状腺ホルモン不応症（RTH；resistance to thyroid hormone）やTSH産生腫瘍がある．

II SITSHと判断する上での注意点

SITSH診断のアルゴリズムを図VI-4に示す．SITSHに気づいたら，その真偽を確認する必要がある．偽のSITSH状態は，次に示すような原因により認めることがある．

1. 継続性の問題

急激に甲状腺機能の変化が起こる極初期などにTSH抑制が間に合わず一時的にSITSH状態を示すことがある．その継続性を確認するため適当な間隔をとり繰り返し検査をすることが必要である[1]．

2. 測定系への干渉による問題

抗原（FT$_4$，FT$_3$，TSH）に反応する標識抗体，固相担体／抗体との反応を利用したイムノアッセイで測定するが，この反応への干渉物質によって偽値を示すことがある．測定過程や標識抗体／固相抗体が異なる測定系を用いることや，干渉物質を吸着させ測定することによって真偽を確認する必要がある．

3. 甲状腺ホルモン結合蛋白異常症

血中甲状腺ホルモンの大部分は甲状腺ホルモン結合蛋白（thyroxine binding globulin；TBG）やトランスサイレチン（TTR），アルブミン（Alb）と結合した形で存在する．遺伝子変異した異常TTRやAlbは甲状腺ホルモンと親和性が高くなり，総サイロキシン（TT$_4$），総トリヨードサイロニン（TT$_3$）やFT$_4$，FT$_3$も偽高値を示す．

4. その他の注意

小児期のFT$_3$，TSHは成人より高値を示す傾向がある．

表VI-5 TSH産生腫瘍と甲状腺ホルモン不応症の鑑別点

	TSH産生腫瘍	甲状腺ホルモン不応症
家族性	なし	あり
MRI	腫瘍あり	腫瘍なし
TRβ遺伝子異常	なし	85%にあり
TRH試験	無～低反応	正～過大反応
PRL，GH値	高値になることあり	正常
αサブユニット*	高値	正常

*保険未収載

III SITSHの原因疾患

SITSHの真偽を見極めた後はTSH産生腫瘍と甲状腺ホルモン不応症の鑑別を行う（表VI-5）．MRI検査で下垂体やその周辺に腫瘍影がなけれ

ば，RTH の主原因の甲状腺ホルモン受容体（TRβ）遺伝子検査を行う（図Ⅵ-4）．

1. TSH 産生腫瘍

TSH 過剰産生する機能性腫瘍であり，下垂体腺腫の約 0.5〜1％である[2]．以前は macroadenoma が多かったが，近年 microadenoma（腫瘍径＜1 cm）での発見が多くなっている[3]．診断はまず造影 MRI で下垂体腫瘍の有無を確認することであるが，稀に異所性腫瘍もある．TRH 試験に反応を示す microadenoma 例や，TRH 負荷で大きな腫瘍の下垂体卒中の報告もあるため，TRH 試験より先に画像診断を行うほうが望ましい[2]．症状は，甲状腺腫や頻脈などに加え，腫瘍圧迫による頭痛や視野欠損などを認めることもある．治療は腫瘍摘出が第一選択であり，ソマトスタチンアナログや放射線治療を行うこともある．

2. 甲状腺ホルモン不応症（RTH）

T_3 の作用機構上の異常により甲状腺ホルモンに対する組織の反応性が減弱し，SITSH を示す症候群と定義される．T_3 は TR に結合し標的遺伝子の転写を開始させるが，TR 遺伝子異常があると T_3 との結合や遺伝子への結合などに支障がおき RTH となる．RTH の報告例のうち大多数に TRβ 遺伝子異常が認められ RTH の主原因とされているが[4]，臨床的に RTH を呈しても遺伝子異常がない例もある[1]．他原因として TRα 遺伝子異常が考えられていたが，最近報告された TRα 遺伝子異常症例は SITSH を示していない[5]．RTH は 4 万人に 1 人に発見され，性差はなく，ほとんどが常染色体優性遺伝形式をとり家系内発症が特徴的である[1,2]．臨床所見は多様で，甲状腺腫を 65〜95％に認めるが，頻脈など亢進症状を呈する症例や成長障害など低下症状を呈する症例もあり，同じ遺伝子変異をもつ症例でも症状が異なることがある．TRβ 遺伝子検査で既報告変異が検出できれば診断確定となる．変異を認めない場合は，T_3 抑制試験で T_3 への不応性を証明する．

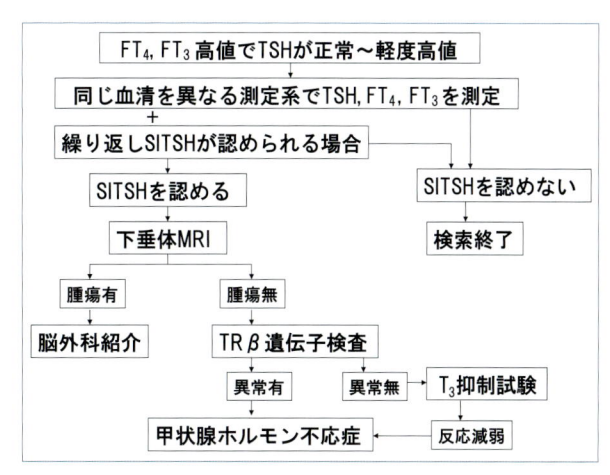

図Ⅵ-4 SITSH 発見から診断までのアルゴリズム

症状がなければ治療は不要であるが，動悸があれば β ブロッカー投与を行い，抗甲状腺薬投与はしない．また甲状腺腫縮小目的に T_3 投与が有効との報告もある[6]．甲状腺切除や ^{131}I 内用療法は下垂体の過形成や甲状腺の再腫脹をきたし，禁忌である．

（大江秀美）

文献

1) Weiss RE, et al：Syndromes of Reduced Sensitivity to Thyroid Hormone. Genetic Diagnosis of Endocrine Disorders, Academic Press, San Diego, 2010, 105-330
2) 田上哲也：TSH 産生腫瘍　診断基準・アルゴリズム，TRH 試験．内分泌機能検査実施マニュアル，診断と治療社，東京，2011, 44-45
3) Socin H, et al：The changing spectrum of TSH-secreting pituitary adenomas：diagnosis and management in 43 patients. European Journal of Endocrinology, 148(4)：433-442, 2003
4) 村田善晴：甲状腺ホルモン不応症．甲状腺疾患診療マニュアル，診断と治療社，東京，2009, 120-122
5) Bochukova E, et al：A Mutation in the Thyroid Hormone Receptor Alpha Gene. NEJM, 366(3)：243-249, 2012
6) Anselmo J, et al：Regression of a Large Goiter in a Patient with Resistance to Thyroid Hormone by Every Other Day Treatment with Triiodothyronine. Thyroid, 14(1)：71-74, 2004

Column ⑰
外科手術機材の歴史と紹介

　甲状腺は前頸部にある小さく血流に富んだ内分泌臓器です．また周囲は反回神経や総頸動脈，内頸静脈，気管，食道などの重要な臓器に囲まれているため，手術に際しては繊細な手技が求められます．一方でバセドウ病や橋本病によって大きく腫大した甲状腺や巨大な腫瘤となった腺腫様甲状腺腫がその対象となることもあり，組織を鋏み，血流を止める鉗子には強い把持力が求められます．この相反する需要を満たすために，伊藤病院では従来から先を細く研磨した特注品の鉗子(図a-②)を使用しています．

　また大きく腫大し血流に富むバセドウ病の甲状腺組織を切離する際には，鉗子で血流を止めた多数の組織をすばやく糸で結紮し，余分な糸を切っていく必要がありました．このため，助手が手に持ったまま糸を結紮し，すぐに余分な糸を切っていけるよう採用しているのが糸きり鋏(図b)です．これは裁縫で使用されている鋏と同様な形をしており，当院の特徴といえます．

　このような中，最近では鉗子で血流を止めて糸で結紮をすることもなく，組織をシールして切離できる新しいデバイス(図c)も登場し，広く使用されるようになりました．当院でもこのようなデバイスを積極的に使用し，確実な止血と手術時間の短縮を図る工夫をしています．

　手術機材はより安全に，より確実に手術が行われるよう日々改良と工夫がされています．常によりよい手術が行えるように手術機材の整備を心がけています．

〈伊藤病院 診療部外科 部長　長濱充二〉

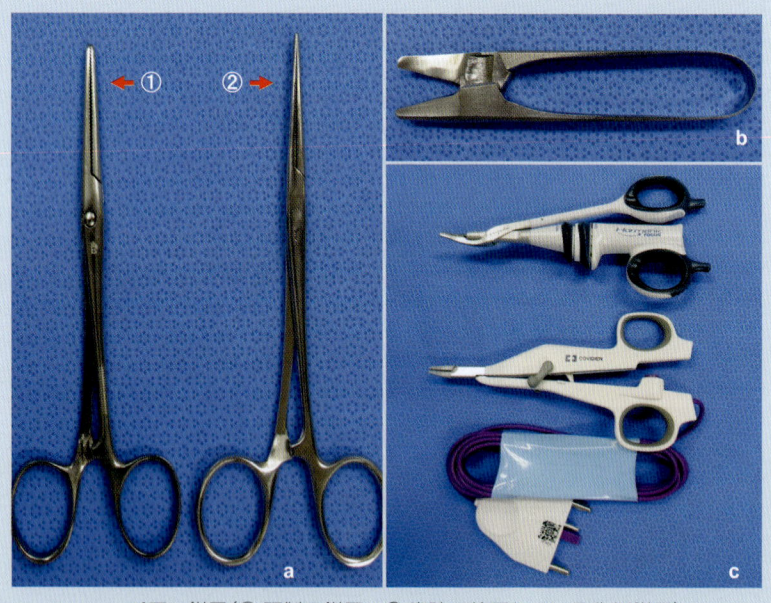

a：ペアン鉗子(① 既製の鉗子，② 当院で使用している先細鉗子)
b：糸きり鋏
c：シーリングデバイス

VII

妊娠合併時に注意すべき3ポイント

VII 妊娠合併時に注意すべき3ポイント

1 バセドウ病と妊娠

日常臨床でのポイント

① 妊娠初期の甲状腺中毒症については，妊娠甲状腺中毒症（GTH）とバセドウ病を鑑別する必要がある．
② バセドウ病妊婦に対する抗甲状腺薬の選択は，近々妊娠する予定があるかどうか，あるいは妊娠中であるならば妊娠週数を考慮して判断する．
③ 妊娠中期以降の母体の甲状腺機能のコントロールは，抗甲状腺薬を内服している場合は正常高値にコントロールする．無機ヨード剤の場合には，正常値にコントロールする．

I 妊婦とバセドウ病

1. 正常妊娠における甲状腺機能

妊娠時にはエストロゲンの作用によりサイロキシン結合蛋白（TBG）が増加するため，妊娠経過中には血中の総サイロキシン（TT_4）は TBG の増加にあわせて増加する．妊娠初期では，胎盤から分泌されるヒト絨毛性ゴナドトロピン（human chorionic gonadotropin；hCG）が甲状腺刺激作用を有するため，軽度の FT_4 上昇と TSH の低下を認める．妊娠後期にかけては非妊娠時よりも遊離トリヨードサイロニン（FT_3），遊離サイロキシン（FT_4）はむしろ低下傾向を示すが生理的なものであり，TSH については変化が少ない．したがって，妊娠時の甲状腺機能評価には TSH，FT_3，FT_4 値を測定する．TSH および遊離型甲状腺ホルモンは妊娠月数に応じて変化するため，その基準値は非妊娠時と異なり，甲状腺疾患の診断や治療のうえで注意を要する．当院で作成した妊婦の週数別の TSH，FT_3，FT_4 値の参考値を**表VII-1**に示す．対象は，甲状腺関連自己抗体がすべて陰性の良性甲状腺結節にてフォローしている妊婦で，TSH，FT_3，FT_4 値は ECLusys（Roche Diagnostics 社）に

表VII-1 妊娠週数区分での FT_3・FT_4・TSH 基準値

		FT_3 (pg/ml)	FT_4 (ng/dl)	TSH (μU/ml)
	健常人基準値	2.2〜4.3	0.8〜1.6	0.2〜4.5
妊娠週数区分	妊娠＜12週	2.01〜4.90	0.77〜1.91	0.01〜3.35
	12≦妊娠＜20週	1.88〜5.34	0.86〜2.44	0.01〜3.83
	20≦妊娠＜28週	1.77〜3.43	0.67〜1.70	0.01〜3.07
	28週≦妊娠	1.47〜3.29	0.44〜1.61	0.01〜3.67

（範囲 2.5〜97.5％）
Roche Diagnostics 社 ECLusys による測定

よる測定で作成したものである．

2. 妊娠甲状腺中毒症（gestational transient hyperthyroidism；GTH）

妊婦においては，基礎代謝率や循環血液量の増加のため頻拍，息切れ，多汗といった甲状腺中毒症状と極めて類似した症状が高頻度に認められるため，甲状腺中毒症の診断は症状からは困難な場合もある．甲状腺中毒症は，全妊娠の 0.2％ に認められるとの報告があるが，バセドウ病と無痛性甲状腺炎，GTH の鑑別が重要となる．hCG は妊娠初期（7〜15週）に増加する．hCG は甲状腺刺激作用を有するため，血中 FT_3，FT_4 は軽度の上昇を認める．GTH においては hCG の濃度が高くなり甲状腺刺激作用が強くなるため，甲状腺中毒症

を呈する．このような症例では重症な妊娠悪阻を合併することが多い．また，多胎妊娠ではGTHの可能性が高くなるといわれている．鑑別診断としては妊娠に合併した無痛性甲状腺炎とバセドウ病が重要であり，バセドウ病の場合はTSH受容体抗体(TSH receptor antibody；TRAb)や甲状腺刺激抗体(thyroid stimulating antibody；TSAb)が陽性となる．無痛性甲状腺炎の場合はこれらが陰性であるが，甲状腺中毒症の程度は軽いことが多い．非妊娠患者においては，両者の鑑別には放射性ヨウ素摂取率(シンチグラフィ)の測定が必要だが，妊娠では禁忌である．臨床的にはTRAb陰性で悪阻が強い患者ではGTHを疑い，hCGを測定する．一般にhCG濃度は妊娠20週までには低下するため，GTHでは甲状腺ホルモンも同時期には正常化することが多い．

3. 妊娠中のバセドウ病の診断

バセドウ病は自己免疫性の疾患であるため，妊娠という免疫学的にも大きな環境の変化により，妊娠初期に新規に発症することも多い．妊娠時のバセドウ病の診断は放射性ヨウ素の摂取率を行うことが禁忌であるため，妊娠前を含めた臨床経過やTRAb値やTSAb値の値を参考に診断する．GTH，無痛性甲状腺を鑑別することは不要な治療を避けるうえでも重要である．

4. バセドウ病の治療

妊娠時のバセドウ病は，甲状腺中毒症による母体の心不全，妊娠中毒症，胎児の流早産，発育遅延のリスクがあり，速やかに甲状腺機能をコントロールすることが重要である．治療には抗甲状腺薬または無機ヨード剤を用いる．抗甲状腺薬の選択については，副作用と催奇形性の観点から考慮が必要である．

1) 薬剤の選択

抗甲状腺薬妊娠中の服用について，先天奇形の頻度は妊娠中に服用しても健常妊婦と差がないとの報告が多かった．また，メチマゾール(MMI)，プロピルチオウラシル(PTU)両群でも差がないとする報告も多かった．しかし一方で，妊娠初期にMMIを内服した患者において，頭皮欠損症，後鼻孔閉鎖症，食道閉鎖症，気管食道瘻，臍帯ヘルニア，臍腸管異常などの特殊な先天奇形の症例がこれまでに報告されてきた．

当院においてバセドウ病の診断で通院され，過去12年の期間に妊娠し妊娠転帰が明らかな女性とその新生児を対象として，抗甲状腺薬と催奇形性の関連について検討を行った[1]．妊娠初期(12週まで)にMMIのみで治療した母体から出生した児は1,231名であり，先天奇形を伴ったのは50名(4.1%)であった．妊娠初期PTUのみで治療した母体から出生した児は1,399名，奇形は26名(1.9%)，無機ヨード剤で治療した母体から出生した児は337名，奇形は3名(0.9%)に認めた．妊娠初期に無加療で経過したバセドウ病の母体(内服治療で寛解期，または手術治療，^{131}I内用療法にて甲状腺機能正常の母体)から出生した児は1,906名であり，先天奇形を伴った児は40名(2.1%)であった．奇形出生の頻度は，MMIで治療した群で高かった．妊娠初期の母体の甲状腺機能亢進症は，奇形の発症と関連は認めなかった．また，内服量も奇形発症と関連は認めなかった．特殊な奇形として，頭皮欠損症，臍帯ヘルニア，臍腸管異常，食道閉鎖症を認め，妊娠初期にいずれの症例もMMIに曝露されていた(妊娠初期の期間中にMMIから他剤に切り替えた症例も含む)．頭皮欠損症，臍帯ヘルニア，臍腸管異常の頻度は一般に報告されている出現頻度に比して，高率であった．こうしたMMI関連奇形の出現頻度はMMI治療群においては1.6%の頻度であった．MMI内服については，隔日1錠の維持量でも関連奇形を認めたため，少量でも内服は可能な限り避けることが望ましいと考える．また，妊娠のいつまでにMMIから他剤(無機ヨード剤やPTU)に変更することでMMI関連奇形を回避できるか検討を行った．頭皮欠損症の児の母親では，妊娠4週でMMIから無機ヨード剤に変更した例，妊娠9週でPTUに変更した例があった．臍帯ヘルニアの児の母親においては，妊娠7週で無

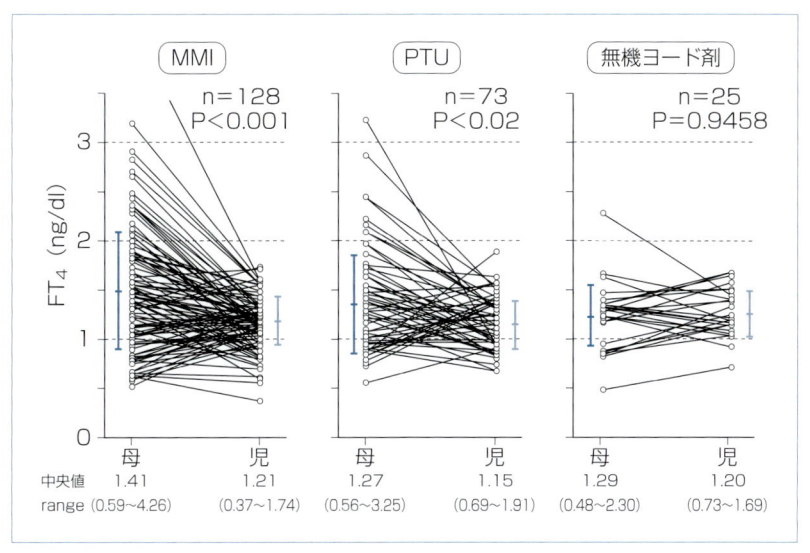

図Ⅶ-1 出産時の治療薬別母児のFT₄値
（吉村 弘，日本臨床 64巻12号 p.2273 より引用改変）

機ヨードに変更した例，妊娠7週でPTUに変更した例を認めた．臍腸管異常では妊娠8週でMMI内服中止した例，妊娠9週でPTUに変更した例を認めた．妊娠に気づくのが最短でも妊娠4週であることを考慮すると，妊娠希望の女性については，あらかじめPTUで加療することが望ましいと考える．PTUが副作用で使用できない場合，MMIで加療し月経が2～3日遅れた時点で無機ヨード剤に変更していただくよう，無機ヨード剤をあらかじめ処方している．PTUには肝障害の副作用の頻度が高いこと，長期使用例にANCA関連血管炎を起こしやすいこと[1]もあわせて考慮すべきであり，甲状腺腫が大きい，あるいはホルモンコントロール不良など寛解困難が予想される場合には，妊娠する前に^{131}I内用療法や手術を施行するのも選択肢である．

薬剤による催奇形性は器官形成期のみ影響を与えるため，妊娠15週を過ぎている場合には先天奇形のリスクの観点からMMIを他剤に変更する必要はない．抗甲状腺薬の選択は，近々妊娠する予定があるかどうか，あるいは妊娠中であるならば妊娠週数を考慮して判断する．

2) 甲状腺ホルモン値の管理

妊娠初期にはhCGの影響でFT₄値はやや高めになりやすい．妊娠の中期から後期にかけては多くの自己免疫性疾患がそうであるように母体の免疫反応は抑制され，バセドウ病の病勢は現弱することが多い．その結果，TRAb値は徐々に低下し，抗甲状腺薬服用中の患者でも妊娠経過中に薬剤を減量または中止することが可能となることが多い．

出産までに抗甲状腺薬を中止できた場合には，新生児のFT₄値は母親のFT₄値を上回るため，留意すべき点は少ない．出産まで抗甲状腺薬を継続している場合に，母体のFT₄値のコントロールに留意する必要がある．MMI，PTUを出産時まで内服していた場合，母体のFT₄と新生児のFT₄値を比較すると児のFT₄値が有意に低値であった（図Ⅶ-1）．また，ホルモンコントロールに無機ヨード剤を使用した場合には，母体のFT₄値と児のFT₄値に差は認めなかった．つまり，MMI，PTU内服中には母体のFT₄値を参考値上限に維持するようコントロールしておかないと，児のFT₄値は低値になる可能性がある．

5. 出産後の甲状腺中毒症

出産後の甲状腺中毒症は，バセドウ病と無痛性甲状腺炎との鑑別が重要である．臨床経過やTRAb値やTSAb値を参考に診断する．無痛性甲状腺炎の場合，TRAb値は陰性である．鑑別が困難な場合は，授乳を数日中止してシンチグラフィを施行することもある．バセドウ病の再燃は出産後2か月以降に多く，妊娠中の免疫抑制が解除されることによるリバウンド現象と推察されている．産後に新たにバセドウ病を発症する場合も多い．

6. 授乳中の甲状腺ホルモン値の管理

産後のバセドウ病の治療については，母乳への移行と児への影響を考慮する必要がある．MMIは内服量の0.1〜0.17%が母乳に移行するが，PTUは内服量の0.025%のみが母乳に移行するといわれている．MMIは母乳に濃縮されるのではなく，血中濃度とパラレルである．MMIを内服後8〜12時間たてば母乳中のMMI濃度はかなり低くなる[2]．授乳時の抗甲状腺薬内服量については，MMIで20 mg/日までであれば，児の甲状腺機能に影響しなかったことが報告されている[3]．PTUについては乳汁中への分泌はわずかである．当院では，MMI 5〜10 mg/日では授乳は制限せず，15〜20 mg/日では服用後10〜12時間あければ授乳可能としている．無機ヨード剤は乳汁中に移行し，乳児の甲状腺機能を抑制する可能性があり，原則使用しない．やむを得ず無機ヨード剤で治療する場合には，乳児の甲状腺機能の測定が必要である．

II 胎児とバセドウ病

母体から胎盤を通過するのは，サイロキシン(T_4)，甲状腺刺激抗体(TRAb，TSAb)，抗甲状腺薬，ヨウ素と考えられている．胎児の甲状腺ホルモンは妊娠12週から分泌開始，甲状腺が完成するのは20週頃である．つまり，妊娠12週までは，胎児の甲状腺機能は母体からのT_4に依存している[4]．妊娠12週までは，母体の甲状腺機能を正常に保つことで，胎児の甲状腺機能は正常に保たれると考えてよい．妊娠20週以降は，胎児の甲状腺からも甲状腺ホルモンは分泌されるようになる．さらに，甲状腺刺激抗体は胎盤を通過するため，胎児の甲状腺を刺激する可能性がある．つまり，胎児の甲状腺機能は，母体からのT_4と，胎児のTSH，母体からの甲状腺刺激抗体の作用で分泌される胎児からのT_4の総和である．前述したように，出産までに抗甲状腺薬を中止できた場合には，新生児のFT_4値は母親のFT_4値を上回るため，留意すべき点は少ない．出産までMMI，PTUを内服していた場合，母体のFT_4と新生児のFT_4値を比較すると児のFT_4値が有意に低値であった(図VII-1)．また，ホルモンコントロールに無機ヨード剤を使用した場合には，母体のFT_4値と児のFT_4値に差は認めなかった．つまり，MMI，PTU内服中には母体のFT_4値を参考値上限に維持するようコントロールしておかないと，児のFT_4値は低値になる可能性がある．

また，母体の甲状腺刺激抗体価が妊娠20週以降も高値の場合に，胎盤を通過した甲状腺刺激抗体によって胎児の甲状腺が刺激を受け，胎児の甲状腺機能が高値となる場合がある．通常は母親の甲状腺ホルモンも高値となるため，抗甲状腺薬が投与され，その一部が胎児にも移行して胎児の甲状腺機能を是正する．しかし，バセドウ病の手術後や[131]I内用療法後で母体の甲状腺ホルモンが正常または低値であるのにTRAb，TSAbが高値の場合は，胎児の甲状腺中毒症を引き起こす可能性がある．胎児の甲状腺機能が亢進しているかどうかは胎児心音や発育，甲状腺腫などで予想する以外なく，亢進症が疑われる場合には抗甲状腺薬の治療を併用する．その際には産科との密な連携が望ましい．

III 新生児とバセドウ病

母体の甲状腺刺激抗体価が妊娠20週以降も高値の場合には，胎盤を通過した甲状腺刺激抗体によって胎児の甲状腺が刺激を受け，新生児に甲状

腺機能亢進症を生じる場合がある．当院においては，妊娠後期にTRAbが10 IU/lを超える場合には念のため臍帯血を用いた新生児の甲状腺機能検査を推奨している．母体が抗甲状腺薬を出産まで継続していた場合，胎盤を通じて胎児にも抗甲状腺薬が移行し出生時の甲状腺機能は正常に保たれていても，母親の抗甲状腺薬の効果が消失する出生4～5日後に甲状腺ホルモンが上昇する新生児の例もあり，注意を要する．母体からの甲状腺刺激抗体は児からは自然に消失するため一過性である．

（吉原　愛）

文　献

1) Yoshihara A, et al：Treatment of Graves' Disease with Antithyroid Drugs in the First Trimester of Pregnancy and the Prevalence of Congenital Malformation. J Clin Endocrinol Metab, **97**：2396-2403, 2012
2) Noh JY, et al：Frequency of appearance of myeloperoxidase-antineutrophil cytoplasmic antibody (MPO-ANCA) in Graves' disease patients treated with propylthiouracil and the relationship between MPO-ANCA and clinical manifestations. Clin Endocrinol (Oxf), **54**(5)：651-654, 2001
3) Cooper DS：Antithyroid drugs. N Engl J Med, **311**(21)：1353-1362, 1984
4) Azizi F：Effect of methimazole treatment of maternal thyrotoxicosis on thyroid function in breast-feeding infants. J Pediatr, **128**(6)：855-858, 1996
5) Vulsma T, et al：Maternal-fetal transfer of thyroxine in congenital hypothyroidism due to a total organification defect or thyroid agenesis. N Engl J Med, **321**(1)：13-16, 1989

VII 妊娠合併時に注意すべき3ポイント

2 橋本病（甲状腺機能低下症を含む）と妊娠について

日常臨床でのポイント

① 妊娠において胎盤を通過し，胎児形成に影響を与えるのは母体 T_4 である．
② 妊娠初期の甲状腺ホルモン低下は胎児形成に影響を与える可能性が高いため，レボサイロキシン（チラーヂン $S^{Ⓡ}$）での補充を早期より開始する．
③ 産後無痛性甲状腺炎，甲状腺機能低下症を発症する症例があるため，産後に定期的な受診が必要である．

I 妊娠中の甲状腺ホルモンの影響

1. 妊娠中の甲状腺ホルモンの動態

妊娠中はエストロゲンの影響によりサイロキシン結合蛋白（TBG）濃度は上昇し，トリヨードサイロニン（T_3），サイロキシン（T_4）値も上昇する．また，妊娠初期の妊娠悪阻を認める時期にはヒト絨毛性ゴナドトロピン（hCG）の上昇により甲状腺が刺激され，FT_3，FT_4 上昇，TSH の低下を認める場合がある．妊娠の継続に従って FT_3，FT_4 は低下傾向となることが多いが TSH はほとんど変動しない（図VII-2）．TSH，T_3 は胎盤を通過しないが，T_4，ヨウ素は胎盤を通過する．胎児甲状腺が形成されるのは妊娠12週〜20週前後であるため，それまでは母親由来の T_4 が胎児形成に使用されることになる．そのため，全体として妊娠中は甲状腺ホルモン需要量が30〜50％増大する．

2. 甲状腺ホルモン低下による影響

甲状腺ホルモンは T_4 が脱ヨード化により T_3 へ変換されることによって活性化型のホルモンとして作用する（図VII-3）．脳神経系の発達の際，神経細胞に発現した type II deiodinase（ID II）により T_4 が T_3 へ変換され，核内 T_3 受容体に結合して神経細胞の発達を促す．胎児の時期によって脳内の

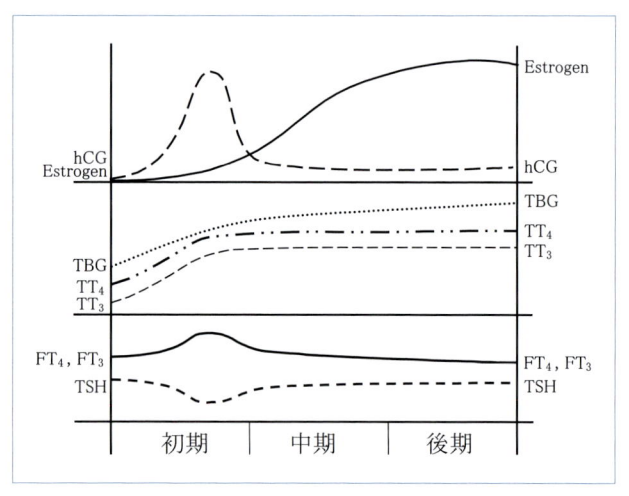

図VII-2 妊娠中の甲状腺機能検査値の変動

どの部位の神経細胞に ID II が発現するかが決まっている（図VII-4）．胎児甲状腺が発生する前の妊娠5〜6週より脳神経系の発生が始まることから，この時期は母体 T_4 に発育が依存することとなる．よって，妊娠初期の母体 T_4 低下，妊娠中期以降の母体と胎児の T_4 低下はその時期に分化増殖する予定の細胞の分化増殖を阻害することとなり，この変化は非可逆的とされている．

1999年に Haddow らが発表した結果では，TSH 高値の母体から出生した小児の発育を対照

図Ⅶ-3
甲状腺ホルモンの代謝

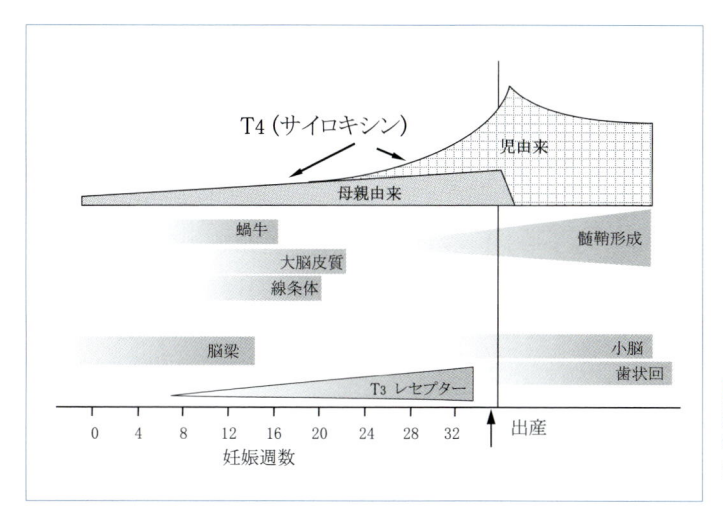

図Ⅶ-4
胎児の脳の発達に利用できる甲状腺ホルモンの由来と甲状腺ホルモン欠乏によって引き起こされる中枢神経系異常部位

群の小児(7〜9歳)と比較したところ，知能指数，言語能力，注意力，視覚運動能力などの項目においてTSH高値の母親から生まれた小児のほうが対照群よりも有意差をもって下回る結果となった[1]．2012年のLazarusらの報告では平均妊娠12週時点で甲状腺ホルモンを検査し甲状腺機能低下または潜在性甲状腺機能低下の結果となった妊婦に対して，平均妊娠13週からチラーヂンS®を補充した群としなかった群とを比較した．その結果，3歳時点での認知機能に差は認めず，妊娠初期の甲状腺ホルモン低下は，その後の認知機能に影響を与えないとの結果となっているが，今後さらなる研究が望まれる[2]．

Ⅱ 橋本病と流産

橋本病のような自己免疫性甲状腺疾患では，潜在性甲状腺機能低下症であったとしても流産の可能性が上昇することが示唆されている．2011年にTangaratinamらによって発表されたmeta-analysisでは流産と甲状腺自己抗体との関連を認め，チラーヂンS®の補充により流産，早産率が低下したとも報告されている[3]．しかし，その一方で流産との関連はないと報告しているものもある．抗体価との相関は認めていない報告も多く，甲状腺自己抗体陽性症例では陰性症例と比較して妊娠時年齢が高い可能性や，TSHが基準値内であったとしても甲状腺自己抗体陽性例のほうが陰性例より基準値内の中でやや高値側にシフトしていることが流産へ影響している可能性も考慮される．

Ⅲ 甲状腺機能低下症と不妊症

現在，様々な報告がされているが，2007年にPoppeらは潜在性甲状腺機能低下症と不妊の関連を見た文献報告のまとめで，不妊女性の約10％に潜在性甲状腺機能低下症を認めると報告している[4]．潜在性甲状腺機能低下症をチラーヂンS®で治療することによって不妊治療の成功率も上昇し，出産率も上昇するとの報告もあることから[5]，

ごく軽度の甲状腺機能異常であったとしても不妊に影響を与えている可能性は否定できない．そのため，妊娠希望女性に潜在性甲状腺機能低下症を認めた場合にはチラーヂン S® の補充が必要となる．

IV 甲状腺ホルモン剤の補充方法

既述のように甲状腺機能低下症が妊娠に及ぼす影響を考慮して，当院では妊娠初期におけるTSHの目標数値を $2.5\,\mu\mathrm{IU/m}l$ 以下とし，これを満たさない症例では自己免疫性甲状腺疾患がなかったとしてもチラーヂン S® の投薬を開始する．甲状腺ホルモンの値によって投薬量はおのおの異なる．妊娠前よりチラーヂン S® を内服していた症例では，既述理由により必要量が増加することが多く，通常内服量より $25\sim50\,\mu\mathrm{g}$ 程度増量が必要になる症例が多い．投薬を必要とする妊娠初期において妊娠悪阻の症状が強い症例では一時的に甲状腺ホルモンの上昇を認めることがあり，この時には内服量の減量または中止が必要となる．このように妊娠初期は甲状腺ホルモンの変動を認めることがあるため，こまめな採血フォローが必要となる．

チラーヂン S® 補充中の症例で抗サイログロブリン抗体（TgAb），抗ペルオキシダーゼ抗体（TPOAb）陽性の症例では，抗体が胎盤を通過するものの胎児甲状腺への影響はない．しかし，TRAb 陽性の甲状腺機能低下症例では TSBAb 陽性となることもあり，萎縮性甲状腺炎（特発性粘液水腫）と呼ばれ，抗体が胎盤通過後に胎児甲状腺機能を抑制し，出生後に一過性の新生児甲状腺機能低下症となる可能性がある．そのため，あらかじめ，産科医，小児科医へ連絡し，新生児甲状腺機能低下症を認めた場合には速やかにチラーヂン S® での甲状腺ホルモンの補充を開始する．

V 産後の注意点

産後は甲状腺ホルモンの必要量が減るため，妊娠前よりチラーヂン S® を内服していた症例では妊娠前の維持量に戻す．妊娠前にチラーヂン S® の内服を行っていなかった症例では内服を中止する．

産後2～3か月後に産後無痛性甲状腺炎を発症する症例があることから，産後2～3か月後には受診するように伝える．ごく稀に，産後にバセドウ病を発症する症例もあることから，甲状腺ホルモンが上昇していた場合，バセドウ病との鑑別が必要となるため TRAb を測定する．

（小菅由果）

文献

1) Haddow JE, et al：Maternal thyroid deficiency during pregnancy and subsequent neuropsychological development of the child. NEJM, 341：549, 1999
2) Lazarus JH, et al：Antenatal thyroid screening and childhood cognitive function. NEJM, 366：493-501, 2012
3) Thangaratinam S, et al：Association between thyroid autoantibodies and miscarriage and preterm birth：meta-analysis of evidence. BMJ, 342：d2616, 2011
4) Poppe K, et al：Thyroid disease and female reproduction. Clin Endocr, 66(3)：399-321, 2007
5) Abdel Rahman AH, et al：Improved in vitro fertilization outcomes after treatment of subclinical hypothyroidism in infertile women. Endocr Pract, 16(5)：792-797, 2010

VII 妊娠合併時に注意すべき3ポイント

3 妊娠中の甲状腺，副甲状腺手術

日常臨床でのポイント

① 妊娠中の手術が考慮される疾患として，(1)抗甲状腺薬などで甲状腺機能のコントロールがつかないバセドウ病，(2)著しい気道狭窄をきたす甲状腺腫，(3)局所進行甲状腺癌，(4)原発性副甲状腺機能亢進症などがある．

② 第2三半期での甲状腺，副甲状腺手術は，ほぼ安全に施行できるが，良性結節や分化癌であれば，ほとんどのケースで産後まで手術の待機が可能である．

③ 原発性副甲状腺機能亢進症は，胎児死亡との関連も示唆されており，血中カルシウム 11.0 mg/dl 以上の症例では，第2三半期前半の手術を考慮する．

I 手術適応疾患

妊娠中の手術が考慮される疾患を表VII-2に示す．

妊娠中のバセドウ病は，内服コンプライアンスに問題がなければ，比較的コントロールはつきやすい．しかしながら，抗甲状腺薬の副作用などによりコントロールがつかない場合は，第2三半期での甲状腺手術は，選択肢の一つである．妊娠中の甲状腺は，甲状腺刺激作用をもつヒト絨毛性ゴナドトロピン（hCG）やほかの成長因子，負のヨウ素バランスなどが関係し，生理的にも腫大する．しかしながら，非中毒性の良性甲状腺結節，橋本病のびまん性甲状腺腫は，かなり大きなものでも，呼吸困難を起こしうるほどの著しい気道狭窄を伴う場合を除いては，妊娠中にあえて手術を行う理由はない．ただし，妊娠中には，既存の甲状腺結節は大きくなり，新しい甲状腺結節の出現頻度も増すとされている[1]．

妊娠中の甲状腺結節の診断は，原則として非妊婦と同様である．超音波検査，穿刺吸引細胞診は，妊娠中でも安全に施行できる．核医学検査は禁忌

表VII-2 妊娠中の手術が考慮される疾患

① バセドウ病のうち内科的に甲状腺機能のコントロールがつかない症例
（抗甲状腺薬の副作用など）
② 結節性甲状腺腫のうち著しい気道狭窄をきたす症例
③ 局所進行甲状腺癌（声帯麻痺合併，気管浸潤例など）
④ 原発性副甲状腺機能亢進症

である．CTなどの放射線被曝検査も原則として回避する．悪性結節を疑っても，分化癌であれば，出産後の手術が，多くのケースで容認され，むしろ推奨される[2]．声帯麻痺や気管浸潤を伴うような局所進行甲状腺癌は，妊娠中の手術も考慮されるが，気管切開が必要になった場合の妊娠経過に与える影響を考慮し，局所進行癌であっても，産後まで手術を待機したほうがよい場合もありうる．甲状腺癌の90％以上を占める分化癌（乳頭癌，濾胞癌）は，特に若年者で予後良好で，妊娠女性の大部分にあたると思われる45歳未満では，腫瘍の大きさ，リンパ節転移の有無，甲状腺外進展の有無を問わず，遠隔転移のない症例は stage I，遠隔転移のあるものでも stage II に分類される．一部の悪性度の高い低分化癌（WHO分類）を除けば，20年生存率で95％以上が期待できる．

表Ⅶ-3 妊娠合併甲状腺乳頭癌手術時期別妊娠予後

		妊娠中手術（22例）	分娩後手術（15例）
分娩週数	早期産	0	0
	満期産	21	15
	遅期産	1	0
分娩様式	普通分娩	18	12
	吸引分娩	3	0
	帝王切開	1	3
胎児発育	small for date	2（9.0%）	1
	appropriate for date	18	14
	large for date	2（9.0%）	0

＊LFDのうち1例は出生体重4,255g，apgar score 9点（5分値）
＊全例，母児ともに健存し，明らかな児の奇形や発育異常を認めず

妊娠中であるがゆえの縮小手術を行うよりは，産後に根治的な手術を行ったほうがよい可能性もある[3]．甲状腺分化癌の生物学的特性を十分に説明し，妊娠中に癌に罹患したという不安を軽減することに最大限の注意を払わねばならない．病状に対する理解が不十分なまま，妊娠の中絶を選択されてしまうことは，回避しなければならない．

妊娠合併の副甲状腺機能亢進症は，妊娠中の手術を考慮する．血中カルシウムが11.4 mg/dl（2.85 mmol/l）以上で，72%の胎児死亡の報告もある．胎児死亡の多くは，第2三半期前半までに認められたため，手術は，第1三半期後半期の手術が望ましい可能性がある[4]．第3三半期での手術症例の胎児死亡の報告は50%を超えたものもあり，妊娠中期以降に発見された場合に，手術を妊娠中に行うべきかどうかについては明らかではない[5]．非手術で経過をみる場合には，新生児の一過性低カルシウム血症の発症に留意する．

Ⅱ 手術，周術期管理

妊娠中の手術合併症としては，自然流産，出血，麻酔合併症，早産などがある．器官形成期である第1三半期での手術は，胎児の麻酔薬曝露による催奇形性の影響，流産のリスクが問題となり，第3三半期での手術は，早産のリスクを高める．妊娠中の手術を選択せざるをえない場合，19〜22週が望ましく，遅くとも24週までには施行すべきとされている．甲状腺機能正常の母体であれば，妊娠18週頃には胎児甲状腺のホルモン合成が始まるので，妊娠中に甲状腺切除を行った結果，母体の甲状腺機能低下症が生じたとしても影響は少ない．もちろん，術後の甲状腺機能低下症，副甲状腺機能低下症に伴う低カルシウム血症の発現を未然に防ぐ術後管理が望ましい．伊藤病院における，妊娠関連甲状腺乳頭癌手術症例の妊娠予後を表Ⅶ-3に示す．全例，母児ともに健存し，明らかな児の奇形や発育異常を認めなかった．妊娠中の甲状腺癌手術は安全に施行しえていたが，SFD（small for date）やLFD（large for date）が増える可能性は残る．

コントロール不良のバセドウ病に対する手術の場合TRAb値が著しく高値であることも多く，手術後は母体甲状腺機能だけでなく，胎児甲状腺機能にも配慮が必要になる（別稿Ⅶ-1 バセドウ病と妊娠193頁〜参照）．

Ⅲ まとめ

・① 抗甲状腺薬などで甲状腺機能のコントロールがつかないバセドウ病，② 気道狭窄をきたすような甲状腺腫，③ 局所進行甲状腺癌，④ 原発性副甲状腺機能亢進症などが，妊娠中でも手術が考慮される疾患である．
・第2三半期での甲状腺，副甲状腺手術は，ほぼ安全に施行できるが，SFDやLFDが増える可能性は残る．
・良性結節や分化癌であれば，ほとんどのケースで産後まで手術の待機が可能である．
・原発性副甲状腺機能亢進症は，胎児死亡との関

連も示唆されており，血中カルシウム 11.0 mg/d*l* 以上の症例では，妊娠中の手術を考慮する．

（宇留野　隆）

文献

1) Kung AW, et al：The effect of pregnancy on thyroid nodule formation. J Clin Endocrinol Metab, 87(3)：1010-1014, 2002
2) Holt EH：Care of the pregnant thyroid cancer patient. Curr Opin Oncol, 22(1)：1-5, 2010
3) 宇留野　隆ほか：妊婦の甲状腺癌．内分泌・糖尿病・代謝内科, 31(2)：154-157, 2010
4) Norman J, et al：Hyperparathyroidism during pregnancy and the effect of rising calcium on pregnancy loss：a call for earlier intervention. Clin Endocrinol (Oxf), 71(1)：104-109, 2009
5) Som M, et al：Primary hyperparathyroidism and pregnancy. Proc(Bayl Univ Med Cent), 24(3)：220-223, 2011

Column 18

大須診療所の紹介

　当診療所は伊藤病院と同じ「甲状腺を病む方々のために」を理念とし「甲状腺疾患専門医療機関としての業務に徹する」ことを基本方針として，愛知県名古屋市に2004年6月に開院しました．

　当診療所は開院当初から新しい試みとして，待ち時間短縮のための予約制度と電子カルテの導入を実施しました．さらに2009年4月には診療所内に検査室を設け，甲状腺ホルモン検査を主とする診療前迅速検査を導入し，これにより受診された当日に治療方針が確立し，同時に治療が開始できるようになりました．結果としまして開院当初と比べますと受診される方は6倍以上の年間1万人以上となり，地域別では東海地方はもとより，富山県，奈良県，福井県など遠距離から来院されるようになりました．さらに，手術や甲状腺疾患に付随する合併症に関しましても，伊藤病院はもちろん名古屋市内の連携施設への紹介も円滑に行われて日常化しています．

　このような中，甲状腺疾患の診断や治療には欠かせない核医学検査・治療設備を完備するため，2011年7月に現在の新診療所に移転し専門性の向上を図りました．核医学検査や治療は甲状腺疾患に欠かせない方法ですが，非常に難しい管理が求められるため，全国的にも少ない施設しか行われていません．

　今後もいままでどおりの治療のほかに，遠隔転移のない甲状腺分化癌に対する甲状腺全摘術後の外来アブレーションや，バセドウ病の^{131}I内用療法などを実施できる数少ない甲状腺専門施設として，近隣医療施設からの依頼に対しても十分な対応が提供できるように万全の体制を整えてまいります．

（大須診療所　院長　椿　秀三千）

Column ⑲

患者様向けリーフレット

　伊藤病院では，インフォームド・コンセントの一つとして15種類のリーフレットを用意し，診療時に適時患者様にお渡しし，病状の理解をしていただいております．

　準備しているリーフレットの種類を以下にお示しします．

① 甲状腺の病気
② 結節性甲状腺腫とは
③ バセドウ病の患者さんへ
④ 薬の治療を受けるバセドウ病の方へ
⑤ バセドウ病のアイソトープ（放射性ヨード）治療について
⑥ バセドウ病の手術を受ける方へ
⑦ バセドウ病患者さんの妊娠について
⑧ 抗甲状腺薬服用中のご注意（抗甲状腺薬の副作用について）
⑨ バセドウ眼症
⑩ 心房細動と甲状腺機能亢進症（バセドウ病）
⑪ 橋本病の患者さんへ
⑫ 橋本病と甲状腺機能低下症と妊娠
⑬ 原発性副甲状腺機能亢進症とは
⑭ 甲状腺とヨードについて
⑮ 甲状腺の病気と遺伝について

　また，患者様の中には医師とのコミュニケーションがうまくいかず，不安になってしまう方もいます．当院では医療相談室（別稿コラム④医療相談の実際21頁参照）を設けて，そのような患者様の疑問点や悩みの解決にあたっています．

（伊藤病院 診療技術部
部長　北川　亘）

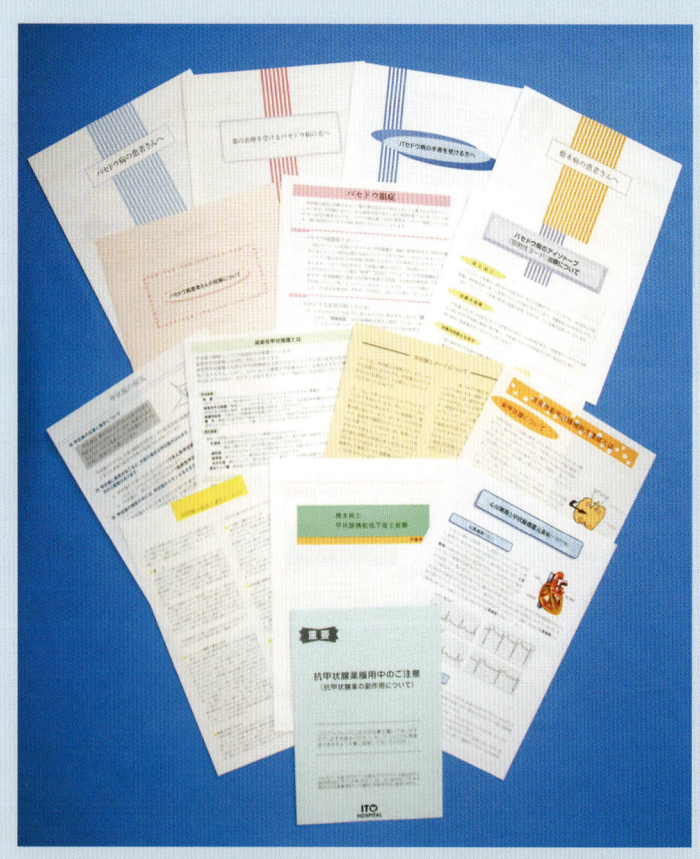

患者様向けリーフレット各種

甲状腺専門病院 75 年を振り返って

伊藤病院の沿革

　創立者伊藤尹は昭和12年(1937)10月渋谷区穏田において伊藤医院を開設した．次いで昭和14年(1939)12月渋谷区原宿2丁目において伊藤病院を新築開設(以下病院と称する)した．昭和20年(1945)5月空襲で病院焼失．同年6月山梨県河口湖町に疎開し，開業．同年11月品川区武蔵小山において病院建物を取得し，業務を開始した．昭和28年(1953)10月同病院を増築．昭和32年(1957)1月原宿元地に病院建築を開始し，昭和34年(1959)1月完成した．同年3月伊藤尹死去，同時に伊藤國彦が院長に就任．昭和35年(1960)9月病院を開設した．同年12月品川区病院跡地に職員宿舎を建築した．昭和54年(1979)2月病院大改築．平成7年(1995)5月同地にて新病院の建築を開始した．建築中病院は目黒区大橋，外来診療は渋谷区宮益坂において業務を続けた．平成9年(1997)10月新病院が完成した．平成10年(1998)1月長男伊藤公一が院長就任，伊藤國彦は名誉院長に就任．平成16年(2004)6月名古屋市大須にて大須診療所を開設した．平成17年(2005)1月電子カルテ導入．平成23年(2011)7月大須診療所を新築移転．

院長に就任して

　岳父伊藤尹は体格が良く，闊達な人柄の偉丈夫であった．酒は嗜まずゴルフはシングルの腕前であった．57歳の時胃癌で死去した．悲しみの中で急遽跡を継いだ私は当時36歳であった．10年来大学病院で研究と臨床に従事していた私にとっては大転身であり，覚悟を決めて院長らしく心がけていたが，頼りない姿であったと思う．当時は武蔵小山時代であった．幸いにその頃勤務していた医師4人の他，各部門の人達が私を立てて運営にあたって下さっていたので，順調に経過した．この頃を思い出すと大変な苦労があった割には楽しい思い出が多い．

　今日に至っても甲状腺科という標榜は許されていない．したがって病院の科目は内科，外科，放射線科である．初代院長はこのような条件の中でいかに病院の特殊性を強調しようかと苦労していた．私も当初からその意志を継承しなくてはならないと覚悟していた．しばらくして当時国立東京第二病院外科に在籍していた弟の西川義彦を呼び寄せ，私の片腕になってもらった．惜しくも約30年後，食道癌で死去した．当時は一般の疾患の患者さんが多く，例えば虫垂炎の手術は年間約80例にも及んだ．

　新築した病院も色々な規制でなかなか病院としての許可が下りず苦労した．やっと翌34年(1959)9月に認可され統一された．その間1年程は原宿で外来，小山で病院という時代があった．

専門病院を目指して

　岳父は別府の甲状腺疾患の専門病院の野口病院に長年勤めて修行した後，東京に移り，専門性を目指して努力していた．これより先に同じ野口病院から独立した隈先生

が神戸で開業し，専門病院として活躍していた．後年私の病院も参入して，甲状腺の三病院と言われるようになった．

　私はいかにして甲状腺疾患専門病院に発展すべきか，始終悩んだ．前述したように標榜科目として認められない状態に焦りが生じていた．私はそれまで一般外科医として訓練を受けてきたので，専門領域に徹底することは容易ではなかった．幸いなことに大学医局在局中に週1日病院に出張させていただいたので，病院の全体像，甲状腺疾患の臨床の全体を不十分ながら把握することができた．特に毎回手術に入っていたのは将来有用な経験であった．しかし前途多難な将来のことを思い余って，2,3年後，恩師島田信勝名誉教授の許を訪れた．夕食をご馳走になりながら先生は私の訴えを聞いて下さった．その時のお言葉は「医学の専門性を極めると次第に視野が広がり，医師として臨床の眼が展開するようになるので，大いに期待できる．すでに展開している病院の条件を考えると理想的な専門領域を得ることができる」であった．このお言葉は半世紀以上経た今日でも私の脳裏に刻み込まれている．それからは言外に専門性を打ち出しながら夢中で働いた．幸いにも今日病院は甲状腺疾患の病院として認められ，患者さんも甲状腺一色になっている．

　そして次々と優秀な先生方がこの特殊性を生かし，熱心に理想的な病院を目指して奮闘して下さった．このようにして私が理想としていた病院像が形作られてきたのはその間の先生方のご努力のおかげである．本来ならば常勤非常勤を問わず，先生方を紹介すべきであるが，あまりに人数が多いので本書の容量に合わないので断念した．ここに今日まで病院のため努力していただいた全ての職員方に感謝の意を表する．

　そしてこれらの先生方の多くが今日日本の甲状腺医学のリーダー的存在として活躍しておられるのは嬉しい限りである．

　それにも増して病院の発展に寄与していただいた各大学病院の専門家に厚くお礼を申し上げる．その中で次の方々は特にお世話になり，今日でも色々と教えをいただいている．特に産業医大名誉教授土屋武彦先生は昭和30年(1955)アイソトープの導入を目指した頃，東大放射線科に在籍しておられた先生に設備から臨床の全てまで指導をしていただいた．その他，学術顧問として長瀧重信先生，久保敦司先生，高見博先生にお世話になっている．またオリンピア眼科病院の井上洋一先生にはバセドウ病の眼症について多くの患者さんを眼科的に診断治療していただき，今日に及んでいる．

　私にとって忘れることができないのは，私の時代に物故された先生方，および職員の方々である．三村孝先生，眞鍋嘉尚先生，松岡功樹先生，細田泰弘先生，東輿光先生，中村敏子婦長，中川喜多治君，吉村君子君は在職中に惜しくも亡くなられた．ここにご生前のご努力に深謝し，哀悼の意を表するものである．

学会・研究会に参加して

　昭和54年(1979)病院のそれまでの歩みと業績を取りまとめた「欅の道」を上梓した．本書には日本医師会長，武見太郎先生の序文をいただいた．その中に「診療と研究―専門化への道の確立などに素晴らしい成果を示されている．私は手作りの研究作業の本質を具体化したものとして絶賛したい．」と有難いお言葉をいただいた．私にとって

は身に余るお言葉で，病院の在るべき姿を具現していただいたものとして，永久に大切にしている．

　私は我々の臨床が専門病院の理想に叶っているか否か学会に発表して同学の士のご意見を問うべきであると思い，学会活動を推進してきた．私が言うまでもなく病院の医師たちは甲状腺疾患のあらゆる課題について積極的に学会に発表し，評価をいただいていた．その気運は維持されて今日に及んでいる．

　平成3年（1991）に業績集を発行した．昭和22年（1947）より平成2年（1990）までの業績は次のように分類される．部門別に見ると，著書73件（一般向けを含む），論文537件（英文誌を含む），座談会21件，グラビア20件，特別講演シンポジウムパネル71件，学会研究会1005件，その他一般誌がある．その後約10年を経ているので，より多数になっている．これらは病院の臨床の骨肉になって今日に至っている．

　昭和53年（1978）11月，私は日本医師会最高優功賞を授与された．身に余る光栄であるが，これも病院職員全員のおかげである．ここに心から感謝の意を表する．

　申すまでもなく病院は民間病院である．私は渋谷区医師会，全日本病院協会，医師協同組合，全国病院経営管理学会でささやかながら役員を務めた．また学会関係では日本甲状腺学会，日本甲状腺外科学会，日本内分泌学会，日本内分泌外科学会，日本臨床外科学会の役員を務めた．これも常に医療界の変化などに関心を持ち続けるべきであると考えたからである．

甲状腺疾患の臨床的分類

　アメリカの代表的な甲状腺の教科書には疾患分類として機能亢進正常低下の3群に分類し，それぞれに当てはめて疾患を羅列している．岳父と私は各種疾患に分類し，疾患について機能異常があるか否かと考えを進めていくほうが臨床的に実際的であると考えた．そこで甲状腺疾患を分類したが，バセドウ病，橋本病，腫瘍性病変，亜急性甲状腺炎の4者が大部分を占めていることを改めて知った．以前は単純性びまん性甲状腺腫，あるいは思春期甲状腺腫と診断された例が少なくなかったが，これらの大部分は橋本病である．その他，稀な疾患として急性化膿性甲状腺炎，先天性甲状腺腫，粘液水腫，異所性甲状腺，甲状腺片葉欠損，新生児バセドウ病，クレチン病，多内分泌性腫瘍症の1病変，更に稀なものとして，下垂体性の甲状腺の機能低下症がある．現在は諸検査により診断が可能である．

　腫瘍性疾患には良性と悪性に大別し，良性には腺腫と腺腫様結節の2者がある．この両者は触診や手術時の肉眼的には見分けがつけ難いが，組織像が特徴的であり，歴然と区別できる．多発性の結節性病変を呈するのが腺腫様甲状腺腫である．癌と合併していることが少なくない．この種の疾患では機能が亢進することがあるが，日本では稀である．日本人はヨードを多食しているためと思われる．甲状腺癌では乳頭癌が圧倒的に多いが，濾胞癌，未分化癌，髄様癌，そして悪性リンパ腫などがある．

　ここで視点を変えて甲状腺機能亢進症の病態面から分類すると，次の4者がある．異常甲状腺刺激物質に起因するバセドウ病，腫瘍性病変から甲状腺ホルモンが多量に分泌する機能性甲状腺結節があるが，これには単発性（AFTN）と中毒性多発性甲状腺

腫(TMNG)両者がある．次いで甲状腺組織の崩壊によるもので，亜急性甲状腺炎，無痛性甲状腺炎がある．甲状腺刺激ホルモンに関連するものとして間脳下垂体性甲状腺機能亢進症があるが，極めて稀で私も2例しか経験したことがない．

　これらの疾患の頻度であるが数年前まではバセドウ病が最も多かった．最近の統計はあまり知らないが，恐らく腫瘍性疾患が最も多いであろう．近年検診事業が普及し，超音波による動脈硬化の有無の検査の際，偶然に甲状腺腫瘍性病変を発見される症例が増えてきたのも一因であろう．

検査法の進歩

　私が院長に就任した頃は甲状腺疾患の検査としては基礎代謝率の測定のみであった．当時岳父と私は患者さんの症状所見を50～60項目についてそれぞれをスコア化して診断の一部にすべく，特殊なカルテを作成した．私にとっては懐かしい思い出でそれなりに興味があったが，その頃より検査法が次々と開発され，この試みは中途半端に終わった．今でもカルテは残っている．

　次にこれらの進歩の道程を検査法別に述べる．

　[機能検査]　甲状腺機能検査というと基礎代謝率(BMR)とつながった時代が戦前から戦後にかけて続いた．1時間安静にして呼気を袋に採取し，その容量と酸素と炭酸ガスの分圧から計算したものである．昭和30年(1955)頃アメリカで呼吸商は変動が少ないので，酸素の消費量のみで測定するメタブレーターなる機器が発売された．早速取り寄せて使用し，有用であった．ただBMRは甲状腺機能検査ではなく，新陳代謝の検査である．その後一気にin vitroの時代に入った．その走りになったのがprotein binding iodine(PBI)であった．これは昭和30年(1955)頃より使用されるようになった．蛋白結合ヨードの測定で，血中の有機ヨードの大部分が甲状腺ホルモンなので，その近似値が得られる．私は早い時期にこれを取り入れ，アメリカのテクノコン社の所謂オートナライザーを用い，使用した．その後アイソトープを試験管内で使用する検査法の時代に入り，PBIは健康保険の項目から消えてしまった．そしてその走りになったのがresin sponge uptake(T_3U)であった．ただ本法は甲状腺ホルモンを測定するものではなく，ホルモンと結合蛋白(TBG)との結合能を見るものであった．その結果PBIとT_3Uとの組み合わせで判断する時代が長く続いた．甲状腺ホルモン即ちサイロキシンT_4トリヨードサイロニンT_3が測定できるようになったのは，昭和54年(1979)に登場した．これらはCPBA法であった．これらはTBG濃度により左右され妊娠中やピル服用中には異常高値を示した．しばらくはT_4/T_3Uの係数が使用された．昭和45年(1970)頃よりradio immunoassay(RIA)が登場した．間もなくT_4，T_3が容易に測定できるようになった．しかしこれもTBGに左右されるものであった．この結合から離れて真のホルモン活性を表すのは遊離サイロキシン(FT_4)と遊離トリヨードサイロニン(FT_3)である．FT_4は昭和57年(1982)，FT_3は昭和60年(1985)に発売された．その間に甲状腺刺激ホルモン(TSH)の測定法も3つの段階を経て進歩した．第1世代はRIA法による測定であった．これはポリクロナール抗体を使用したもので，機能低下による上昇しか意味がなかった．第2世代はモノクロナール抗体を使

用するもので，昭和60年(1985)に発売された．本法により機能低下症による低値の測定も可能になった．第3世代は平成元年(1989)に入ってからの超高感度のキットで現在使用しているものは0.02μU/mlまで，測定可能である．以上により機能検査はFT₄，FT₃，TSHの3者の測定で充分である．

[免疫検査] 自己免疫疾患の代表的な疾患は橋本病である．本症の診断には免疫学的な検査が期待された．沈降反応などがあったが，定量的なものであまり普及しなかった．受身凝集反応による抗サイログロブリン抗体(TGHA)と抗マイクロゾーム抗体(MCHA)が発売された．初めの頃は赤血球を用いていたが，ゼラチン顆粒に代わったのでTGPA，MCPAになった．昭和51年(1976)にTGHA，MCHAのキットが発売された．その製造過程で病院が臨床面の試用を依頼されたので，開発に加わった．最近になり，より敏感なRIA法が出現し，TgAb，TPOAbとして普及している．バセドウ病の発症には理論的に特殊な刺激物質が関与していると考えられてきた．昭和31年(1956)にニュージーランドのAdamsがTSHと異なる異常な甲状腺刺激物質LATSを発表した．しかし，これは生物学的測定法でなかなか普及しなかった．その後イギリスのSmithがバセドウ病の血清中にTSHが結合するのを阻害し，甲状腺機能を刺激するTRAbをキット化して開発した．昭和63年(1988)のことである．これは画期的なものであり，バセドウ病の診断，治療経過の判断に有用であり，現在汎用されている．その後，その一連としてTSAbがキット化され，同様な効果を見ている．

[画像診断] 画像診断は腫瘍性疾患では必須の検査法である．CT，MRIなどは癌の浸潤を見るために施行される．かつては頸部のX線，特に軟X腺撮影が乳頭癌の砂粒子の陰影を見出して有用であったが，今日では超音波診断でも同様な所見が得られるようになった．シンチスキャナーは昭和31年(1956)より国産の機器が使用可能になった．病院では同機の2台目を使用した．現在ではシンチカメラに替わっている．ホルモン酸性腫瘍AFTN，TMNGの診断には不可欠で，その他異所性甲状腺，甲状腺片葉欠損の診断にも必要である．また，バセドウ病のRI治療時の甲状腺腫の質量測定に用いられる．未分化癌，悪性リンパ腫にはGa^{67}が用いられる．

[穿刺吸引細胞診(ABC)] 本法は昭和49年(1974)頃，スウェーデンで始まった．日本でも興味を持った人たちが試みるようになった．ただ，日本では初期の頃は学会で批判的な意見もあったが，私は有用性が高いので早くから採用した．現在では普及している．

[腫瘍マーカー] 甲状腺の腫瘍マーカーとしてはサイログロブリン(Tg)が期待された．昭和63年(1988)からキット化され，使用された．腫瘍の良悪性の判断にはあまり役に立たないが，甲状腺癌の術後の経過を見る時には有用である．特に遠隔転移を起こすと高値を示す．髄様癌ではカルシトニン(CT)が上昇し，腫瘍マーカー診断の代表的なものである．ABCで髄様癌が疑われる時はこのマーカーが決定的な診断法になる．また，術後のフォローに必須である．CEAも同様な働きを示す．

治療法の推理

バセドウ病の治療法は抗甲状腺薬，即ち内科的治療，アイソトープ治療，外科的治

療の3者がある．病院ではこれを逐年別にいかに施行の率を見た．創立者の時代には外科的治療，即ち甲状腺切除術が圧倒的に多かった．戦後まもなく，抗甲状腺薬としてメチールサイロユラシール（メチオジール）が発売されたが，経験も少なく副作用が多いのであまり積極的にはならなかった．昭和30年(1955)になり，チアマゾール（メルカゾール）が普及してきた．プロピルチオウラシル（チウラジール，プロパジール）は日本では発売が遅れ，昭和40年(1965)に使用可能になった．確実に服薬を続ければ，寛解する症例に遭遇するようになった．当初，私は父のそれまでの方針を踏襲していたが，治療前の判断で本薬で寛解する例を予測することができるようになったので，次第にこの内科的治療が増加してきた．一方日本でのアイソトープ治療は昭和29年(1954)から可能になったが，病院は翌年より開始した．次第にアイソトープ治療が増加し，昭和45年(1970)頃はアイソトープ治療が最も多くなった．しかし，本症による機能低下症が増加し，色々と投与量を変えて苦労した．現在では内科的治療が最も多くなっている．一方外科的治療は甲状腺腫が中等度以上に大きい場合は早期に完全に治癒が得られるので，特に若い人には有用な治療法であることは今日でも変わりはない．なんと言っても経験に裏打ちされた手術法なので病院の外科医の皆さんはたゆまず技量を磨いていただきたい．バセドウ病は良性疾患である．機能亢進のまま甲状腺切除術を施行後に時として，甲状腺クリーゼが発生することがあったが，最近はほとんど見られなくなった．本症のある人が他の手術を受けたり，体力の限界に臨んだ時などに発生することがある．救命が難しい状態に陥るので，常にクリーゼを意識しなければならない．

　橋本病の機能が正常であれば，放置していてもよいが，機能低下がある時は甲状腺ホルモン薬を一生続ける必要がある．本薬の内服は健康保険上，長期の処方が許されているので，それほど患者さんの負担にはならない．本症を基盤にして，悪性リンパ腫が発生することがあるので，1年に1乃至2回は診察をしたほうがよい．

　甲状腺腫瘍性疾患は手術が中心になるが，良性で単発性の場合は経過を診るのみで良い．特に囊胞は自然に縮小するものもあるし，穿刺を繰り返しながら経過を診ても良い．多発性の腺腫様甲状腺腫は小さいものは放置しても良いが，大きい場合や癌が合併している疑いがある場合は手術を要する．乳頭癌は手術が主力になる．近年術後に ^{131}I を全例に施行するという声もあるが，根治的に手術した場合は，私はその必要はないと思っている．未分化癌は予後の悪い癌で放射線，外照射，抗癌剤が主力になっている．

将来への展望

　長年，甲状腺疾患のみ対象にして今日に至ってみると，将来知りたいテーマが次々と頭に浮かんでくる．幸いに病院はカルテを永久保存しているので，疾患の流れを知ることができる．

　まずバセドウ病であるが，私は本症は最近減少しているのではないかと思うようになってきた．また，バセドウ病が全体として軽症化しているのではないか．眼症状も減少していないか．オリンピア眼科病院に紹介する悪性眼球突出症も減少しているの

ではないか．周期性四肢麻痺もあまり見られなくなったのではないか．これらは早期に診断する症例が多くなったためかもわからない．あるいは衣食住が様変わりしている現代と何か関連性はないのかと，これからぜひ検討してほしい．次にアイソトープ治療後，機能低下症に陥る症例は，度々照射線量を変えてきたりしていた．私が診ている患者さんに限定してもアイソトープ治療長期間を経ての正常機能を維持している人をリストアップすると45人いる．病院全体ではもっと多数おられると思う．低下症に陥った例と対比してそれぞれの理想的な照射線量に関与する条件を見出してほしい．

乳頭癌は細胞特異性が特有であるが，構造異形の上からの種々の組織像がある．岩手医大の矢川寛一教授は乳頭型と濾胞型の両面から見て次の4形に分類している．その比率を見ると純乳頭型5％，純濾胞型5％，他の90％は乳頭濾胞混在型であるが，その中で乳頭構造が多いのは45％，濾胞構造が多いのは45％としている．私はこのような分類に大変興味を抱いていた．この分類別に見て，予後に差があるかどうか，昔の症例で検討してみたり，あるいはこの分離より術後アイソトープ大量投与の是非が論じられるのではないか．これも有用なテーマであると思う．

終わりに

院長の勧めで本書に一文を草することになった．これを契機に院長就任，即ち甲状腺疾患専門医としての52年間の思い出を記してきた．老人特有の曖昧さ，くどさ，独りよがりが多く，それに加えて文章力の欠如が相俟って，我ながら情けない一文になったが，ご容赦をお願いしたい．平成24年(2012)4月の今日，つくづく感じているのは，大病をしたせいであるか，その思いは強まるばかりである．

現在，病院内の随所に院長の恩師藤本吉秀先生の筆による「甲状腺を病む方々のために」というスローガンが掲げてある．この心こそ病院が永久に守るポリシーであると思う．私は平成12年(2000)喜寿の年に，心筋梗塞を患った．経過順調で昨年米寿を迎える頃から体調不全になり，食道癌が見つかった．放射線治療の結果，現在のところ治癒状態である．いずれも慶應義塾大学病院のそれぞれの専門の先生方に適切な治療をしていただき，今日不十分ながら無事に生きている．これらの先生方に改めて感謝の意を表する次第である．88歳の老人になり，長い間お付き合いをいただいた皆様に，厚く厚くお礼を申し上げたい．本書の上梓の頃は89歳になっているが，果たして生存しているかわからない．ともあれ長い間ありがとうございました．

伊藤病院名誉院長　**伊藤國彦**

索引

A
AFTN 143

B
β遮断薬 98
βブロッカー 122
beta-catenin 172
BRAF 172

C
C細胞 167
carcinoembryonic antigen 167
CAS 69
CBDCA 174
CDDP 174
CEA 167
CPK 113
creeping 35, 181
CT検査 37, 141

D
DLBCL 177
DXR 174

E
EAP 174

F
FT_3 16
FT_4 16

G
Gaシンチ 43
GTH 193

H
HAU 94
hCG 193
HDL-コレステロール 113
HTLV関連ぶどう膜炎 94

I
^{123}I 83
^{123}I-MIBGシンチグラフィ 168
^{131}I内用療法 65, 70, 83, 90, 148, 159, 170
IgG抗体 106
intracystic papillary carcinoma 30

L
LDL-コレステロール 113

M
MALTリンパ腫 177
MEN 167
MIB-1 172
MIBIシンチ 44
MPO-ANCA関連血管炎症候群 94

N
non thyroidal illness 118

P
p53 172
papillary carcinoma, diffuse sclerosing variant 30
papillary carcinoma, encapsulated variant 30
pEx2 171
PTX 174

R
RAS 172
RCHOP療法 177
RET遺伝子 168
rhTSH 159
RI 41
RTH 188

S
Schmidt症候群 116, 132
SITSH 188
SLE 132
subclinical hypothyroidism 118

T
T_3 16, 115
T_3R 97
T_4 16, 115
TBG 115
TBII 101
TG 113
TMNG 143
TNM分類 162
TSAb 106
TSBAb 106
TSH：thyroid stimulating hormone 16
TSH産生腫瘍 188
TSH不適切分泌症候群 188
TSH抑制 144

W
WHO分類 170

あ
アイソトープ 41
亜急性甲状腺炎 11, 35
悪性リンパ腫 13, 33, 135
アジソン病 132
アブレーション 159, 164, 171
アブレーション治療 147
アルゴリズム 139

い
萎縮性甲状腺炎 106, 200
1型糖尿病 132
一般検査 8
遺伝子組換えヒト甲状腺刺激ホルモン製剤 161
遺伝子検査 168
インスリン自己免疫症候群 94
咽頭造影 186

え
エストロゲン受容体 129

か
海藻類 126
下咽頭梨状窩瘻 184
核医学 41
合併症 153
カテーテルアブレーション 99
化膿性甲状腺炎 184
カラードプラ法 163
カルシトニン 167
寛解率 89
眼窩減圧術 70
肝機能障害 66, 113
眼球突出 63
眼瞼後退 63
眼瞼腫脹 63
肝障害 93
関節痛 93
関節リウマチ 131
鑑別困難 143

き
気管支鏡検査 141
気管浸潤 37
喫煙 69, 85
機能性甲状腺結節 31
球後照射 70
吸収線量 83
急性化膿性甲状腺炎 36, 181

く
偶発腫瘍 139

212

クリーピング現象　35, 181
●●● け
頸部超音波検査　3
頸部痛　181
頸部膿瘍　184
血清サイログロブリン　164
血清総サイロキシン　16
結節性甲状腺腫　7, 11, 26, 63
血中サイログロブリン値　163
倦怠感　111
検体不適正　59
原発性粘液水腫　107
●●● こ
抗 Tg 抗体　132
抗 TPO 抗体　112, 131
抗甲状腺薬　65
高コレステロール血症　113
交差法　49
膠質反応　113
甲状腺悪性腫瘍　149
甲状腺亜全摘術　101
甲状腺眼症　85
甲状腺癌取扱い規約　162, 170
甲状腺関連眼症　68
甲状腺関連検査　16
甲状腺機能亢進症　16
甲状腺機能低下症　8, 10, 16, 67, 85, 90, 113, 115
甲状腺クリーゼ　103
甲状腺原発悪性リンパ腫　176
甲状腺刺激ホルモン　16
甲状腺自己抗体　7
甲状腺腫　63
甲状腺重量　83
甲状腺腫大　111, 181
甲状腺腫瘍診療ガイドライン　159
甲状腺シンチ　41
甲状腺生検　130
甲状腺全摘術　67, 103
甲状腺中毒症　3, 7, 10, 121
甲状腺乳頭癌　183
甲状腺の疼痛　122
甲状腺ホルモン受容体　97
甲状腺ホルモン受容体(TRβ)遺伝子　189

甲状腺ホルモン値　16
甲状腺ホルモンの過剰　63
甲状腺ホルモン不応症　188
甲状腺濾胞腫瘍　146
硬性　170
喉頭鏡検査　141
広汎浸潤型　164
抗マイクロゾーム抗体　112
●●● さ
催奇形性　194
再生不良性貧血　94
臍帯ヘルニア　194
再燃　101
細胞診　143
細胞診判定区分　52
サイログロブリン　141, 144
索状　170
嗄声　111
産後無痛性甲状腺炎　200
残置量　101
●●● し
シェーグレン症候群　131
子宮卵管造影　126
疾患別頻度　136
死亡率　137
島状　170
若年性関節リウマチ　131
縦隔内甲状腺腫　37
充実性　170
重症度分類　69
手術　149
手術合併症　105
手術治療　65
手術(の)適応　101, 150
手術療法　100
術式　150
授乳　90
上室性期外収縮　96
小児バセドウ病　103
触診　139
食道閉鎖症　194
女性ホルモン　127, 129
新生児　196
新生児甲状腺機能低下症　200
心房細動　96

蕁麻疹　93
診療の流れ　20
●●● す
髄様癌　32, 38, 135, 167
スクリーニング　7
ステロイド　69
ステロイド剤　122
ステロイド治療　182
●●● せ
臍腸管異常　194
前頸部　3
潜在性甲状腺機能亢進症　97
潜在性甲状腺機能低下症　115, 118, 199
穿刺吸引細胞診　47, 140, 156
腺腫様甲状腺腫　13, 34, 129, 135
腺腫様病変　129
全身シンチ　42
全生存率　178
専門医　18
専門病院　19
●●● そ
組織学的分類　135
組織型　149
組織別頻度　136
●●● た
胎児形成　198
胎児甲状腺　200
胎盤通過性　108
確からしいバセドウ病　64
多発性内分泌腺腫症　167
単純性びまん性甲状腺腫　11
●●● ち
超音波ガイド下穿刺吸引細胞診　47, 147
超音波検査　26, 140, 146, 156
超音波診断基準　140
チラーヂン S　116, 119
チラーヂン末　116
治療手引き　118
チロナミン　116
●●● て
低エコー域　130
低分化癌　135
低分化成分　170

213

転移　147
電気除細動　98

と
動悸　63, 96
洞調律　96
頭皮欠損症　194
特発性粘液水腫　107
トリグリセリド　113
トリヨードサイロニン　16

に
乳汁　90
乳頭癌　29, 37, 129, 135, 143, 156
尿中ヨウ素　124
妊娠　85, 108, 193, 198
妊娠悪阻　198
妊娠合併甲状腺乳頭癌手術時期別妊娠予後　202
妊娠合併の副甲状腺機能亢進症　202
妊娠甲状腺中毒症　193
妊娠中の甲状腺結節の診断　201
妊娠中の手術合併症　202

ね
ネガティブフィードバック　16

の
囊胞内乳頭癌　29

は
破壊性甲状腺炎　35, 182, 184
橋本病　4, 11, 34, 111, 113, 126, 176
橋本病(の)急性増悪　122, 181
バセドウ病　4, 11, 33, 65, 89, 97
バセドウ病眼症　66, 68
白血球減少　66
発熱　93, 122, 181
針洗浄標本　53

汎下垂体機能低下症　116

ひ
微少浸潤型　164
微小乳頭癌　31, 159
非ステロイド系消炎鎮痛剤　122
非反回神経　39
被包型乳頭癌　30
被膜浸潤　147
びまん性硬化型乳頭癌　30
びまん性甲状腺腫　7, 11, 26, 63
病期分類　177
病理分類　177

ふ
副作用　45
副腎クリーゼ　132
不妊　111
不妊症　118, 199

へ
平行法　49

ほ
放射性医薬品　45
放射性ヨウ素　66, 125
放射性ヨウ素摂取率検査　121
放射線　83
放射線療法　177
発疹　93
ボツリヌスA型毒素　69
ホルモン分泌抑制　89

ま
慢性甲状腺炎　111

み
ミオパチー　113
未分化癌　32, 39, 135, 181
脈管侵襲　147

む
無イベント生存率　178
無顆粒球症　90, 93
無機ヨード　89
無痛性甲状腺炎　35, 121

め
メンブレンフィルター　51

や
薬物的除細動　99

ゆ
遊離サイロキシン　16
遊離トリヨードサイロニン　16

よ
ヨウ化カリウム丸　89
ヨウ素欠乏　125
ヨウ素制限　83, 127
ヨウ素摂取量　124
ヨード造影剤　39

ら
卵殻状石灰化　39

り
罹患率　137
流産　111, 199
良性　143
良性腫瘍　4

る
累積発症率　176

ろ
濾胞癌　31, 38, 58, 135, 143, 146, 163
濾胞性腫瘍　31
濾胞腺腫　31, 58, 135, 144, 146

実地医家のための甲状腺疾患診療の手引き
―伊藤病院・大須診療所式―

2012年11月1日　第1版第1刷発行（検印省略）
2013年5月20日　　　　第2刷発行

監修　伊藤　公一
編集　北川　亘司
　　　向笠　浩司
　　　渋谷　洋
発行者　末定　広光

発行所　株式会社 全日本病院出版会
　　　　東京都文京区本郷3丁目16番4号7階
　　　　郵便番号 113-0033　電話 (03) 5689-5989
　　　　　　　　　　　　　　FAX (03) 5689-8030
　　　　郵便振替口座 00160-9-58753
　　　　印刷・製本　三報社印刷株式会社

©ZEN-NIHONBYOIN SHUPPAN KAI, 2012.

・本書に掲載する著作物の複製権・翻訳権・上映権・譲渡権・公衆送信権
（送信可能化権を含む）は株式会社全日本病院出版会が保有します.
・JCOPY ＜(社)出版者著作権管理機構　委託出版物＞
本書の無断複写は著作権法上での例外を除き禁じられています．複写さ
れる場合は，そのつど事前に，(社)出版者著作権管理機構（電話 03-
3513-6969，FAX03-3513-6979，e-mail：info@jcopy.or.jp）の許諾を得て
ください．

定価はカバーに表示してあります．
ISBN　978-4-88117-069-4　C3047